U0294027

敷脐妙法治百病

FUQI MIAOFA ZHI BAIBING

第 7 版

主　编　马汴梁

副主编　刘心想　伍　翀

编著者　（以姓氏笔画为序）

马汴梁　马宏伟　王　丹

伍　翀　刘　欣　刘心想

李长乐　吴　标　张大明

侯均宝　袁培敏　景录先

河南科学技术出版社

·郑州·

内容提要

本书在前 6 版的基础上修订而成,共分 7 章。第 1 章为总论,阐述了敷脐疗法的基本知识,包括敷脐疗法的概念、源流、发展、治病原理,常用敷脐膏方的组成、制作、用法及主治病症等;第 2 至 7 章介绍了内科、外科、妇科、儿科、男科、肿瘤等 160 余种常见病的敷脐治疗经验,共收载敷脐配方 1300 余首。本书是作者长期临床实践的经验总结,并参考了大量的古今文献资料,内容丰富,简便易行,实用性强,可供基层医务人员及城乡家庭自疗者阅读参考。

图书在版编目 (CIP) 数据

敷脐妙法治百病/马汴梁主编. —7 版. —郑州:河南科学技术出版社,2021.5

ISBN 978-7-5725-0373-3

Ⅰ.①敷… Ⅱ.①马… Ⅲ.①脐—中药外敷疗法 Ⅳ.①R244.9

中国版本图书馆 CIP 数据核字(2021)第 053381 号

出版发行: 河南科学技术出版社

北京名医世纪文化传媒有限公司

地址:北京市丰台区万丰路 316 号万开基地 B 座 1-115 邮编:100161

电话:010-63863186 010-63863168

责任编辑: 杨磊石

文字编辑: 杨 竞

责任审读: 周晓洲

责任校对: 龚利霞

封面设计: 龙 岩

版式设计: 崔刚工作室

责任印制: 苟小红

印 刷: 河南省环发印务有限公司

经 销: 全国新华书店、医学书店、网店

开 本: 850 mm×1168 mm 1/32 **印张:** 10·彩图 2 面 **字数:** 253 千字

版 次: 2021 年 5 月第 7 版 2021 年 5 月第 1 次印刷

定 价: 38.00 元

如发现印、装质量问题,影响阅读,请与出版社联系并调换

第7版前言

本书自1995年出版以来，已经多次修订再版，由于内容丰富实用、方法简便易行而受到读者的喜爱，曾多次重印，累计发行6万余册。在本书出版的20多年里，脐疗事业也迅猛发展，从最初的少数医院应用，到现在大部分中医院，乃至众多个体诊疗机构都在广泛应用。还有一些企业、商家根据书中介绍的方法，结合现代科技手段，推出了不少脐疗产品，为人民群众防病治病、养生保健发挥了很好的作用。为与时俱进，根据一些读者的建议和作者的体会，在河南科技出版社的支持下，我们特再次对本书进行修订。

为有利于广大读者更加科学、更加方便地应用敷脐疗法，本版在第6版的基础上做了如下修订：①为普及肚脐生理、病理知识，在第1章中增补了"神阙穴观病法"，并附彩图于书末；②在第2章中增补了甲状腺大、结节敷脐疗法；③搜集整理了近年来敷脐疗法在肿瘤疾病治疗方面的应用成果，增补为第7章；④补充了外科疾病的相关内容，使本书内容更全面、更丰富。

我们希冀此次修订后，本版能更加适合临床医师、基层医务人员及广大患者朋友阅读参考，为弘扬中医学、造福百姓，做出最大努力。

书中如有错漏不当之处，敬请同行专家和广大读者赐教斧正。

马汴梁

2021年1月于古山阳梦痴斋

第 1 版序

中国医药学历史悠久,源远流长,其治疗方法丰富多彩,为解除人民的病痛发挥了很大作用,促进了中华民族的繁衍昌盛。

中药敷脐疗法,属中医学的外治范畴,散见于中医学浩如烟海的历代医籍中。该法具有直接作用于局部、药力集中、渗透性好、容易吸收、作用时间长等特点,经古今临床验证,疗效显著,不良反应少。其适应证较广,可应用于内、外、妇、儿等科疾病。但遗憾的是,当今尚无系统的敷脐疗法专著,致使医者查找使用极为不便。作者有感于斯,遍览群书,摘古索今,纳精荟萃,整理分析,结合临床实践,荟成专书,使敷脐之法,系统详细,简易明了。

我有幸看到此书,受益匪浅。《敷脐妙法治百病》的出版,为中医药学增添了新的篇章,为整理发扬中医学做出了贡献,有感于此,斯为之序。

吕靖中

1995 年 3 月

目 录

第1章 总　　论

一、概　　述

敷脐疗法通常称为脐疗,是中医学宝贵遗产中的一朵鲜艳的奇葩,是中药外治疗法的重要内容之一。它是以中医经络学说和脏腑学说为理论基础,根据不同病证的需要,选择相应的治疗药物,制成丸、散、膏、丹、糊等剂型,将其贴敷于脐中,上面用纱布或胶布等覆盖、固定,或配合适当的灸疗或热熨,以达到预防、治疗疾病的目的,是民间广为流传的一种方法。

敷脐的药物通过对脐部(神阙穴)局部穴位的刺激作用,经过皮肤透入、经络传导,激发经脉之气,协调人体各脏腑之间的功能,疏通经络,促进脏腑气血运行,达到预防和治疗疾病的目的。

敷脐疗法方法有很多,主要包括药物敷脐、贴脐、填脐、熨脐、熏脐、灸脐等。长期的医疗实践证明,敷脐疗法简便易学,药价低廉,用药量小,经济方便,疗效可靠,适应证广,无不良反应,既没有煎药吃药的麻烦,又没有针灸酸、麻、胀、沉的不适感觉和烧伤烫伤之虞,更没有皮肤疼痛、感染破溃、难以接受的顾虑,值得进一步发掘、整理和推广普及。

二、敷脐疗法的源流及发展

敷脐疗法和中医学其他疗法一样有着悠久的历史、丰富的内容、大量的医疗经验。1973 年,湖南马王堆 3 号汉墓出土文物——春秋战国时期的帛书《五十二病方》,是目前国内外学术界公认的我国现已发现的最早的医学著作。该书整理的 283 个方子中，约 50%为外治方法，其中就有肚脐填药、敷药、涂药等脐疗方法的内容，实开敷脐疗法之先河。

秦汉时期，中医学经典巨著《黄帝内经》记载了许多关于脐疗的理论，阐述了脐与十二经脉、五脏六腑相关学说的关系。如《灵枢·营卫》说："足厥阴肝脉……其别支，循脊入骶属督脉，上过毛中上行入脐中。"《素问·气穴论》明确记载有"脐一穴"，为后世脐疗的发展奠定了理论基础。

汉代医圣张仲景在《金匮要略·杂疗方》中说："屈带草，绕暍人脐，使三两人溺其中，令温。亦可用热泥和屈草。"说明中暍（中暑）的患者，病情发展到虚寒的状态时，可以用屈草溺脐，即温熨脐中之意，是最早通过温熨脐部的方法治疗疾病的记述。

晋代名医葛洪在《肘后备急方·治卒霍乱诸急方》中明确描述"以盐纳脐中，灸二七壮"以治疗霍乱。大器晚成的针灸学家皇甫谧，在《针灸甲乙经》中说："脐中，神阙穴也……灸三壮，禁不可针刺；针之命人恶疡溃矢出者，死不治。"首次指出脐部宜用灸法，而不宜用针刺之法。

唐代药王孙思邈在《备急千金要方》《千金翼方》中专列脐疗一节，为后世脐疗作为一种专门疗法打下了基础。书中用东壁土敷脐，或用苍耳子烧灰敷脐，或用露蜂房烧灰敷脐，以治疗脐孔流水不止；用杏仁捣如泥，与猪颊车髓搅和均匀，然后敷脐，以治疗小儿肚脐红肿的病证。位居"外台"官位的王焘在汇集的经验方巨著——《外台秘要》中，有较多脐疗方法的记录，如用盐和苦酒涂脐，治疗二便不通。所有这些对脐疗的发展产生了积极、深远的影响。

宋代初期名医王怀隐等在奉朝廷之命，向民间征集万余首实效验方，编撰而成的医学巨典——《太平圣惠方》中，有许多药物填脐的方剂。如"治卒中，不知人，四肢厥逆，附子研末敷脐上，再灸之，可活人"。这些经过官方裒辑的方剂中，制法较精，疗效较为切实可靠。宋代另一本由朝廷组织人员编纂的医典——《圣济总录》，除引证《黄帝内经》等经典理论外，还选自民间有效验方和医学秘方，方中有许多脐疗内容。如"治膀胱积滞，风毒气胀，小便不通，取葱津、蛤蜊壳许，入腻粉调如泥，封脐内，以裹肚系定，热手熨，须臾即通"。这些众多的敷脐方药，对后世医家运用脐疗方法治病，有很大的影响。

明代著名医药学家李时珍在其传世之作——《本草纲目》中有较多脐疗记载。如"五倍子研末，津调填脐中，以治疗自汗、盗汗；黑牵牛为末，水调敷脐上，治疗小儿夜啼"。明代的另一位名医龚廷贤在《寿世保元》中，用麝香、樟脑、苘苣子与苘苣叶捣为膏敷脐，治疗外肾（睾丸）因惊恐缩上所致的缩阳症。这一时期另外一些著作，如《景岳全书》《古今医院》等均有敷脐疗法的一些内容，从而使脐疗在内容上更加丰富，应用范围更加广泛，为后世应用敷脐疗法，并使之成熟奠定了基础。

清代，具有一定革新精神、颇负盛名的民间医药学家赵学敏在其整理编写"走方医"经验的著作《串雅内篇》《串雅外篇》中对敷脐疗法的民间单方验方做了较详细的描述。如治疗腰病以生姜、水胶共煎成膏，厚纸摊贴脐眼，效果甚佳；又如痢疾用绿豆、胡椒、麝香、胶枣，共捣烂贴脐上。这些民间草医的独到经验得以流传，大大地丰富了敷脐疗法的内容，为脐疗的发展起到了一定的推动作用。

直至晚清，中医学对敷脐疗法的认识、研究、应用才有了一个重大的进展。这一时期有一位世所公认的外治专家吴尚先，编著了中医史上第一部外治专著——《理瀹骈文》，书中用敷脐疗法治病的方药达 300 余首，并明确指出"中焦之病，以药切粗末炒香，布包敷脐上为第一捷法"。由此可见，吴尚先对敷脐疗法的重视及推崇。该书吴尚先不仅详细记述了敷脐方药的临床应用，同时从理论上对敷脐疗法的机制进行了探讨，指出"外治之理，即内治之理；外治之药，亦即内治之药，所异者法耳""昔人治黄疸用百部根放脐上,酒和糯米饭盖之,以口中辣去之,则可知由脐而入无异于入口中"。阐述了敷脐疗法与内服药殊途同归,而治病的机制是一样的。这在中医敷脐疗法应用于临床的历史上,是最早从理论上对这一疗法进行系统的、详细探讨的记述。可以说,吴尚先《理瀹骈文》的问世,是敷脐疗法经过历代医家不断探索、实践,逐步走向成熟的一个标志,是外治法的重要内容和一大特色。对后世医家开展敷脐疗法的专门研究,起到了非常重要的作用。

到了现代,敷脐疗法这一古老的疗法,愈来愈受到了国内学者们的重视和研究。如江苏、广西、陕西等地不少学者,广泛将敷脐疗法应用于内科、外科、儿科、妇产科、男科等学科中,并运用现代医学的科学手段和方法证明敷脐疗法的科学性,取得了很多可喜的成果。资料表明,脐疗有提高免疫力、抗衰老、抗肿瘤、抗过敏、调节自主神经功能失调、兴奋大脑、改善微循环等方面的作用。

由此可见,敷脐疗法在中医学发展史上源远流长,既有丰富的理论基础,又有较为可靠的实践经验。进一步发掘、整理、研究这一疗法,并推广应用,对中医外治疗法、广大人民群众的预防保健治疗及世界康复医学的发展,都将做出更大的贡献。

三、敷脐疗法的治病原理

(一)脐的生理

脐即神阙,又称脐中穴,俗称肚脐。脐是人体先天之本原,是一切血管、神经的发端。当胎儿在母体中生长、发育时,脐部是胎儿供血、供氧及营养成分输送的唯一通路,并维持胎儿的生命活动。正如《医学原始》中所说:"人之始生,生于脐与命门,故为十二经脉始生,五脏六腑之形成也。"脐是一个退化器官,是脐带脱落后的一个根蒂组织,是"瓜熟蒂落"的必然结果。但脐不是一个孤立的结蒂,而是一个与人体十二经脉、五脏六腑、四肢百骸、皮毛骨肉都有着极为密切的生理、病理联系的部位。

脐部的血管分布非常丰富,婴儿出生后脐的血液循环虽断绝,但由于经络的循环联系,从脐中心向内脏沟通联络,故有"上至泥丸、下到涌泉"的效力。中医学认为,脐是先天之本原,又为后天之根蒂,是经络系统的一个重要穴位。现代研究证明,脐是胚胎发育过程中腹壁的最终闭合处,皮肤敏感度高,有利于药物通过经络发挥作用。特别是由于血管分布的特殊性,药物经脐部吸收后极少通过肝脏而被代谢分解,有效药物成分也不经消化道而受到破坏。因此,敷脐疗法是有其独特的应用价值的。

(二)脐与经络

脐在经络系统中是一个重要穴位,属于任脉。任脉为阴脉之海,与督脉、冲脉"一源而三歧",联系周身经脉,故中医学有"脐通百脉"之说。从以下历代医家的记述中,可以看出脐与经络有广泛的生理、病理联系。

《灵枢·经脉》说:"胃足阳明之脉……其直者,从缺盆下乳内廉,下挟脐,入气街中。"

《灵枢·经筋》说:"足太阴之筋……上腹,结于脐,循腹里……""足太阴之筋……其病……阴器纽痛,上引脐与两胁痛……"

《灵枢·营卫篇》说:"足厥阴肝脉……其别支,循脊入骶属督脉,上过毛中上行入脐中。"

《灵枢·营卫篇》说:"足少阴肾经与冲脉夹脐上行,冲脉为十二经之海……"

《灵枢·经筋》说:"手少阴之筋……循贲下系于脐。"

《素问·骨空论》说:"督脉者……其少腹直上者,贯脐中央……"

《难经·二十七难》说:"冲脉者,起于气冲,并足阳明之经,夹脐上行,至胸中而散之。"

(三)脐疗的原理

通过对脐的生理及脐与经络关系的探讨,可以看出,脐实为经络的总枢、经气的汇海。其中任脉为阴脉之海,与督脉相表里,总司人体诸经百脉;同时,脐又为冲脉循行之所,冲脉亦为经脉之海,所以脐与百脉相通。更因为奇经八脉纵横上下,沟通内外,联系周身经络,在疾病的发生、发展及转归上具有重要作用,因此,历代医家对此都很重视。如《针灸大成》的作者,明代著名医家、针灸学家杨继洲就有"神阙主百病"之说。另有太乙真人熏脐法、彭祖小续命蒸脐法说道:"脐者,肾间之动气也,气通百脉,布五脏六腑,内走脏腑、经络,使百脉和畅,毛窍通达,上至泥丸,下到涌泉……"这说明了脐疗在治疗上的广泛性和重要性及作用途径。通过近代研究,多数学者认为敷脐疗法的治疗原理主要通过以下几个方面发挥作用。

1. 经络传导作用 经脉是人体组织结构的重要组成部分,是沟通表里、上下的一独特系统,外与皮肤肌腠、四肢百骸相连,内与五脏六腑相接,选用相应的药物敷脐,既有穴位刺激作用,又通过经络传导,使药物充分发挥功效,疏通经络,调理气血,补虚泻实,调整脏腑阴阳,使机体失调的状态趋于平衡,达到疾病逐渐消除的目的。

2. 局部皮肤透入作用 一般皮肤由表皮、真皮、皮下组织三层组成。药物若能透过表皮都容易从真皮吸收到人体里,这是因为真皮有90%是血管丰富的结缔组织,活跃的血液循环对药物转输很快。研究发现,脐在胚胎发育过程中为腹壁的最后闭合处,表皮角质层最薄,屏障功能较差,并且脐下无脂肪组织,皮肤筋膜和腹膜直接相连,故渗透性增强,药物分子较易透过脐部皮肤的角质层,进入细胞间质,迅速弥散入血达到全身。脐穴给药的最大优点是脐下腹膜布有丰富的静脉网,连接于门静脉,从而使药物得以经此捷径到达肝脏,提高药物利用度,避免胃肠道的影响。

3. 神经调节作用 现代研究表明,穴位及经络与神经末梢、神经束、神经节有着密切关系,因而通过药物对穴位的刺激,也必然作用于神经。有资料表明,不断地刺激脐中穴,会使脐部皮肤上的各种神经末梢进入活动状态,以促进人体的神经、体液调节作用,提高免疫功能,改善各组织器官的功能活动,调整自主神经功能,从而有防病治病的作用。

4.药物本身的治疗作用 中医治病分内治和外治两种,都是通过药物的相应药理作用而发挥其调整人体阴阳平衡,脏腑气血盛衰的作用。正如明代名医徐大椿在说明包括脐疗等外治方法的作用时所述:"汤药不足尽病,用膏贴之,闭塞其气,使药性从毛孔而入腠理,通经贯络,或托而出之,或攻而散之,较服药尤为有力。"近代研究证实,药物敷脐时,药物分子可以通过脐部皮肤的渗透和吸收作用而弥散入体内,通达全身。辛香药物除本身具有的治疗作用外,还可以削弱脐部表皮角质层的屏障作用,加强药物的渗透性。用水、唾液调敷可以增强药物和皮肤的水合作用;用醋、药汁调敷可以增强脂溶性成分的溶出和吸收,同时还可以起到引经作用,使药物直达病所,增强疗效。

附 神阙穴观病法

神阙虽然为退化器官,然而与人体十二经络和五脏六腑,均有着十分密切的联系,通过观察肚脐的形状、大小、凸凹、偏颇可以观察到人体身体健康及病理变化(见书末彩图)。

1.向上形 肚脐眼向上延长,几乎成为一个顶端向上的三角形。具有这种肚脐的人,应多注意胃肠、胆囊、胰的健康状况。

2.向下形 应注意罹患胃下垂、便秘、慢性肠胃疾病及妇科疾病。

3.圆形 女性肚脐若为正圆形,表示身体健康,卵巢功能良好。

4.满月形 看起来结实丰盈,下腹有弹性,对于女性来说是卵巢功能良好的表征。

5.肚脐偏左 应预防肠胃功能紊乱、便秘或大肠黏膜病变。

6.肚脐偏右 应注意肝炎、十二指肠溃疡等疾病。

7.肚脐凸出 当腹部有大量积水或卵巢囊肿时,肚脐就会向外突出。

8. 肚脐凹陷　肥胖或腹部发炎时,如粘连性结核性腹膜炎,肚脐会向内凹陷。

9. 肚脐浅小　表示身体较为虚弱,脾胃气血不足,肝肾阴虚所致的病症。

10. 海蛇形　为肝硬化等肝疾病的征兆,要小心注意。

四、常用敷脐方法

敷脐疗法是属于自然疗法的一部分。下面将介绍常用的药物敷脐法、药物脐熨法、脐部热敷法、脐部艾灸法等。

(一)药物敷脐法

脐疗常用的药物敷贴法一般分为散剂、膏剂、饼剂、丸剂和糊剂等数种。

1. 散剂

(1)散剂制法:将配方中的某些药物按要求进行炮制,然后混合加工研成细末。也可把配方中的每一味药材单独进行加工研细,然后酌量调匀。在用白开水、食醋、生姜汁或白酒、油料调拌时,应根据患者症状、皮肤干湿润燥等实际情况,分别将药物调拌为稀湿状、黏稠状等。临床上常规把药物调拌至湿润为度。

(2)散剂特点:散剂的特点是制作方法简便,敷贴时药量增减可灵活掌握。敷贴时,由于药散集中,故用量不宜过多。凡敷贴脐部,药散应散布四周,用量可多些。散剂研成细末后,瓶装密封可长期存放,需要时随调随用。由于散剂的药性在脐中透络传经效果迅速,因此颇为常用。

(3)敷贴方法:先用乙醇擦洗脐部,再敷贴药物。也可先进行按摩、拔罐施术后敷药,把敷贴的药物用纱布扎好,或选用胶布贴于药上,但胶布上要剪几个小孔,以便通气,隔 1 天或 3 天更换敷药 1 次。根据病情需要,可在敷药外面进行熨烫或渗透药酒,以增强药效。

（4）疗效反应：一般用水调拌的散剂，其药性渗透力较弱，开始敷贴无明显反应，患部仅出现肿痒红紫并自觉有冷凉之感。如用的是消肿散热解毒药，敷贴1天即有疗效。

（5）注意事项：①散剂一定要研成细末，不可有粗粒存在，以免患者有不适感。②散剂一般应加入芳香开窍、具有渗透能力的药物。③凡脐部有外伤出血、溃烂等，不宜直接用散剂敷贴。④散剂敷料在存放中注意防潮、防霉、防蛀虫等。凡调拌后的敷料在临床上只使用1次，药性较强的敷药可连续使用2次。

2. 糊剂

（1）糊剂制法：药物加工研成细末后，用黏合剂，如乙醇、醋、蛋清、麻油等辅助料，或用白开水冷却后调拌成糊状。或将新鲜药物洗净后直接捣烂成糊状敷贴于脐部。外盖纱布及胶布固定。糊剂多选用易溶解、易研成细末的药物，民间常用新鲜草药。

（2）糊剂特点：糊剂药物取材方便、制作简单。糊剂可使药物缓缓释放药效，而延长药物的疗效，缓和药物的毒性。在临床上对热证、肿毒、损伤等疗效明显，具有消肿泻热的功效。敷贴后，脐腹部会顿感冷凉。另外，糊剂对外伤性皮肤溃烂、疮疡肿毒等有润肤祛毒、生肌收口的作用。

（3）敷贴方法：先用姜汁或白酒擦洗脐部，消除脐中不洁之物，如遇脐部溃烂或疮毒红肿，应先进行清洗或做拔毒处理，然后敷贴糊剂药物。

（4）疗效反应：用糊剂敷贴治疗高热、红肿疼痛、中暑昏迷、实热急症等，其疗效反应快，在3小时内即有疗效。而对于跌打损伤、内科疾病，3天以后才可见效。疑难杂症需连续敷贴数次才可略见疗效。

（5）注意事项：①糊剂药物一定要加工研细，捣烂。②凡对脐部有刺激性或会致使患者皮肤过敏的药物均不宜过久敷贴。③糊剂敷贴后，为加强药性渗透性，可以根据病情变化，在包扎纱布的外面适当地淋洒白酒、醋或其他药液等。

3. 膏剂

(1)膏剂制法:一般将配方中的药料先用香油浸渍一段时间,然后放入锅内加入植物油(香油或菜油等),用文火慢慢熬,待药料焦黄起锅,滤去药渣,再放入一定量的铅丹熬炼。待油脂成膏、滴入布匹上呈珠状不散(即软硬适度)时,摊涂在一定规格(尺寸)的布、皮、牛皮纸、软胶纸等上面,即可使用。

(2)膏剂特点:膏剂可在较长时间内保持药性,制作良好的膏剂可存放数十年。敷贴脐中时,可以根据临床需要调整敷贴时间,或用一张膏剂反复多次敷贴。另外,根据临床辨证,将膏药烤化后再加入一些丹药,可进一步提高膏剂药效。如有疼痛,可加镇痛丹药等。也可加入散末药物,烤化揉搓拌匀后敷贴。

(3)敷贴方法:临床使用时,先将膏药烤软,然后进行搓揉,将四周药料调揉至厚薄匀称。

(4)疗效反应:膏药的疗效观察分两种,一种是见效快,如敷药局部红肿胀痛的患者,药贴后,1~3天就可见疗效;另一种是见效慢,凡是内科疾病,敷贴后1~2周才有反应,开始脐及脐周皮肤痒痛,然后可能发疱,而药性渗透入里,一般要在3天以后。

(5)注意事项:①膏药的熬炼一定要掌握火候,用火不可太猛或太弱,不然膏药会出现粘贴不牢,药性发挥效果差。②要在敷贴膏药中掺入丹药时,丹药不可太多。根据病情适当地增加少量镇痛、祛风、散寒或芳香类丹药即可。③敷贴时,应掌握膏药的温度,切忌过热,以免烫伤脐及脐周皮肤。④敷贴膏药后,如果脐周皮肤呈水疱状,可用消过毒的针刺破水疱,涂以消炎膏,隔数天后再敷贴膏药。

4. 饼剂

(1)饼剂制法:将药物研成细末,调拌敷料做成饼。也可将药物用水直接煎烂或将新鲜药物捣烂,调拌面粉做成饼状,放入笼内蒸熟。而捣烂新鲜药物或调拌油料类可直接捏饼敷贴,成型的饼可放在日光下晒干或用文火烘干,以不散为度。在临床上根据患者病情需要,可在饼外层喷上一些药末或药汁,以增强饼剂的药性。也可先用一个圆形的套圈,将调拌好的药物放置其中,稍加挤压成型,其体积视疾病轻重与脐孔大小而定。

(2)饼剂特点:饼剂药性较缓,药物多选用草药或蔬菜、水果等,尤适宜于老年人、婴儿及皮肤过敏者使用。饼制敷贴对脐刺激不强,敷贴时间为1~2天。治疗时可根据病情随时换药。另外,饼剂敷贴后可适当配合艾条温灸,以使药性较快传导入里。温灸可每天数次,每次时间不宜过长。

(3)敷贴方法:敷贴时,可以将饼剂加热后敷贴,然后用纱布或胶布包扎固定。隔1~2天更换1次。

(4)疗效反应:饼剂多采用新鲜药物配制,在临床上,对部分急性症状敷贴后,0.5~1小时即可见效。其他慢性疾病,一般2~3天才有反应。饼剂敷贴初期,脐及周围皮肤有冷凉感,中期有瘙痒感,后期有瘾疹出现。个别患者不适应刺激性较强的新鲜药物,不宜敷贴过久,应在1次敷贴后间隔数天后再敷贴。

(5)注意事项:①饼剂药物多选用新鲜药物配制,有些应蒸熟敷贴,但不能久蒸,以蒸熟为度,以免药性走失。②凡脐有溃烂感染等,不宜用饼剂敷贴。③敷贴饼剂后,患者应少走动,避免饼剂散落。

5.丸剂

(1)丸剂制法:将一定配方研细成药末,用敷料,如蜂蜜、蜡、凡士林等调匀后做成丸,然后晒干或烘干。丸药的大小可根据患者临床的症状灵活掌握。民间传统制丸方法,用工具一面旋转滚动丸子,一面喷敷料或其他药末于丸外。另外,在做丸药时,可放入一根线嵌在药丸内,留出一段线头,以便在药丸入脐后,可缓缓拉出来。

(2)丸剂特点:丸剂多选用药性较强、毒性或开窍芳香性药物配伍,在临床使用中有一定回阳救逆作用,但其在制作和治疗上有一定局限性。

（3）敷贴方法：定型后的丸剂直接敷贴于脐中，然后用胶布固定。或可用麻油或蛋清等先润滑脐，然后将丸剂缓缓塞入其内，治疗完毕，慢慢滑动取出。

（4）疗效反应：丸剂直接放入脐部，疗效迅速，可在数小时内就有反应。一般药物药性可维持 3～4 天。

（5）注意事项：①丸剂药物配方多采用药性强及有一定毒性的药物。所以，在临床施治中应慎重，切不可内服。②对小儿敷贴，应特别小心。可将丸剂研末放置于脐周。

（二）药物脐熨法

脐熨法是人们习用的一种治疗方法，与灸法相似，但所用的药物和方法不同。它是以温热的物体或以特制的熨引器，置于患者体表的特定部位，借助温热和药物的双重作用来治疗疾病的一种方法，具有温阳祛寒、通经活络、健运脾胃、理气止痛、消除疲劳等功效。由于熨敷疗法简便易行，收效迅速，无不良反应，故深受民众欢迎，是临床和家庭常用的外治法。

1. 脐熨法分类

（1）以取热方式分类：①直接熨敷。就是直接将温热的物体熨敷于脐上的方法。如将药物等材料煨炒温热后直接熨敷脐中，或用煨热的石块、贮温水的铜器等在脐上直接熨敷。②间接熨敷：不是直接将温热物体熨敷在脐上，而是间接熨敷在药物或布帛上的一种方法，借温热之力使药力透入腹内，以治疗疾病。

（2）以熨敷材料分类：①药物熨敷。本法以施治某种疾病的药物组成处方，加热后熨敷脐处，借温热之力使其透入腹内而发挥温热和药物的双重作用，所需药物应根据患者的病情辨证，选择合适的药物配制成剂。一般多选取气味辛香雄烈药物为主配制而成。其药物配制的剂型及其操作方法主要有以下几种。a. 药袋。将配制好的药物打碎，置于炒锅中炒热，在翻炒的过程中，可以根据病情酌加酒、醋等料，炒热后取适量装入药袋或以绢布包裹，趁热直接熨敷脐部，待其温度降低，则可更换药袋，如此反复数次。或者将预先配制好的药物,打碎后装入药袋,投入药锅或笼屉中蒸煮后熨敷脐部,待其温度降低,则更换药袋,使用时倒入适量陈醋,用手搓揉药袋,10分钟左右药袋自行发热后,置于脐部。b. 药饼。将药物研为细末,然后根据患者病情,酌敷面糊、水、酒、醋等调制成厚薄不等的药饼,置于脐部,脐上覆布,取熨斗、热水袋、水壶、玻璃瓶等热熨器加以烫熨,以患者能忍受而不灼伤脐及脐周皮肤为度。c. 药膏。将药物研为极细末,加入饴糖、黄蜡等调制成厚薄适度的药膏,于火上略加烘热,趁热贴于脐部。或将药膏涂于脐中,以熨斗或吹风机等加热器具烫熨或烘烤。d. 药汁:将药物煎汤取汁,或将药物浸泡于酒中制成。用时加热,趁热用纱布或毛巾等浸润后熨敷脐部。②灰土熨敷。以伏龙肝(灶心土)煨热贮于布囊内烫熨脐处,有温中散寒的功效,主治心腹痛等症。③葱热熨敷。葱白有发表和里、通阳和血的作用。取鲜葱白500g,捣烂后放入铁锅内炒热,用布包裹扎紧,置于脐处。或将葱白捣烂做饼,置于脐部,然后用熨斗熨其上。可治小便不通、阳脱、结胸等症。④姜热熨敷。生姜有温中散寒的功效。取生姜500g,洗净捣烂,挤出姜汁,然后将姜渣放在锅内炒热,用布包后熨敷脐处,待冷再倒入锅内,加些姜汁,炒热后再熨敷。⑤盐热熨敷。取食盐500g慢火炒热,用布、手帕或毛巾包裹成拳头大小,在脐部上熨敷,并行摩运转动。盐包冷时,再行更换。此法具有温中散寒、通利气机、调和营卫、恢复人体生理功能而达到治疗疾病的作用,不论外感、内伤诸症,皆可选用。⑥沙热熨敷。取沙500g,去杂质后放在铁锅内急火炒热,趁热用布包裹,置于脐部,可来回或旋转熨烫,冷时再换。⑦铁末熨敷。取铁末,洗净,炒至发红,倒出凉冷,装入布袋(铁末占布袋容量的1/3),倒出100ml陈醋后,用两手揉布袋,使铁末发热,把布袋拍成扁平状,外包毛巾或手帕,熨敷于脐部。⑧砖热熨敷。取两块青砖,用火烘热,在需熨敷处放上四五层纱布或二层毛巾,然后将热度适宜的砖块放置在纱布或毛巾上,两块砖轮流热敷脐中。⑨醋热熨敷。取陈醋烧热,将布或毛巾浸于其中,趁热取出熨敷于脐部。或取食盐 250g 左右,放入铁锅内,炒爆后,即用陈醋半小碗,洒入盐内,边洒边搅,醋洒完后,再略炒一下,即倒入布包内,趁热置于脐部。⑩酒热熨敷。用上好烧酒或陈年黄酒,烧热,将布或毛巾趁热蘸酒熨敷脐部,可治心胸胀闷、气郁不舒,也可消肿。⑪水热熨敷。用热水袋、玻璃瓶,或用薄铁皮、铜皮特制的能装开水的长筒,圆底或尖底的熨引器等器具贮热水,外包棉布、手巾,放置于脐部,或在脐周做往复、回旋转动及点按。或取纱布、毛巾浸泡于热水中,约 5 分钟后捞出,拧去多余的水后,放置于脐部,冷后再换。

2. 注意事项

(1)在进行熨敷治疗时,宜采取舒适的卧位,并须在温室避风处进行,以免熨敷后毛孔舒张,风邪从脐侵入而生他疾。

(2)熨敷时须严格掌握温度,宜温烫,且以患者能忍受为度。欠温则药力不易透达,过烫则损伤皮肤。对于小儿和失去知觉者,医者可用自己的手臂皮肤试之。

(3)在熨敷时所采用的推、揉、擦、按、摩、运等手法,力度应恰当。温度高时手法宜轻快,温度稍降时手法可稍重一些。

(4)在治疗过程中,如患者感到不适或其局部有不良反应时,应立即停止,同时注意防止因患者出汗过多而致虚脱。

(5)皮肤感染、破损处,腰骶部和腹部,慎用本法治疗。

(6)治疗后宜避风保暖,静卧休息。

(三)脐部热敷法

脐部热敷法是将发热的物体置于脐腹部以使局部经脉通利、气血运行通畅、局部肌肉放松,起到消炎退肿、驱寒逐湿、减轻疼痛、消除疲劳等作用。由于本法简便易行,疗效迅速,因此临床运用颇多。

1. 脐部热敷法分类   脐部热敷法可分为水热敷法、醋热敷法、姜热敷法、葱热敷法、盐热敷法、沙热敷法、砖热敷法及铁末热敷法等。

(1)水热敷法:①热水袋法。取热水(60～70℃)灌入热水袋内,外包一块毛巾,放置脐部,也可以用橡皮袋代之。②水湿热敷法。取纱布或毛巾浸泡于热水中5分钟后,捞出,拧去多余水分后,敷于脐部。

(2)醋热敷法:取生理盐水 250ml 左右,放入铁锅内,炒爆后,即用陈醋半小瓶洒入盐内,边洒边搅,醋洒完后再略炒一下,即倒入布包内,包好趁热置放脐部。

(3)姜热敷法:取生姜 500g,洗净捣烂,挤出姜汁,然后将姜渣放在锅内炒热,用布包后敷患处,待冷却后再倒入锅内,加些姜汁,炒热后再敷脐。

(4)葱热敷法:取鲜葱白 500g,捣烂后放入铁锅内炒热,用布包裹,扎紧,置放脐处。

(5)盐热敷法:取粗盐 500g,放在铁锅内用急火炒爆,趁热用纸包裹,外面包一层布,置放脐处。

(6)沙热敷法:同"盐热敷法"。

(7)铁末热敷法:取钢铁细末,洗净,炒至发红,倒出凉冷,装入布袋(铁末占布袋容量的 1/3),倒入 100ml 陈醋后,用两手搓揉布袋,使铁末发热,把布袋拍成饼状,外包毛巾,置放脐处。

(8)砖热敷法:取两块青砖,用火烘热,在脐处放上四五层纱布或两层毛巾,然后将热度适宜的砖放置在纱布或毛巾上。两块砖轮流热敷,时间一般不宜超过 1 小时。

2. 注意事项

(1)凡高热、皮肤过敏者,不宜使用本疗法。

(2)注意热敷温度,以患者能耐受为度,避免烫伤。

(3)治疗某些重病时,要随时注意观察患者的脉搏和呼吸变化。如肠梗阻,一般热敷 1～6 小时即有缓解,24 小时内可解除梗阻。若热敷后症状加重,应及时送往医院,不得延误。

(4)应用过程中,如感到不适或局部有不良反应,应即停止,同时注意防止因患者出汗过多而致虚脱。

附 脐部艾灸法

灸法,是用艾绒或其他药物放置在体表的神阙穴位上烧灼、温熨,借灸火的温和热力及药物的作用,通过经络的传导,起到温通气血、扶正祛邪,达到治病和保健目的的一种外治方法。

1. **灸法的分类** 灸法治疗疾病,已有悠久的历史。先是单纯的艾灸,后来衍化为多种灸法。常用灸法大体可分为艾炷灸、艾条灸、温灸器灸等几类。使用艾炷灸时,以艾炷置于皮肤穴位上烧灼的称为直接灸,亦称明灸。古代所称灸法,一般多指直接灸。不直接在皮肤上施灸,而将艾炷置于姜片、蒜片、食盐或药饼等上面燃烧的称为间接灸,亦称间隔灸。脐疗运用灸法一般以间隔灸为多。下面仅就脐疗中运用的各种灸法介绍如下。

(1)艾炷灸:是将纯净的艾绒放在平板上,用手搓捏成圆锥形的艾炷,常用的艾炷或如麦粒、苍耳子或莲子,或如半截橄榄等大小不一。灸时每燃完一个艾炷称为一壮。艾炷灸又分直接灸和间隔灸两类。

①直接艾炷灸。是将大小适宜的艾炷,直接放在脐上施灸。若施灸时需将皮肤烧伤化脓,愈后留有瘢痕者,称为瘢痕灸,此为脐疗之所禁。若不使皮肤烧伤化脓,不留瘢痕者,称为无瘢痕灸。无瘢痕灸是在施灸时将大小适宜的(如苍耳子大)艾炷,置于脐上点燃施灸,当艾炷燃剩 2/5 而患者感到微有灼痛时,可易炷再灸。一般以灸至局部皮肤红晕而不起疱为度。因其皮肤无灼伤,故灸后不化脓,不留瘢痕。一般虚寒性疾病均可采用此法。

②间接艾炷灸。是用药物将艾炷与施灸腧穴的皮肤隔开进行施灸的方法,所用间隔药物很多,如以生姜间隔者,称隔姜灸,用食盐间隔者,称隔盐灸。a. 隔姜灸。是用鲜姜切成直径 2～3cm,厚 0.2～0.3cm 的薄片,中间以针刺数孔,然后将姜片置于脐上,再将艾炷放在姜片上点燃施灸。当艾炷燃尽,再易炷施灸。灸完所规定的壮数,以使皮肤红晕而不起疱为度。常用于因寒而致的呕吐、腹痛、腹泻及风寒痹痛等。b. 隔蒜灸。将鲜大蒜头,切成厚

0.2～0.3cm 的薄片,中间以针刺数孔(捣蒜如泥亦可),置于脐上,然后将艾炷放在蒜片上,点燃施灸。待艾炷燃尽,易炷再灸,直至灸完规定的壮数。此法多用于治疗瘰疬、肺结核及初起的肿疡等症。c. 隔盐灸。用纯净的食盐填敷于脐部,或于盐上再置一片薄姜,上置大艾炷施灸。多用于治疗伤寒阴证或吐泻并作、中风脱证等。此法有回阳救逆、固脱之力,但须连续施灸,不拘壮数,以期脉起、肢温、症状改善。d. 隔附子灸。将附子研成粉末,用酒调和做成直径约 3cm、厚约 0.8cm 的附子饼,中间以针刺数孔,放在脐上,再放艾炷施灸,直到灸完所规定壮数为止。多用于治疗命门火衰而致的阳痿、早泄或疮疡久溃不敛等症。

(2)艾卷灸又可分为艾条灸、太乙针灸及雷火针灸。

①艾条灸:是取纯净细软的艾绒 24g,平铺在 26cm×20cm 的细草纸上,将其卷成直径约 1.5cm 的圆柱形的艾卷。要求卷紧,外裹以质地柔软疏松而又坚韧的桑皮纸,用胶水或糨糊封口而成。也有在每条艾绒中掺入肉桂、干姜、丁香、独活、细辛、白芷、雄黄、苍术、没药、乳香、川椒等的细末各 6g 则成药艾。施灸的方法分温和灸和雀啄灸。a. 温和灸:施灸时将艾条的一端点燃,对准脐中部位,距皮肤 2～3cm,进行熏烤,使患者局部有温热感而无灼痛为宜,一般每处灸 5～10 分钟,至皮肤红晕为度。对于昏厥、局部知觉迟钝的患者,医者可将中、示两指分开,置于脐之两侧,来测知患者局部的温热程度,以便随时调节施灸的距离和防止烫伤。b. 雀啄灸:施灸时,将艾条点燃的一端与脐穴并不固定在一定距离,而是像鸟雀啄食一样,一上一下活动地施灸。另外,也可均匀地向上下左右方向移动或做反复的旋转施灸。

②太乙针灸:是用纯净细软的艾绒 150g 平铺在 40cm×40cm 大小的桑皮纸上,将人参 125g,穿山甲 250g,山羊血 90g,钻地风 300g,千年健、肉桂、小茴香、苍术各 500g,甘草 1000g,防风 2000g,麝香少许,共为细末,再取药末 24g 掺入艾绒内,紧卷成爆竹状,外用鸡蛋清封固,阴干后备用。施灸时,将太乙针的一端烧

着,用布七层包裹其烧着的一端,立即紧按于脐中,进行灸熨,针冷后则再燃而熨。如此反复灸熨5～10次为度。此法治疗风寒湿痹、顽麻、痿弱无力、半身不遂等均有效。

③雷火针灸:其制作方法与"太乙针"相同,唯药物处方有异。方用纯净细软的艾绒125g,加沉香、木香、乳香、羌活、干姜、穿山甲各9g,麝香少许,共为细末。施灸方法与"太乙针"相同,其适应证也与"太乙针"相同。

(3)温灸器灸:温灸器又名灸疗器,是用金属特制的一种圆筒灸具,故又称温筒灸。其筒底又尖又平,筒内套有小筒,小筒四周有孔。施灸时,将艾绒,或掺加药物,装入温灸器的小筒,点燃后,将温灸器之盖扣好,置于脐穴,进行熨灸,直到所灸部位的皮肤红晕为度。此法有调和气血、温中散寒的作用。一般需要灸治者均可采用。对小儿、妇女及畏惧灸法者最为适用。

2. 脐灸的适应范围和补泻

(1)适应范围:神阙穴(脐中穴)的针刺历来为医家所禁。但《灵枢·官能》说:"针所不为,灸之所宜。"这就是指灸法能适用于治疗针刺所不能治愈的某些疾病。临床上凡遇阳气衰弱、沉寒痼冷的一些疾病,单纯使用针法,效果就不会像灸治显著。因此,灸法的适应范围一般以虚证、寒证和阴证为主。多用于伤寒三阴病、一切阳气虚陷、久病、久泄、痰饮、厥冷、瘰疬、痿痹等症。脐疗施灸也不例外。

(2)灸法的补泻:艾条的补泻法,据《灵枢·背腧》说:"以大补者,毋吹其火,须自灭也;以火泻者,疾吹其火,传其艾,须其火灭也。"《针灸大成》也说:"以火补者,毋吹其火,待自灭,即按其穴;以火泻者,速吹其火,开其穴也。"脐疗施行灸法补泻,也以上述的方法为准。

3. 脐灸的注意事项　脐灸法虽然能治病,但如运用不当,也有流弊。灸能益阳亦能伤阴,凡属实证、热证及阴虚发热者,一般不宜用灸法。对阴虚劳瘵、咯血吐血、肝阳头痛、中风闭证、热毒旺盛等疾病,皆应慎用灸法。此外,孕妇不宜施灸。

(1)施灸后,局部皮肤出现微红灼热,属于正常现象,无须处理。如因施灸过量,时间过长,局部出现小水疱,只要注意不擦破,可任其自然吸收。如水疱较大,可用消毒的毫针刺破水疱,放出水液;或用注射针抽出水液,再涂以甲紫,并用纱布包敷。如有渗血现象者,可用消炎药膏或玉红膏涂敷。

(2)施灸时应注意艾火勿烧伤脐周皮肤或衣物。用过的艾条、太乙针等,应装入小口玻璃瓶或铁筒内,以防复燃。

五、敷 脐 膏 方

(一)清阳膏

【组成】

(1)薄荷 150g,荆芥穗、滑石各 120g,羌活、防风、连翘、牛蒡子、天花粉、玄参、黄芩、栀子、大黄、朴硝各 90g,生地黄、天冬、麦冬、知母、桑白皮、地骨皮、黄柏、郁金、甘遂、羚羊角(代)、发团各 60g,丹参、苦参、浙贝母、黄连、川芎、白芷、天麻、独活、前胡、柴胡、牡丹皮、赤芍、当归、秦艽、紫苏叶、香附、蔓荆子、葛根、升麻、藁本、细辛、桔梗、枳壳、橘红、半夏、胆南星、大青叶、山豆根、山慈菇、杏仁、桃仁、龙胆、蒲黄、紫草、葶苈子、忍冬藤、大戟、芫花、白牵牛子、甘草、木通、五倍子、猪苓、泽泻、车前子、瓜蒌仁、皂角刺、石决明、土木鳖、蓖麻仁、白芍、穿山甲、僵蚕、蝉蜕、全蝎、牛角各 30g,西红花、白术、肉桂、蛇蜕、川乌、白附子各 15g。

(2)生姜、连须葱白、薤白、大蒜各 120g,槐枝、柳枝、桑枝、白菊花(连根叶)、白凤仙草各 900g,苍耳草、益母草、马齿苋、诸葛菜、紫花地丁、芭蕉叶、竹叶、桃枝、芙蓉叶各 240g,侧柏叶、石菖蒲各 60g。以上诸药皆取鲜品,如干者 10g 用 4g。

(3)炒铅粉 300g,雄黄、白矾、硼砂、青黛、轻粉、乳香、没药各 30g,生石膏 240g,牛胶(酒蒸化)120g。

【制法】将第(3)组药物除牛胶外,其余药物共研成细末,混合均匀。再将第(1)组、第(2)组药分别浸入麻油中半天,移入锅中,用文火煎熬,至枯黄色或暗褐色后,过滤去渣。把油合并,继续熬油至滴水成珠时离火,另取适量黄丹,加入油内搅拌,收膏。将膏药浸泡水中7天,去火毒。取膏药置水浴上溶化,将第(3)组药物加入搅匀,分摊于布上。

【用法】将膏药加温软化,贴肚脐或配合其他部位。

【主治】热实结胸、便秘、胁痛、热淋、中风、癫狂,热证鼻衄、便血、尿血、蓄血等病证。

(二)金仙膏

【组成】

(1)苍术150g,白术、滑石各120g,羌活、川乌、姜黄、半夏、乌药、川芎、青皮、大黄、生香附、炒香附、生五灵脂、炒五灵脂、生延胡索、炒延胡索、枳实、黄连、厚朴、当归、威灵仙、黑牵牛子(半生半炒)、巴豆仁、发团各60g,黄芩、黄柏、蒲黄、栀子、郁金、莪术、三棱、槟榔、陈皮、山楂、麦芽、神曲、天南星、白牵牛子、葶苈子、紫苏梗、藿香梗、薄荷、草乌、独活、柴胡、前胡、细辛、白芷、荆芥穗、防风、连翘、葛根、桔梗、知母、浙贝母、甘遂、大戟、芫花、防己、瓜蒌仁、大腹皮、天花粉、赤芍、白芍、枳壳、茵陈、川楝子、木通、泽泻、车前子、木瓜、皂角刺、杏仁、桃仁、紫苏子、益智、高良姜、草果、吴茱萸、红花、土木鳖、蓖麻仁、僵蚕、全蝎、蜈蚣、蝉蜕、穿山甲、甘草各30g。

(2)生姜、葱白、薤白、大蒜、红凤仙、白凤仙(全)、槐枝、柳枝、桑枝各300g,榆枝、桃枝各240g,石菖蒲、莱菔子、干姜各60g,佛手、小茴香、艾叶各30g。

(3)陈壁土、白矾各60g,雄黄、轻粉、砂仁、白芥子、花椒壳、木香、檀香、肉桂、制乳香、制没药各30g,牛胶(酒蒸化)、松香、生石膏各120g。

【制法】将第(3)组药物除牛胶外,其余药物共研为细末,过筛,混合均匀。再将第(1)组、第(2)组药物分别浸入麻油中半天,移入锅中,用文火煎熬,至枯黄色或暗褐色后,过滤去渣。把油合并再熬油滴水成珠时离火,另取黄丹适量,加入油内搅拌,收膏。将膏药浸泡水中7天,去火毒。取膏药置水浴上溶化,将第(3)组药物加入搅匀,分摊于布上。

【用法】加温软化,贴肚脐或配合其他部位。

【主治】伤食、腹胀、胃痛、呕吐、泄泻、痢疾、疟疾、霍乱等病证。

(三)散阴膏

【组成】

(1)生附子150g,白附子120g,生南星、生半夏、生川乌、生草乌、麻黄、大黄、羌活、苍术、川芎、当归、姜黄、细辛、防风、甘遂、肉桂、延胡索、威灵仙、乌药、发团各60g,独活、五灵脂、黑牵牛子、荆芥穗、三棱、莪术、藁本、赤芍、白芍、紫苏叶、香附、白芷、青皮、陈皮、天麻、秦艽、枳实、厚朴、槟榔、远志、益智、杜仲、牛膝、川续断、紫荆皮、五加皮、木瓜、吴茱萸、蛇床子、补骨脂、八角茴香、巴戟天、胡芦巴、巴豆仁、杏仁、桃仁、苏木、红花、草果、高良姜、皂角刺、骨碎补、自然铜、刘寄奴、马鞭草、大戟、商陆、芫花、防己、甘草、土木鳖、蓖麻仁、穿山甲、露蜂房、全蝎、蛇蜕、荜茇、甘松、山奈、黄连、黄柏各30g,炒蚕沙72g,地龙10条。

(2)生姜、葱白各600g,薤白、大蒜、桑枝、苍耳草各300g,凤仙草750g,槐枝、柳枝、桃枝各240g,干姜、艾叶、侧柏叶各120g,炮姜、石菖蒲、胡椒、花椒壳、白芥子各60g。

(3)松香240g,密陀僧120g,陈壁土、煅赤石脂各60g,雄黄、明矾、木香、丁香、降香、制乳香、制没药、肉桂、樟脑、轻粉、苏合油各30g,牛胶(酒蒸化)120g。

【制法】将第(3)组药物除牛胶和苏合油外,其余药物共研为细末,过筛,混合均匀。将第(1)组、第(2)组药物分别浸入麻油中半天,移入锅中,用文火煎熬,至枯黄色或暗褐色后,过滤去渣。把油合并继续熬油滴水成珠时离火,另取黄丹适量,加入油内搅拌,收膏。将膏药浸泡水中7天,去火毒。取膏药置水浴上溶化,将第

(3)组药物加入搅匀,分摊于布上。

【用法】加温软化,贴肚脐或配合其他部位。

【主治】感冒、呕吐、寒泻、寒痢、阴黄、阴水、痹病、阴证、伤寒等病证。

(四)行水膏

【组成】

(1)苍术150g,生半夏、防己、黄芩、黄柏、葶苈子、甘遂、大戟、芫花、木通、白术、龙胆、羌活、大黄、黑牵牛子、芒硝、栀子、桑白皮、泽泻、发团各60g,川芎、当归、赤芍、黄连、郁金、苦参、知母、商陆、枳实、连翘、槟榔、郁李仁、大腹皮、防风、细辛、杏仁、胆南星、茵陈、白牵牛子、天花粉、紫苏子、独活、青皮、陈皮、藁本、瓜蒌仁、柴胡、地骨皮、白鲜皮、牡丹皮、威灵仙、旋覆花、蒲黄、牛蒡子、马兜铃、白芷、升麻、川楝子、地肤子、车前子、牛膝、香附、莱菔子、土茯苓、萆薢、甘草、海藻、昆布、瞿麦、萹蓄、土木鳖、蓖麻仁、地龙、蝼蛄、穿山甲各30g,延胡索、厚朴、附子、乌药各15g,龟甲、浮萍各90g,滑石120g。

(2)生姜、薤白、葱白、榆白、桃枝各120g,大蒜、杨柳枝、槐枝、桑枝各240g,苍耳草、益母草、诸葛菜、车前草、马齿苋、紫花地丁(鲜者)各300g,石菖蒲、花椒壳、白芥子各30g,皂角刺、赤小豆、凤仙草(干者)各60g。

(3)松香240g,密陀僧、生石膏、牛胶(酒蒸化)各120g,陈壁土、白矾、轻粉各60g,肉桂、木香各30g。

【制法】将第(3)组药物除牛胶外,其余药物共碾成细末,过筛,混合均匀。将第(1)组、第(2)组药物分别浸入麻油中半天,移入锅中,用文火煎熬,至枯黄色或暗褐色后,过滤去渣。把油合并再熬油至滴水成珠时离火,另取黄丹适量,加入油内搅匀,收膏。将膏药浸泡水中7天,去火毒。取膏药置水浴上溶化,加入第(3)组药物搅匀,分摊于布上。

【用法】加温软化,贴肚脐或配合其他部位。

【主治】脚气肿痛、水肿、热淋、大便溏泻、妇人带下等病证。

(五)温肺膏

【组成】

(1)生半夏(姜汁现炒)90g,杏仁、紫苏子、炙桑白皮、五味子、麻黄、细辛、干姜、陈皮、肉桂、葶苈子、白蒺藜各60g,党参、白术、苍术、黄芪、炙甘草、川芎、白芷、荆芥穗、独活、防风、百部、天南星、当归、白芍、桔梗、枳壳、青皮、威灵仙、砂仁、沙苑子、旋覆花、香附、乌药、大腹皮、巴戟天、八角茴香、补骨脂、吴茱萸、荜茇、高良姜、款冬花、芫花、紫菀、厚朴、黑牵牛子、泽泻、车前子、白附子、巴豆仁、诃子肉、川乌、白及、白蔹、皂角、木瓜、土木鳖、蓖麻仁、炮穿山甲各30g。

(2)生姜、葱白、槐枝、柳枝各120g,凤仙草(干者)60g,白芥子、花椒壳、胡椒、核桃仁、石菖蒲、莱菔子、白果仁、大枣、乌梅、罂粟壳各30g。

(3)肉桂、丁香、木香、降香、沉香、白豆蔻各30g,牛胶(酒蒸化)120g。

【制法】将第(3)组药物除牛胶外,其余药物共碾成细末,过筛,混合均匀。将第(1)组、第(2)组药物分别浸入麻油中半天,移入锅中,用文火煎熬,至枯黄色或暗褐色后,过滤去渣。把油合并继续熬油滴水成珠时离火,另取黄丹适量,加入油内搅拌,收膏。将膏药浸泡水中7天,去火毒。取膏药置水浴上溶化,将第(3)组药物加入搅匀,分摊于布上。

【用法】加温软化,贴肚脐或其他部位。

【主治】寒邪犯肺之咳嗽、哮喘,或肺肾两虚之哮喘。

(六)健脾膏

【组成】

(1)牛肉300g,牛肚、苍术、滑石各120g,白术、川乌各90g,益智、姜半夏、天南星、当归、厚朴、陈皮、乌药、姜黄、甘草、枳实各60g,黄芪、党参、川芎、白芍、赤芍、羌活、白芷、细辛、防风、香附、五灵脂、紫苏梗、紫苏子、延胡索、山楂、麦芽、神曲、木瓜、青皮、槟榔、枳壳、桔梗、威灵仙、大腹皮、醋三棱、醋莪术、杏仁、柴胡、升麻、远志、吴茱萸、五味子、草豆蔻、肉豆蔻、巴戟天、补骨脂、高良姜、荜茇、八角茴香、红花、黄连、黄芩、大黄、甘遂、葶苈子、大戟、巴豆仁、黑牵牛子、茵陈、木通、泽泻、车前子、皂角、土木鳖、蓖麻仁、全蝎、炮穿山甲、白附子、附子各30g。

（2）生姜、薤白、葱白、大蒜、鲜槐枝、柳枝、桑枝各240g，莱菔子、干姜、花椒壳各60g，石菖蒲、艾叶、白芥子、胡椒、佛手各30g，凤仙草1棵，大枣7枚。

（3）肉桂、木香、砂仁、檀香各30g，牛胶（酒蒸化）120g。

【制法】将第（3）组药物除牛胶外，其余药物共研为细末，过筛，混合均匀。将第（1）组、第（2）组药物分别浸入麻油中半天，移入锅中，用文火煎熬，至枯黄色或暗褐色后，过滤去渣。把油合并再熬至滴水成珠时离火，另取黄丹适量，加入油内搅拌，收膏。将膏药浸泡水中7天，去火毒。取膏药置水浴上溶化，加入第（3）组药物搅匀，分摊于布上。

【用法】加温软化，贴肚脐或其他部位。

【主治】脾虚之伤食，呕吐；或肺肾两虚型哮喘。

（七）温胃膏

【组成】

（1）干姜60g，川乌、白术各45g，苍术、党参、附子、吴茱萸、黄芪、麻黄、桂枝、细辛、羌活、独活、防风、麦冬、藁本、柴胡、川芎、当归、白芍、香附、紫苏、藿香梗、杏仁、白芷、青皮、陈皮、半夏、天南星、厚朴、乌药、威灵仙、麦芽、神曲、枳实、泽泻、荜澄茄、草果、草蔻、肉豆蔻、补骨脂、高良姜、益智、八角茴香、巴戟天、荜茇、车前子、延胡索、五灵脂各30g，黄连（吴茱萸水炒）、五味子各15g，甘草21g。

（2）生姜、葱白各120g，艾叶、薤白、大蒜、石菖蒲各60g，凤仙草1棵，木瓜、花椒壳、白芥子、胡椒各30g，大枣、乌梅肉各5枚。

（3）木香、丁香、砂仁、肉桂、制乳香、制没药各30g，牛胶（酒蒸化)120g。

【制法】将第(3)组药物除牛胶外,其余药物共研为细末,过筛,混合均匀。将第(1)组、第(2)组药物分别浸入麻油中半天,移入锅中,用文火煎熬,至枯黄色或暗褐色后,过滤去渣。把油合并再熬油至滴水成珠时离火,另取黄丹适量,加入油内搅拌,收膏。将膏药浸泡水内 7 天,去火毒。取膏药置水浴上溶化,加入第(3)组药物搅匀,分摊于布上。

【用法】加温软化,贴肚脐或其他部位。

【主治】呕吐、泄泻、霍乱。

(八)扶阳膏

【组成】

(1)生附子 120g,川乌、天雄、炒蚕沙各 90g,白附子、益智、茅苍术、桂枝、生半夏、补骨脂、吴茱萸、巴戟天、胡芦巴、肉苁蓉各 60g,党参、白术、黄芪、熟地黄、川芎、当归、白芍、山茱萸、山药、仙茅、蛇床子、菟丝子、陈皮、天南星、细辛、覆盆子、羌活、独活、白芷、防风、草乌、肉豆蔻、草豆蔻、远志、荜澄茄、炙甘草、砂仁、厚朴、杏仁、香附、乌药、高良姜、黑牵牛子(盐水炒黑)、炒杜仲、川续断、炒牛膝、炒延胡索、炒五灵脂、炒秦皮、五味子、五倍子、诃子肉、草果、大茴香、红花、萆薢、车前子、狗脊、金樱子、甘遂、黄连、黄芩、土木鳖、蓖麻仁、龙骨、牡蛎、穿山甲各 30g,发团 50g。

(2)生姜、大蒜、花椒壳、韭菜籽、葱子、棉花籽、核桃仁、艾叶各 120g,凤仙草、干姜、炮姜、白芥子、胡椒、石菖蒲、木瓜、乌梅各 30g,槐枝、柳枝、桑枝各 240g,小茴香 60g。

(3)松香、密陀僧、赤石脂、牛胶(酒蒸化)各 120g,煅阳起石 60g,雄黄、枯矾、木香、檀香、丁香、肉桂、制乳香、制没药各 30g。

【制法】将第(3)组药物除牛胶外,其余药物共碾为细末,过筛,混合均匀。将第(1)组、第(2)组药物分别浸入麻油中半天,用文火煎熬,至枯黄色或暗褐色后,过滤去渣。把油合并再熬油至滴水成珠离火,另取黄丹适量,加入油内搅拌,收膏。将膏药浸泡水中 7 天,去火毒。取膏药置水浴上溶化,加入(3)组药物搅匀,分摊于布上。

【用法】加温软化,贴肚脐或其他部位。

【主治】虚寒性泄泻或肺肾两虚之哮喘。

(九)宁和堂暖脐膏

【组成】生姜300g,麻油300ml,黄丹150g。

【制法】将生姜切片浸入麻油中半天,移入锅中,用文火煎熬,至枯黄色后,过滤去渣。继续熬油至滴水成珠时离火,加入黄丹搅拌,收膏。将膏药浸泡水中3~5天,去火毒。取膏药置水浴上溶化,摊涂于布上。

【用法】加温软化,贴肚脐。

【主治】泄泻、痢疾。

(十)七宝膏

【组成】生姜、大蒜、槐枝各500g,葱白240g,花椒壳60g,麻油2000ml,黄丹300g。

【制法】上药除黄丹外,其余药物浸入麻油中半天,移入锅中,用文火煎熬,至枯黄色后,过滤去渣。再熬油至滴水成珠时离火,加入黄丹搅拌,收膏。将膏药浸泡水中3~5天,去火毒。取出膏药置水浴上溶化,摊涂布上。

【用法】加温软化,贴脐部。

【主治】积聚、臌胀。

第2章 内科疾病

第一节 呼吸系统疾病

感　冒

感冒俗称伤风,是一种常见的外感疾病。本病一年四季皆有发生,尤以冬春两季为多见。临床表现为鼻塞、流涕、喷嚏、咳嗽、头痛、恶寒、发热、全身不适等。

其病因主要为风邪病毒。当气候失宜,机体失于调和,抵抗力减弱的情况下,风邪乘虚而入致病。病情有轻重不同。轻者多为感受当令之气,一般通称为伤风;重者多为感受非时之邪,称为重伤风。如果在一个时期内广泛流行,具有传染性,称为时行感冒。

现代医学的流行性感冒、上呼吸道感染、急性扁桃体炎皆属于中医学感冒范畴,可参考本篇进行施治。

(一)风寒感冒

方1

【组成】小葱、生姜、淡豆豉、食盐各适量。【用法】分别将小葱切碎,生姜捣烂,淡豆豉研成细末,然后和食盐混合均匀,在锅内炒热,用布包裹,趁热熨于患者肚脐上,外用绷带包扎固定,药冷则更换新炒热药,再继续熨,以汗出为度。每天2次或3次。【说明】本方适用于风寒感冒。症见恶寒重,发热轻,无汗,头痛,肢节酸痛,时流清涕,咳嗽,吐痰稀薄色白,苔薄白,脉浮或浮紧。

方 2

【组成】紫苏叶、杏仁、白芷各 15g,葱白(连须)5 根,生姜 2 片,蜂蜜、萝卜汁各适量。【用法】先将紫苏叶、葱白和生姜捣烂如泥,次将杏仁、白芷共研成极细粉末,加入紫苏叶泥中调匀,再取蜂蜜和萝卜汁加入调和成膏状备用。用时取药膏如蚕豆大,捏成圆形药丸,贴入患者脐孔内,外盖以纱布,胶布固定。每天换药 1 次。贴药后嘱患者覆被而卧,令发微汗,汗后即收效。【说明】本方适用于风寒感冒。

方 3

【组成】白芥子 100g,鸡蛋清适量。【用法】将白芥子粉碎为末过筛,取鸡蛋 1 枚或 2 枚,用蛋清和药末混合调成糊状,贴敷于神阙、涌泉、大椎穴上,盖以纱布,胶布固定。令患者覆被睡卧,取微汗即愈。【说明】本方适用于风寒感冒。

方 4

【组成】羌活 10g,苍术、白矾各 6g。【用法】将上 3 味药共研细末,取药末适量外敷脐部,纱布覆盖,胶布固定。每次敷药 4～6 小时,每天 2 次,3～4 天为 1 个疗程。【说明】本方适用于风寒感冒。

方 5

【组成】苍术、羌活各 30g,枯矾 10g,葱白 3 握。【用法】将前 3 味药研为粗末、炒热,捣葱白共调敷脐。【说明】本方适用于风寒感冒,头痛无汗。

(二)风热感冒

方 1

【组成】生石膏、板蓝根、连翘、薄荷、淡豆豉各 15g,葱白、蜂蜜、鸡蛋清各适量。【用法】将前 5 味药共研成细末,贮瓶备用。用时取药末适量与葱白共捣烂如泥状,再加入鸡蛋清、蜂蜜调匀,制成 1 个圆形小药饼。将药饼烘热,趁热填入患者脐孔中,外用胶布封贴。每天换药 1 次或 2 次。【说明】本方适用于风热感冒。症见身热较著,微恶风,汗泄不畅,头胀痛,咳嗽,痰黏或黄,咽燥,或咽喉红肿疼痛,鼻塞,流黄浊涕,口渴欲饮,舌苔薄白或微黄,脉象浮数。

方 2

【组成】生麻黄、生石膏各 30g,葱白适量。【用法】将麻黄、生石膏共研成粉末,过筛,贮瓶密封备用。用时取药末 15～30g,同葱白共捣烂如膏状,敷于患者脐孔中,外盖以敷料,胶布固定。每天换药 1 次。【说明】本方适用于风热感冒。

方 3

【组成】金银花、连翘各 4g,桔梗、薄荷、牛蒡子各 2.4g,淡豆豉、甘草各 2g,荆芥、竹叶各 1.6g。【用法】上药共研为细末,过筛,取药粉适量,纱布包裹,敷神阙穴,包扎固定。每次贴药 4～6 小时,每天 2 次,连贴 3～4 天为 1 个疗程。【说明】本方适用于风热感冒。

方 4

【组成】生麻黄、生石膏各 30g,葱白适量。【用法】将前两味药共研粉末,取 15～30g 与葱白适量共捣敷脐。每天换药 1 次。【说明】本方适用于风热感冒。

(三)时行感冒

方 1

【组成】淡豆豉 30g,连翘、薄荷各 12g,葱白(连须)适量。【用法】将前 3 味药研成细末,贮瓶备用。用时取药末 15～20g,加入葱白共捣烂如膏状,填入患者脐孔中,外盖以纱布,胶布固定。每天换药 1 次或 2 次。【说明】本方适用于流行性感冒(时行感冒)。症见起病急,发热,头痛,乏力,全身酸痛,舌苔薄白或微黄,脉浮数。

方 2

【组成】金银花、钩藤、连翘各 4.5～9g,栀子、黄芩、淡豆豉各 4.5～6g,荆芥 3～6g,薄荷 1.5～3g,生姜 2 片,大枣 2 枚,芦根

6g。如咽部肿痛,可选加桔梗 1.5～3g,射干、牛蒡子、板蓝根各 3～6g,马勃 2.5～4.5g;如口渴心烦,可选加天花粉、竹叶各 3～4.5g,或加生石膏 10～20g,以协同淡豆豉除烦解渴。【用法】上药除生姜、大枣和芦根外,混合共研成细末,贮瓶备用。用时取药末适量,加入适量鸡蛋清和蜂蜜、生姜(捣烂),另加芦根和大枣同煎液调和成膏状,敷于患者的脐孔上,盖以敷料,胶布固定。每天换药两次。【说明】本方适用于流行性感冒。

方 3

【组成】板蓝根、生石膏、马勃、淡豆豉各 15g,连翘、薄荷各 10g,葱白 5 根,生姜 3 片,蜂蜜适量。【用法】将前 6 味药混合研成细末,装瓶备用。用时取药末 15g,加入葱白和生姜共捣烂,再以蜂蜜调成膏状,敷于肚脐上,盖以纱布,胶布固定。每天换药 1 次或 2 次。【说明】本方适用于流行性感冒。

方 4

【组成】中等大活蚯蚓 10 余条,白矾末适量。【用法】将蚯蚓用水洗净后,放入 75%乙醇或白酒内浸泡 3 分钟后取出,撒上少许白矾末,把蚯蚓卷曲成团状,直接敷在患者肚脐上,外覆盖塑料薄膜及纱布,胶布固定。2 小时后取下。若体温不降,可重复使用。【说明】本方适用于流行性感冒高热不退。一般贴药 1 次或 2 次后,体温即下降。此方也可用来治疗流行性乙型脑炎的高热不退。

方 5

【组成】活蟾蜍 1 只。【用法】直接将蟾蜍的肚皮对准患者的脐孔贴上,外用布包扎固定,1 小时后取下。【说明】本方适用于风热感冒及流行性感冒高热不退。一般 4～6 小时即可退热。若不效,可重复使用。同类方中有用活蟾蜍 2 只或 3 只,养在水中,轮换贴脐,每次 10～20 分钟,通常贴 3～5 只,高热即渐退。

方 6

【组成】大蒜、薄荷、生姜各等量。【用法】将上 3 味药共捣烂,制成稠膏状,取适量敷贴于患者脐孔上。外用纱布覆盖,胶布固定。每天换药 1 次。【说明】本方适用于流行性感冒。敷药后患者吃热粥,以助药力,得微汗出则疗效佳。

方 7

【组成】羚翘解毒丸、牛黄解毒丸各 1 丸。【用法】打碎药丸,以少量醋、水调敷脐部,常规法固定。每天换药 1 次。【说明】本方适用于时行感冒。

方 8

【组成】紫苏叶、贯众、薄荷、生姜、葱白各等量。【用法】将上药共捣烂如膏状,取 15～20g 敷脐。每天换药 1 次。【说明】本方适用于流行性感冒。

(四)胃肠型感冒

方

【组成】当归、川芎、白芷、陈皮、苍术、厚朴、半夏、麻黄、枳壳、桔梗各 3g,干姜、吴茱萸各 1.5g,甘草 1g,散阴膏 2 贴。【用法】上方中除散阴膏外,共碾成细末,过筛,贮瓶备用。用时取药末适量,以温开水调和如膏状,敷于患者的脐孔内,将散阴膏温化后,分别贴于肚脐及背部第 5、6 胸椎上。每 2 天换药 1 次。【说明】本方适用于内伤生冷、外感风寒所致的胃肠型感冒。症见恶寒发热,头身疼痛,腹部胀满,或呕吐泄泻,苔白腻,脉濡缓。

(五)经期感冒

方

【组成】柴胡 9g,当归、川芎、白芍、桂枝各 6g,葱白适量。若寒凝血脉,少腹胀痛者,加桃仁、制香附各 6g。【用法】上药除葱白外,其余药物共碾成细末,装瓶备用。用时取药末 15g 同葱白适量共捣烂如膏状,敷于脐孔上,外盖纱布,胶布固定。每天换药 1 次。【说明】本方适用于经期感冒。症见寒热往来,胸胁满闷,恶心呕吐,头痛,腰痛,苔薄白,脉浮。

咳　嗽

咳嗽是呼吸系统的常见症状,中医学有"有声无痰为咳,有痰无声为嗽"的说法。其实临床上多为痰声并见,难以截然分开,故统称为咳嗽。

咳嗽的病因比较复杂,一般分为外感和内伤两类。外感多由风寒袭肺、风热犯肺、燥邪伤肺;内伤多由他脏有病,累及于肺,而致肺失宣肃,肺气上逆,发为咳嗽。

现代医学之上呼吸道感染、支气管炎、支气管扩张、肺炎、肺结核等表现以咳嗽为主的,均可参照本篇辨证施治。

(一)风热犯肺型

方1

【组成】桑叶、菊花、杏仁、连翘、桔梗、甘草、薄荷、芦根各适量,蜂蜜1匙。【用法】将前7味药共碾成细末,用芦根煎液和蜂蜜调和成膏状,直接敷于患者脐孔上,外盖以纱布,胶布固定。每天换药1次或2次。【说明】本方适用于风热犯肺型咳嗽。症见咳嗽,咳吐白黏痰或黄稠痰,咳而不爽,口渴,发热,或兼咽痛,头痛,微恶风寒,舌质红或淡,苔薄黄,脉浮数。

方2

【组成】鲜地龙10条,白糖、面粉各适量。【用法】地龙放于碗中,撒上白糖,片刻地龙体液外渗而死,入面粉和成膏,制成直径3cm药饼,贴于脐上。每次4～6小时,每天2次,连用2～3天。【说明】本方适用于咳嗽痰黄、气急气促。

方3

【组成】决明子90g,莱菔子30g。【用法】共捣为末,敷脐,外用纱布包扎。【说明】本方适用于肺热咳嗽。

(二)风寒袭肺型

方1

【组成】杏仁、紫苏叶、半夏、陈皮、甘草、桔梗、前胡、枳壳、茯苓各 3g,生姜 12g,大枣 3 枚,连须葱白、生莱菔汁各适量。【用法】将前 9 味药物共碾成细末,与生姜和连须葱白混合共同捣烂,加以少量蜂蜜、生莱菔汁和大枣煎液,调和成膏状,旋即敷于患者的肚脐上,盖以纱布,胶布固定。每天换药 1 次或 2 次。【说明】本方适用于风寒袭肺型咳嗽。症见咳嗽声重,咳痰稀薄色白,伴有头痛恶寒,肢体酸楚,舌淡苔薄白,脉浮或浮紧。

方 2

【组成】制半夏、白果仁各 10g,杏仁、细辛各 6g。【用法】将上药共研末,姜汁调为糊状,外敷脐部。每天换药 1 次。【说明】本方适用于肺寒咳嗽。

方 3

【组成】麻黄、杏仁、生甘草、黄芩各等量。【用法】上药共研细末,每次 2g,蜂蜜调和成膏涂脐,常规法固定。每天换药 1 次。【说明】本方适用于各种咳嗽。

方 4

【组成】寒咳散:白芥子、麻黄、肉桂各 5g,细辛、半夏各 3g,丁香 0.5g。【用法】将上药共研细末,先将脐部以 75% 乙醇消毒后,取药末纳入脐内,盖以纱布,胶布固定。每天 1 次,直至病愈。【说明】本方适用于风寒咳嗽。

(三)肺虚久咳型

方 1

【组成】罂粟壳 30g,蜂蜜适量。【用法】将罂粟壳研为细末,装瓶密封备用。用时取药末适量,以蜂蜜调和成膏状,直接敷于脐孔上,外以纱布覆盖,胶布固定。每 2 天换药 1 次。【说明】本方适用于久咳。症见咳嗽日久,干咳无痰或少痰,咽干,喉痒,苔少,脉细数。罂粟壳味酸、涩,性平,能敛肺虚耗之气而止咳逆,只宜暂用,不能久敷,以免成瘾。

方 2

【组成】五倍子 30g,蜂蜜适量。【用法】将五倍子研为细末,贮瓶备用。用时取药末适量,加入蜂蜜调和如膏状,敷于患者的脐孔上,盖以敷料,胶布固定。每 2 天换药 1 次。【说明】本方适用于久咳。

(四)内伤肺肾型

方 1

【组成】刺五加、艾叶各 12g,淫羊藿、毛冬青各 20g,五香血藤 15g,木香 6g,青藤香 3g,葱白 3 寸,食盐适量。【用法】将前 7 味药物混合碾成粗末,加入食盐和葱白(切碎),在锅内炒热,用布包裹,趁热熨于患者的肚脐上,外用绷带固定。每天换药 1 次,5 次为 1 个疗程。【说明】本方适用于内伤咳嗽。

方 2

【组成】千层塔(地杉桠)、胖血藤、麻黄根各 12g,木香、铁筷子根各 10g,葱白 2 寸,凡士林适量。【用法】将前 5 味药物共碾成细末,贮瓶备用。用时取药末适量,加入葱白捣烂,以凡士林调和成膏状,敷于脐孔上,盖以纱布,胶布固定。每天换药 1 次,5 次为 1 个疗程。【说明】本方适用于内伤咳嗽。

(五)肺胃痰湿型

方

【组成】吴茱萸、丁香各 15g,肉桂 30g,冰片 1g。【用法】将上药共研成粉末,装入有色瓶内密封备用。北方患者于白露节后,南方患者于寒露节后,取药粉适量填入脐中,以脐满为度,外用胶布或伤湿止痛膏贴封。2～3 天换药 1 次,10 次为 1 个疗程。每疗程之间间隔 5～7 天,连贴 4～6 个疗程,直至次年春暖花开。【说明】本方适用于肺胃虚寒所致痰湿咳嗽。急性发作时可配合内服药物疗法。

(六)慢性气管炎

方 1

【组成】麻黄 15g,公丁香、肉桂各 3g,苍耳子 5g,半夏、白芥子各 6g。【用法】将上药研为细末,过筛,装瓶密封备用。用时取药末适量,用脱脂药棉薄裹如小球,塞入患者脐孔内,外以胶布封贴。每 2 天换药 1 次,10 天为 1 个疗程。【说明】本方适用于慢性支气管炎。一般贴药 1～2 个疗程可痊愈。贴药期间,若觉脐孔灼热发痒时,应立即揭下贴药,待过 1～2 天脐孔不痒时再换药球贴之。

方 2

【组成】麻黄、公丁香、肉桂、苍耳子各适量。【用法】将上药混合共碾为细末,过筛,装瓶密封备用。用时取药末 6g,用温开水调和如膏状,敷于患者的脐孔内,外以纱布覆盖,胶布固定。每天换药 1 次,10 次为 1 个疗程。【说明】本方适用于慢性支气管炎。

方 3

【组成】白术 6g,党参、干姜、炙甘草各 3g。【用法】将以上药物烘干共碾成细末,直接敷于患者的肚脐上,外盖纱布,胶布固定。每 3 天换药 1 次,3 次为 1 个疗程。【说明】本方适用于慢性支气管炎。一般用药 1 个疗程症状消除,可间隔 7 天再做第 2 个疗程,以巩固疗效。

方 4

【组成】苍耳子、苍术、白芥子、细辛各 5g,公丁香、肉桂、半夏各 3g,麻黄 10g,麝香 1g。【用法】以上药物除麝香外,烘干碾成细末,再加入麝香混合均匀,贮瓶密封备用。用时取药末适量,用脱脂药棉薄裹如小球,放入患者脐窝内,外用胶布封贴。每 2 天换药 1 次,10 天为 1 个疗程。【说明】本方适用于慢性支气管炎。一般贴药 1～2 个疗程可病愈。贴药期间,若觉脐部灼热难忍时,应立即揭下药贴,过 2～3 天后再进行贴药。

哮　　喘

哮喘是以呼吸急促,喉中痰鸣有声,甚至张口抬肩,难以平卧为特征的一类疾病。一般多呈发作性。它可以是一种独立的疾病,也可以是一种并发于其他疾病的症状。

本病的病因很复杂,常与过敏有关。本病的发生主要与素体虚弱、痰浊内盛和感受风寒、风热之邪有关,以致痰阻气道,气机升降出纳失常而发为哮喘。一般将其分为实喘、虚喘进行施治。

现代医学的支气管哮喘、喘息型支气管炎、肺炎、肺气肿、肺源性心脏病等疾病引起的哮喘,可参照本篇辨证施治。

(一)寒性哮喘

方 1

【组成】细辛、苍耳子、延胡索(醋炒)各 4g,麻黄 15g,吴茱萸、公丁香、白芥子、肉桂各 3g。【用法】将以上诸药混合共碾成细末,过筛,装瓶密封备用。用时取药末适量,填满患者脐窝,外用胶布封贴。每 2 天换药 1 次,7 次为 1 个疗程。【说明】本方适用于寒性哮喘。症见胸闷,呼吸急促,喉间痰鸣,咳嗽,吐痰清稀色白,或恶寒,舌淡苔薄白,脉滑或浮滑。

方 2

【组成】麻黄、吴茱萸、白芥子各 15g,姜汁适量。【用法】将麻黄、吴茱萸和白芥子共碾成细末,过筛,贮瓶备用。用时取药末适量,以姜汁调和成糊状,塞入患者脐孔内,盖以纱布,外以胶布固定。每 2 天换药 1 次,6 次为 1 个疗程。【说明】本方适用于风寒束肺所致的支气管哮喘。

方 3

【组成】麻黄、肉桂、公丁香各 12g。【用法】将上药混合共碾成细末,装瓶备用。用时取药末适量,以水调成膏状,敷于患者的脐孔上,纱布覆盖,胶布固定。每天换药 1 次,10 次为 1 个疗程。【说明】本方适用于风寒束肺所致的慢性支气管哮喘。

方 4

【组成】白芥子、半夏、麻黄、肉桂、公丁香各适量。【用法】将以上诸药混合共碾成细末,过筛,贮瓶密封备用。临用前,将患者的脐部皮肤用 75% 乙醇洗擦干净,取药末适量,填满脐窝,外以敷料覆盖,胶布固定。每天换药 1 次,7 次为 1 个疗程。【说明】本方适用于风寒束肺所致的慢性支气管哮喘。

(二)热性哮喘

方 1

【组成】麻黄、生石膏、甘遂、杏仁、白芥子、白矾各等量,陈醋适量。【用法】将前 6 味药物混合共碾成细末,贮瓶密封备用。用时取药末适量,以陈醋调和如泥状,敷于患者肚脐上,盖以纱布,胶布固定。每天换药 1 次,7 次为 1 个疗程。【说明】本方适用于热性哮喘。症见胸闷,喉间痰鸣,喘咳频作,痰多色黄,咽干,舌苔黄,脉浮滑数。敷药后脐部若有水疱发生,可将药物去掉,用 75% 乙醇消毒皮肤,再用消毒针将水疱挑破,涂以甲紫药水,以免发生感染。

方 2

【组成】白果、紫苏子、地龙、佩兰、川椒、野荞麦根各等份。【用法】将上药共研细粉,每次 1g,白酒调敷脐孔,常规固定。每天换药 1 次。【说明】本方适用于肺热内蕴所致的哮喘。

方 3

【组成】金沸草、代赭石各 50g,米醋适量。【用法】将前 2 味研细末,加米醋调糊敷于脐中、定喘穴,常规法固定。每天 3～5 次。【说明】本方适用于肺热内蕴所致的痰多咳喘。

方 4

【组成】麻黄 10g,杏仁 9g,生石膏 15g,甘草 6g。【用法】上药共研末,每天 3 次,温水调敷脐部。每天换药 1 次。【说明】本方适用于肺热咳喘。

(三)肾虚哮喘

方 1

【组成】补骨脂、小茴香各 15g,扶阳膏适量。【用法】将补骨脂和小茴香混合共碾成细末,贮瓶密封备用。用时将膏药置水浴上溶化后,加入适量药末,搅匀,分摊于纸上或布上,趁热贴于患者的肚脐上,外用胶布固定。每3天更换1次,5次为1个疗程。【说明】本方有补肾纳气之功,适用于肾虚型喘病。症见喘促日久,动则喘甚,呼多吸少,气不得续,消瘦乏力,汗出肢冷,舌淡苔白,脉沉弱。

方2

【组成】黑锡丹30g,扶阳膏1贴。【用法】将黑锡丹研为细末,贮瓶备用。用时取药末适量,填满患者脐孔,再将扶阳膏温化,贴于肚脐处,外用胶布固定。每3天换药1次,6次为1个疗程。【说明】本方适用于肾阴衰竭型喘病。症见喘急面红,呼长吸短,咽干,烦躁,肢冷,汗出如油,舌红少津,脉细数。

方3

【组成】健脾膏1贴,温肺膏2贴,扶阳膏1贴。【用法】将以上膏药温化,健脾膏贴于患者的肚脐上,温肺膏贴于胸口及背部第6、7胸椎处,扶阳膏贴于小腹部。每3天换药1次,6次为1个疗程。【说明】本方适用于肺肾两虚型喘病。症见喘促短气,咳声低微,甚至呼多吸少,气不得续,动则喘息加重,汗出肢冷,形体消瘦,精神疲惫,或见心悸,浮肿,小便不利,舌质淡,脉沉弱无力。

方4

【组成】华山参500g,硫黄粉、甘草各50g,白芍、白术各20g,白矾粉10g,95%乙醇适量。【用法】华山参用乙醇渗滤,渗滤液回收乙醇,浓缩至稠膏约60g,加入等量淀粉,混合烘干研末即得华山参总碱。将甘草、白术、白芍用水煎煮2次,煎液混合浓缩成膏,加入硫黄粉、白矾粉烘干研末即得硫甘三白散。再将华山参总碱和硫甘三白散混合均匀,贮瓶密封备用。用时取药末适量,将患者脐孔皮肤用温开水洗净后,直接填入脐孔,盖以棉球,外以胶布封贴,每天1次。【说明】本方适用于肺肾两虚所致的支气管哮喘或慢性支气管炎。

第二节　消化系统疾病

伤　　食

伤食又称食伤,泛指因饮食不节、损伤脾胃所致的以胸脘痞闷,嗳气腐臭,厌食,恶心欲呕,或泄泻,苔腻等为主症的病证。

本病的形成,多因暴饮暴食,饮食无度,或过食生冷油腻,或饮酒过度,嗜食辛辣厚味,以及素体虚弱,脾胃运化功能失常,而致食停不化所致。临床上分为伤食、伤冷食、伤热食、食积发热、脾胃虚弱 5 种类型。

现代医学之消化不良属本病范畴。

(一)食滞胃脘

方 1

【组成】莱菔子、枳实、麸皮、食盐各适量,金仙膏 1 贴。【用法】将金仙膏加温软化,贴于患者的肚脐上(每 2～3 天更换 1 次)。再将莱菔子和枳实混合共碾成粗末,加入食盐、麸皮,在锅内炒热,用布包裹,趁热熨于患者的腹部,冷则再炒再熨,持续 40 分钟,每天 2 次或 3 次。【说明】本方适用于伤食。症见胸脘痞闷,嗳气腐臭,厌食,或恶心呕吐,泄泻,苔腻。

方 2

【组成】苍术、香附、厚朴、半夏、陈皮、枳壳、山楂、麦芽、神曲、莱菔子、紫苏叶、生姜、食盐各适量,金仙膏 1 贴。【用法】将金仙膏加温软化,贴于患者的肚脐上(每 2～3 天更换 1 次)。剩余的药物混合共碾成粗末,在锅内炒热,用布包裹,趁热熨于腹部,冷则再炒再熨,持续 40 分钟,每天 2 次或 3 次。【说明】本方适用于伤食。

方 3

【组成】三棱、莪术、大黄、槟榔、苍术、香附、厚朴、半夏、陈皮、枳壳、山楂、麦芽、神曲、莱菔子、紫苏、生姜、食盐各适量,金仙膏1贴。【用法】将金仙膏加温软化,贴于患者的肚脐上(每2～3天更换1次)。剩余药物混合共碾成粗末,在锅内炒热,用布包裹,趁热熨于腹部,冷则再炒再熨,持续40分钟,每天热熨2次或3次。【说明】本方适用于伤食。

(二)伤冷食

方1

【组成】木香、丁香、砂仁、草果、莱菔子、枳实、麸皮、食盐各适量,金仙膏1贴。【用法】将金仙膏加温软化,贴于患者的肚脐上(每2～3天更换1次)。剩余的药物共碾成粗末,在锅内炒热,用布包裹,熨于腹部,冷则再炒再熨,持续40～60分钟,每天热熨2次或3次。【说明】本方适用于伤冷食。症见胸脘痞闷,嗳气吞酸,厌食、口淡不渴,或呕吐清水,腹痛泄泻,喜温恶寒,舌淡苔白滑,脉沉迟。

方2

【组成】附子、巴豆、木香、丁香、砂仁、草果、莱菔子、枳实、麸皮、食盐各适量,金仙膏1贴。【用法】将金仙膏加温软化,贴于患者的肚脐上(每2～3天更换1次)。剩余药物混合共碾成粗末,在锅内炒热,用布包裹,趁热熨于腹部,冷则再炒再熨,持续40～60分钟,每天热熨2次或3次。【说明】本方适用于伤冷食。

(三)伤热食

方1

【组成】黄芩、黄连、天花粉、青黛、莱菔子、枳实、麸皮、食盐各适量,金仙膏1贴。【用法】将金仙膏加温软化,贴于患者的肚脐上(每2～3天更换1次)。剩余的药物混合共碾成粗末,在锅内微炒,香气出即可,用布包裹,熨于上腹部,外用胶布固定,每天换药1次。【说明】本方适用于伤热食。症见脘腹痞闷,吞酸嘈杂,口臭,食少,喜冷饮,或食入即吐,舌质红,苔黄,脉滑数。

方 2

【组成】黄芩、黄连、天花粉、青黛、莱菔子、枳实、甘遂、芒硝各适量,金仙膏 1 贴。【用法】将前 8 味药混合共碾成细末,贮瓶备用。用时取药末 6g,加水调成糊状,敷于患者的脐孔内,外用金仙膏封贴。每 2 天换药 1 次。【说明】本方适用于伤热食。

(四)脾胃虚弱

方 1

【组成】黄芪、白术、陈皮、党参、柴胡、升麻、炙甘草、当归、栀子各适量,健脾膏 1 贴。【用法】以上诸药除健脾膏外,其余药物混合共碾成粗末,在锅内炒热,用布包裹,趁热熨于患者的肚脐上,外用胶布固定,另将健脾膏温化后贴于上脘穴。每 2 天换药 1 次。【说明】本方适用于食积发热。症见食积日久不愈,发热,食少乏力,便溏,面色萎黄,舌淡,脉细弱。上脘穴在上腹部,前正中线上,当脐中上 5 寸。

方 2

【组成】党参、白术、炙甘草、半夏、陈皮、香附、木香、砂仁、益智、厚朴、神曲、干姜各适量,金仙膏 2 贴。【用法】以上药物除金仙膏外,混合共碾成细末,贮瓶备用。用时取药末适量,在锅内炒热,填满患者脐孔,再将金仙膏加温软化,分别贴于肚脐及上脘穴。每 2 天换药 1 次。【说明】本方适用于脾胃虚弱型伤食。症见饮食稍有不慎,即胸脘痞闷,嗳气腐臭,甚则恶心呕吐,泄泻,面色萎黄,倦怠乏力,舌质淡,脉弱。

腹　　胀

腹胀又称腹痕,是指腹部胀满不舒的一种病证。

腹胀的产生,多因于情志不遂,以致肝失疏泄,气机郁滞,或饮食失节,贪凉饮冷,过食生冷瓜果,或过食肥甘酒酪,损伤脾胃,以致运化功能失常,而形成本病。临床上通常分为寒湿困脾、湿热壅滞、气滞、瘀血停滞、脾虚 5 种类型。

(一)寒湿困脾

方 1

【组成】厚朴、吴茱萸、半夏、干姜各适量,金仙膏 2 贴。【用法】将方中前 4 味药混合共碾成细末,过筛,贮瓶备用。用时取药末适量,以温开水调成糊状,敷于患者的脐孔内,外用金仙膏封贴,同时将另一贴金仙膏贴于胃脘处。每 3 天换药 1 次。【说明】本方适用于寒湿困脾型腹胀。症见脘腹胀满,口腻纳呆,泛恶欲呕,头重身困,苔白腻或白滑,脉濡缓或沉细。

方 2

【组成】吴茱萸、小茴香各 10g,干姜 8g,胡椒、乌药各 5g,木香 2g。【用法】将上药烘干研为细末,装瓶备用。用时取药末适量,加入食醋调成糊状,以脐为中心将药摊开,药上加盖纱布或塑料布后,放置热水袋热敷,用药 10 分钟后,稍加压按摩腹部,以协助肠管蠕动排气,敷用时间一般持续 4~6 小时。此间如敷药干燥,可用醋调后再继续使用。用药过程中,患者无任何不适,并可因温热刺激舒适而入睡。【说明】本方适用于寒性顽固性腹胀。顽固性腹胀见于中度消化不良、重症营养不良、中毒性肺炎及各种传染病所致败血症、毒血症所产生的中毒性肠麻痹等。症见精神萎靡,气微而喘,腹胀如鼓,多属虚寒腹胀。

方 3

【组成】小茴香 75g,吴茱萸、干姜、公丁香各 50g,肉桂、硫黄各 30g,荜茇 25g,栀子 20g。【用法】将上药共研为细末,在锅内炒热,用布包裹,熨于患者的肚脐上。每次 30~60 分钟,每天 2 次或 3 次。【说明】本方适用于治疗中毒性消化不良合并肠麻痹。本方有温中祛寒之功。也可用此药粉 30g 加白酒适量调成糊状,敷脐治疗急性胃肠炎,有良效。

方 4

【组成】法半夏 3g。【用法】以姜汁调药粉成膏贴脐,常规法固定。【说明】本方适用于寒湿中阻、气机阻滞所致的胸腹胀满,恶心呕吐。

(二)湿热阻滞

方 1

【组成】厚朴、黄连、栀子、枳壳、大黄、金仙膏药各适量。【用法】将方中前 5 味药混合共碾成极细粉末,装瓶备用。同时将金仙膏药置水浴上温化,加入适量药末,搅匀,分摊于布上,趁热贴于患者的肚脐及胃脘 2 个部位。每 3 天更换 1 次。【说明】本方适用于湿热壅滞型腹胀。症见脘腹胀满不舒,大便秘结或便溏不爽,小便短赤,舌苔黄腻,脉象濡数。

方 2

【组成】大蒜、蜗牛、皂角刺各适量。【用法】诸药捣烂如泥贴脐中,干后换之。【说明】本方适用于湿热阻滞所致的腹胀、大小便不利。

方 3

【组成】巴豆霜、广木香、甘遂各等份。【用法】将上药混合粉碎为极细末,每次取药末 5～10g,放在神阙穴,覆以纱布,胶布固定。每天换 1 次。【说明】本方适用于湿热阻滞所致的腹胀。

(三)气滞不通

方 1

【组成】厚朴、木香、乌药、枳壳、莱菔子、金仙膏药各适量。【用法】将厚朴、木香、乌药、枳壳和莱菔子共碾成细末,瓶贮备用。用时将金仙膏药置水浴上溶化,加入适量药末,搅匀,分摊于布上(每贴重 20～30g),趁热贴于患者的肚脐及胃脘 2 个部位。每 3 天更换 1 次。【说明】本方适用于气滞型腹胀。症见脘腹胀满,饱闷嗳气,恼怒忧思则加重,舌苔薄白,脉沉弦。

方 2

【组成】枳壳、厚朴各 30g。【用法】将上药共碾成细末,过筛,装瓶备用。用时先将患者脐孔皮肤用温开水洗净,取药末适量,趁湿填满脐窝,外用胶布或伤湿止痛膏封贴。每2天换药1次。【说明】本方适用于气滞型腹胀。一般用药2次后腹胀即可明显减轻。

方3

【组成】麝香0.5g,冰片3g,葱白1握,菜油200ml。【用法】将麝香和冰片共研为细末,纳入患者脐孔内,盖以薄纸片、棉球,外用胶布封贴,再用热水袋熨于肚脐处。每次30～60分钟,每天2次或3次。同时配合内服葱油合剂(将葱白捣烂如泥,拌菜油,滤渣取油,蒸去油腥味),每次5～10ml,每天2次或3次。【说明】本方适用于腹胀。对老年患者尤宜。

方4

【组成】白芥子、紫苏子、香附、莱菔子、山楂子各等量。【用法】将以上诸药炒研细末,调匀,敷贴于脐部,覆以纱布,胶布固定。每天换药1次。【说明】本方适用于气滞不畅所致的腹胀。

方5

【组成】猪肝半个,鸡内金、香橼各9g,砂仁、沉香各3g,生姜60g,大蒜3瓣。【用法】上药共捣碎,做成饼状贴脐眼。【说明】本方适用于气滞不畅所致的腹胀。

方6

【组成】厚朴、枳实各等份。【用法】将上药混合,研为细末,用60%乙醇提取有效成分,取适量纳入神阙穴,外用胶布固定。7天换药1次。【说明】本方适用于气滞不畅所致的腹胀。肝胃不和加香附,脾胃不和加生姜汁,寒邪腹胀加葱汁,郁病腹胀加柴胡。

方7

【组成】吴茱萸粗粉末适量。【用法】在手术后30分钟内以酒调敷脐。持续外敷,每12小时更换1次。【说明】本方用于促进腹部手术后胃肠功能恢复,以有肠鸣音出现并肛门排气为胃肠功能恢复。

(四)瘀血停滞

方 1

【组成】厚朴、当归、川芎、五灵脂、桃仁、红花各适量,金仙膏 2 贴。【用法】将方中前 6 味药混合共碾成细末,装瓶备用。用时取药末适量,加入温开水调成糊状,直接敷于患者的脐孔内,外用金仙膏封贴,同时将另一贴金仙膏贴于胃脘处。每 3 天换药 1 次,3 次为 1 个疗程。【说明】本方适用于瘀血停滞型腹胀。症见脘腹胀满,食后更甚,或见吐血便血,舌质紫黯,脉涩。

方 2

【组成】大黄、乌药、莪术、木香、薄荷各 10g,血竭 5g。【用法】将上药混合均匀,碾成细末,过 100 目筛,装瓶备用。用前先将肚脐及其周围皮肤洗净,将药末倒入肚脐,使药末高出肚脐平面,外用麝香壮骨膏贴敷,药末处放艾炷 1 个,点燃,以后每 6～8 小时用艾炷灸 1 次,24 小时更换 1 次药末。【说明】本方适用于瘀血阻滞或胸腰椎压缩性骨折后腹胀。

(五)脾胃虚弱

方

【组成】厚朴、党参、麦芽、神曲、三棱、金仙膏药各适量。【用法】将前 5 味药混合共碾成细末,过筛,装瓶密封备用。用时将金仙膏药置水浴上溶化后,加入适量药末,分摊于纸上或布上(每贴重 20～30g),趁热贴于患者的肚脐及胃脘 2 个部位。每 3 天更换 1 次。【说明】本方适用于脾虚型腹胀。症见腹部胀满,朝轻暮重,食少身倦,言语轻微,二便清利,舌淡体胖大,苔薄,脉细弱。

呕　　吐

呕吐是由于胃失和降、气机上逆所引起的一种常见的病证。本病发生的主要原因是感受风、寒、暑、湿及秽浊之邪,内伤生冷或恣食肥甘及不洁之物,情志不舒,劳倦过度,损伤脾胃,引起胃气上逆而发生呕吐。

通常将呕吐分为虚实两类。实证包括外邪犯胃、饮食停滞、痰饮内阻、肝气犯胃,治宜祛邪为主;虚证包括脾胃虚寒、胃阴不足,治宜扶正为主。

现代医学之急性胃肠炎、贲门痉挛、胃神经官能症、肝炎、胆囊炎以呕吐为主症的,均可参照本篇进行施治。

(一)寒邪犯胃

方1

【组成】炒吴茱萸 30g,生姜 12g,葱白 10 余根。【用法】将吴茱萸研为细末,和生姜、葱白共捣烂如膏状,蒸热后敷于患者的肚脐上,外用纱布覆盖,胶布固定。每天换药 1 次。【说明】本方适用于寒邪犯胃型呕吐。症见突然呕吐,或发热恶寒,头身疼痛,胸脘满闷,苔白腻,脉濡缓。一般敷药 1 小时左右呕吐即可停止。若配合艾灸则收效更捷。

方2

【组成】硫黄 30g,蓖麻子 7 粒。【用法】将上药混合共碾成细末,装瓶备用。用时取药末 6～9g,以温开水调和成泥状,直接敷于患者的脐孔上,盖以纱布,胶布固定,再用热水袋熨于肚脐处,持续 40 分钟。每天换药热熨 1 次。【说明】本方适用于寒邪犯胃型呕吐。

方3

【组成】葱白 1 握,食盐少许。【用法】将葱白捣烂,加入食盐调和均匀,蒸熟后敷于患者的肚脐上,盖上敷料,胶布固定。【说明】本方适用于寒邪犯胃型呕吐。大葱味辛,性温,归肺、胃经,有发汗解表、散寒通阳之功,配合食盐蒸熟外敷脐部,以散寒邪,通达阳气,达到止呕的目的。通常敷药 1 小时左右呕吐即可停止。

方4

【组成】吴茱萸 60g,高良姜 30g,生姜汁适量。【用法】将吴茱萸、高良姜碾成细末,装瓶备用。用时取药末适量,以姜汁调和如膏状,在神阙、中脘、足三里、劳宫四穴中,任选1个或2个穴位贴敷,盖以纱布,胶布固定。每天换药1次,各穴轮换使用。【说明】本方适用于寒犯胃脘所致的神经性呕吐。症见呕吐反复发作,时作时止,两胁胀满,善太息,苔薄白,脉弦。敷药的同时,若隔药用艾炷悬灸,则效果更佳。

(二)胃热上逆

方1

【组成】甘草、丁香、大黄各15g。【用法】将以上诸药混合共碾成细末,过筛,贮瓶密封备用。用时取药末适量,加凉开水调和如膏状,旋即敷于患者的脐孔上,盖以纱布,胶布固定。每天换药1次。【说明】本方适用于胃热呕吐。症见突然呕吐,呕出腐秽,口臭难嗅,胃脘灼热,大便秘结,喜冷饮,舌质红苔黄,脉实。

方2

【组成】金沸草、生代赭石各等量,醋适量。【用法】前2味药共研细末,加米醋调糊,敷脐。每天3次。【说明】本方适用于呕吐嗳气。

方3

【组成】大黄、芒硝各6g,枳实5g,丁香3g,伏龙肝(灶心土)10g。【用法】前4味药共研为末以伏龙肝煎汤调成糊状,敷脐。每天1次或2次。【说明】本方适用于小儿食积呕吐。

方4

【组成】呕吐散:大黄、丁香、甘草各等份。【用法】上药混合,粉碎为末,过筛。取药末30g,撒布于3张黑膏药中间,分别贴敷于神阙、中脘、胃俞。【说明】本方适用于胃中有热,食后即呕吐。

(三)痰饮内阻

方1

【组成】生姜12g,半夏10g。【用法】将上药捣烂如膏状,在锅内炒热,分别敷于患者的肚脐及中脘穴,盖以纱布,胶布固定。每天换药 1 次。【说明】本方适用于痰饮内阻型呕吐。症见呕吐痰涎清水,脘闷不适,头晕心悸,苔白腻,脉滑。半夏、生姜有温化痰饮、降逆止呕之功。若配合热水袋熨之,则疗效更好。中脘穴在上腹部,前正中线上,当脐中上 4 寸。

方 2

【组成】生姜、丝瓜藤、艾叶各 30g,葱白 60g,食盐少许。【用法】将上药混合共捣烂如膏状,直接敷于患者的脐孔上,外盖以敷料,胶布固定。每天换药 1 次。【说明】本方适用于呕吐实证。症见突然呕吐,或呕吐酸腐,或呕吐清水痰涎,脘腹满闷,或伴有恶寒发热,苔白腻。

方 3

【组成】藿香、陈皮、苍术、厚朴、半夏、大腹皮各适量。【用法】将上药煎膏,贴于胸口、脐上。【说明】本方适用于呕吐。

(四)脾胃虚寒

方 1

【组成】吴茱萸 30g,散阴膏 1 贴。【用法】将吴茱萸研为细末,贮瓶备用。用时将散阴膏加温软化,贴于患者的肚脐上,再取药末适量,用水调成糊状,敷于患者的足心,用纱布覆盖,胶布固定。每 2～3 天换药 1 次。【说明】本方适用于脾胃虚寒型呕吐。症见呕吐较缓,吐声低微,乏力,头晕,大便溏薄,脘腹喜得温按,舌淡胖苔薄,脉细弱。

方 2

【组成】干姜、厚朴、肉桂各 15g,散阴膏 1 贴。【用法】将干姜、厚朴和肉桂混合共研成细末,装瓶密封备用。用时取药末 3g,加温开水调和成膏状,敷于患者的脐孔中,外用散阴膏封贴。每 2～3 天换药 1 次。【说明】本方适用于脾胃虚寒型呕吐。

方 3

【组成】健脾膏、温胃膏、散阴膏各 1 贴。【用法】将健脾膏、温胃膏和散阴膏温化后依次贴于患者的肚脐、胃脘和命门穴上。每

3 天更换 1 次。【说明】本方适用于脾胃虚寒型呕吐。命门穴在腰部,当后正中线上,第 2 腰椎棘突下凹陷中。

方 4

【组成】附子、炮姜、厚朴、半夏、陈皮、当归、川椒各 3g。【用法】将以上诸药混合共碾成细末,在锅内炒热,用布包裹,趁热熨于患者的肚脐上,药冷则再炒再熨,持续 40 分钟。每天 2 次或 3 次。【说明】本方适用于脾胃虚寒型呕吐。

(五)食滞胃脘

方 1

【组成】莱菔子、五倍子各 12g,金樱子 21g,葱白、生姜各适量。【用法】将方中前 3 味药物混合共碾成细末,与生姜和葱白共捣烂如膏状,敷于患者的肚脐上,外以纱布覆盖,胶布固定。每天换药 1 次。【说明】本方适用于食滞胃脘所致的呕吐。症见病后呕吐反复发作,时作时止,每因饮食不慎或微劳即发。

方 2

【组成】陈佛手、干白矾各适量,金仙膏 1 贴。【用法】先用生姜擦胸口,再将陈佛手、干白矾研为末,掺金仙膏贴胸口、脐上。【说明】本方适用于食滞胃脘所致的呕吐。

方 3

【组成】莱菔子、砂仁各 12g,鸡内金 21g,葱白、生姜各适量。【用法】将前 3 味共研细末,与生姜、葱白共捣烂敷脐上,常规方法固定。每天换药 1 次。【说明】本方适用于饮食积滞所致的呕吐实证。

<h1 style="text-align:center">呃　　逆</h1>

呃逆是由于气逆上冲,喉间呃呃连声,声短而频,使人不能自制的一种病证,俗称打嗝。若偶尔发生呃逆者,多能不治而愈,若出现在慢性病过程中,则多为病势转向严重的预兆。

本病的发生,多由于饮食不节,过食生冷,恼怒抑郁,气机不利,横逆脾胃,久病、大病之后,胃阴亏虚等因素,导致胃气上逆,形成呃逆。

现代医学认为,本病是由于膈肌痉挛所致。凡各种疾病引起的呃逆,均可参照本篇进行施治。

(一)寒邪犯胃

方 1

【组成】干姜、附子、丁香、木香、羌活、小茴香各 12g,食盐适量。【用法】将前 6 味药混合共碾成细末,贮瓶密封备用。用时取药末适量,以温开水调成糊状,敷于患者的脐孔上,盖以纱布,胶布固定。再将食盐炒热,用布包裹,趁热熨于肚脐处,冷则再炒再熨,持续 40 分钟。每天 2 次或 3 次。【说明】本方适用于寒气犯胃所致的呃逆。症见呃声沉缓有力,胃脘不舒,得热则减,遇寒更甚,食少,口中和而不渴,苔白润,脉迟缓。

方 2

【组成】丁香 10g,生姜汁、蜂蜜各等量。【用法】将丁香研为细末,贮瓶密封备用。用时取药末适量,用生姜汁和蜂蜜调和如膏状,敷于患者脐孔内,盖以纱布,胶布固定。每天换药 1 次。【说明】本方适用于呃逆日久不愈。

(二)脾胃阳虚

方 1

【组成】母丁香、肉桂、沉香各 15g,食盐、麦麸各适量。【用法】将前 3 味药混合共碾成细末,贮瓶备用。用时取药末适量,将患者脐孔用温开水洗净后填满脐孔,盖以纱布,胶布固定。再将食盐和麦麸混合在锅内炒热,用布包裹,趁热熨于肚脐处,冷后再炒热再熨。【说明】本方适用于脾胃阳虚型呃逆。症见呃声低弱无力,气不得续,面色苍白,手足不温,食少困倦,舌淡苔薄白,脉细弱。

方 2

【组成】沉香、丁香、吴茱萸各 15g,生姜汁、蜂蜜各适量。【用法】将方中前 3 味药混合共碾成细末,装瓶密封备用。同时取药末适量,加入姜汁和蜂蜜调成膏状,直接敷于患者脐孔上,外以纱布覆盖,胶布固定。每天换药 1 次。【说明】本方适用于脾胃阳虚所致的呃逆日久不愈,或病后呃逆不休,呃声短而频繁,舌质淡,苔薄白,脉沉细。

方 3

【组成】吴茱萸、干姜、丁香各 50g,小茴香 75g,肉桂、生硫黄各 30g,栀子 20g,胡椒 5g,荜茇 25g。【用法】上药共研细末,密贮备用。用时取药末 25g,加入等量面粉调成糊膏状,敷脐,上盖纱布,胶布固定。或上用热水袋热敷。每次敷贴 3～6 小时,每天 1次或 2 次。【说明】本方适用于脾胃阳虚所致的呃逆。

泄　　泻

泄泻又称腹泻,是指排便次数增多,粪便稀薄,甚至如水样,而粪中不夹脓血,也无里急后重的一种病证。本病四季均可发生,但以夏秋两季为多见。

本病的发生,多由于感受寒湿暑热之邪,饮食所伤,情志不舒,久病脾胃虚弱,中阳不振,或损及肾阳所致。

临床上根据泄泻的缓急,将该证分为急性泄泻与慢性泄泻两大类。急性泄泻有寒湿泄泻、湿热泄泻、伤食泄泻之不同;慢性泄泻有脾胃虚弱、肾阳虚衰的区别。

现代医学之急慢性肠炎、结肠炎、克罗恩病等均可参照本篇进行治疗。

(一)虚寒泄泻

方 1

【组成】肉桂、厚朴各 30g,生姜汁适量。【用法】将肉桂和厚朴共碾成细末,贮瓶备用。用时取药末适量,以生姜汁调和成膏状,直接敷于患者脐孔上,外用纱布覆盖,胶布固定。每天换药 1 次。【说明】本方适用于寒泻。

方 2

【组成】松香 3g,伤湿止痛膏 1 贴。【用法】将松香研成细末,纳入患者脐孔内,外用伤湿止痛膏封固。每天换药 1 次。【说明】本方适用于寒泻。松香味甘、苦,性温,入肝、脾经,外敷有祛湿散寒、解表止泻之功。

方 3

【组成】吴茱萸 24g,生姜汁适量。【用法】将吴茱萸研为细末,贮瓶密封备用。用时取药末适量,以姜汁调成糊状,加温摊于两层 4cm 见方纱布上,将四周折起,贴于患者脐部,用胶布固定。每天换药 1 次或 2 次。【说明】本方适用于寒泻。吴茱萸有调节胃肠功能、温里祛寒、止痛及帮助消化的作用。

方 4

【组成】炮姜 30g,防风 10g。【用法】将炮姜、防风碾成细末,以温开水调成糊状,直接敷于患者的肚脐上,用纱布覆盖,胶布固定。每天换药 1 次。【说明】本方适用于寒泻。炮姜味苦、涩,性温,归肝、脾经,有温中止泻之功。

方 5

【组成】大葱 100g,食盐适量。【用法】将大葱切碎,和食盐混合均匀,在锅内炒热,用布包裹,趁热熨于肚脐上,药冷则更换,重新炒热,持续 40～60 分钟。每天 3 次或 4 次。【说明】本方适用于寒泻。大葱性味辛温,入肺胃经,有发表通阳、解毒之功效。外用热敷有驱寒温肤、和胃利肠等功效。

方 6

【组成】车前子、肉桂各 30g。【用法】将上药共碾成细末,过筛,装瓶密封备用。用时取药末适量,将患者脐孔皮肤洗净后,趁湿填满脐孔,外用胶布封固。每天换药 1 次。【说明】本方适用于寒泻。

方 7

【组成】公丁香、干辣椒、花椒壳各 1g,木鳖仁 1 粒。【用法】将上药共碾成细末,以热米汤调和均匀,敷于患者脐孔内,盖以纱布,胶布固定。每天换药 1 次。【说明】本方适用于寒性水泻。

方 8

【组成】胡椒 6g,大蒜适量。【用法】将胡椒研为细末,与大蒜共捣烂如泥状,敷于患者脐孔上,盖以纱布,胶布固定。每天换药 1 次。【说明】本方适用于泄泻。

(二)寒湿泄泻

方 1

【组成】蓖麻子、硫黄各适量。【用法】上药混合共碾成细末,贮瓶密封备用。用时取药末适量,填满患者脐孔,盖以纱布,胶布固定,再用热水袋熨之。每天换药热熨 1 次。【说明】本方适用于寒湿型泄泻。

方 2

【组成】附子、炮姜各 21g,葱白 6 根,食盐适量。【用法】将附子和炮姜共碾成细末,葱白切碎,和食盐一起在锅内炒热,用布包裹,趁热熨于患者的肚脐上,外用绷带包扎固定。每天换药 1 次。【说明】本方适用于寒湿型泄泻。

方 3

【组成】母丁香 4 粒,土木鳖 1 个,麝香 0.3g,宁和堂暖脐膏 1 贴。【用法】将前 3 味药混合共碾成细末,以唾液调和为丸,旋即纳入患者脐孔内,外用宁和堂暖脐膏封贴。每 2～3 天换药 1 次。【说明】本方适用于寒湿型泄泻。

方 4

【组成】白术 24g,车前子 30g,金仙膏药适量。【用法】将白术和车前子共碾成细末,贮瓶备用。用时取金仙膏药置水浴上溶化,加入药末适量,搅匀,分摊于纸上或布上,贴于患者的肚脐及胃脘 2 个部位。每 2 天更换 1 次。【说明】本方适用于寒湿型泄泻。

方 5

【组成】木鳖仁、丁香各适量。【用法】将上药混合研成细末,装瓶备用。用时取药末适量,以唾液调和为丸,纳入患者脐窝内,盖以棉球,外用胶布封固。每天换药 1 次。【说明】本方适用于水泻不止。一般用药 2 次或 3 次即可痊愈。

方 6

【组成】丁香、白芍、甘草各 12g。【用法】将以上药物共研为细末,装瓶密封备用。用时取药末适量以唾液调和如膏状,敷于患者脐孔内,盖以纱布,胶布固定。每天换药 1 次。【说明】本方适用于泄泻。

方 7

【组成】苍术、厚朴、陈皮、生甘草各 30g。【用法】将上药共碾成细末,装入布袋内,置于患者肚脐上,用电熨斗或热水袋熨之。每次 30～60 分钟,每天 2 次或 3 次。【说明】本方适用于各型泄泻。

方 8

【组成】鲜石榴果皮 30g。【用法】将鲜石榴果皮捣成泥状敷脐,常法固定。每天换药 1 次。【说明】本方适用于久泻。

(三)湿热泄泻

方 1

【组成】猪苓、地龙、朱砂、葱汁各适量。【用法】将前 3 味药共碾成细末,装瓶密封备用。用时取药末 10g,加入葱汁调和如膏状,敷于患者的脐孔上,外用纱布覆盖,胶布固定。每天换药 1 次。【说明】本方适用于湿热型泄泻。症见泄泻腹痛,泻下急迫,或泻而不爽,粪色黄褐而臭,肛门灼热,烦热口渴,小便短黄,舌苔黄腻,脉濡数或滑数。

方 2

【组成】枯矾 50g,白面 20g,米醋适量。【用法】枯矾研细末,加入白面和米醋调糊状,敷于脐部及双侧涌泉穴。【说明】本方适用于湿热泄泻久不愈者。

方 3

【组成】木香 10g,苦参 60g。【用法】将上药共碾成细末,贮瓶备用。用时取药末 1～2g,用温开水调如糊状,敷于患者肚脐上,外盖以纱布,胶布固定。每天换药 1 次。【说明】本方适用于湿热型泄泻,又可治疗湿热痢。

方 4

【组成】滑石 30g,酒白芍 15g,炙甘草 6g,炮姜 1.5g,牡丹皮汁适量。【用法】将滑石用牡丹皮汁浸煎收干,加入其余药物共碾成细末,以水调成膏状,敷于患者的肚脐上,外盖纱布,胶布固定。每天换药 1 次。【说明】本方适用于湿热型泄泻。

方 5

【组成】鲜车前草汁适量,滑石 30g,甘草 6g。【用法】将滑石和甘草共碾成细末,加入鲜车前草汁调和如膏状,敷于肚脐上,纱布覆盖,胶布固定。每天换药 1 次。【说明】本方适用于湿热型泄泻。

方 6

【组成】苍术、陈皮、厚朴、山楂炭、车前子各适量。【用法】将以上诸药混合共碾成细末,装入布袋内,放在患者肚脐上,再用电熨斗或热水袋熨之,持续 40～60 分钟。每天 2 次或 3 次。【说明】本方适用于水泻,又称注泻,指泄泻如水之状。

方 7

【组成】车前子 100g。【用法】将车前子研为极细粉末,装瓶备用。用时取药末 10g,用水调成稠糊状,旋即敷于患者肚脐上,外盖敷料,胶布固定。每天换药 1 次。【说明】本方适用于水泻。

方 8

【组成】醋炙艾叶 5 片,地龙 5 条。【用法】将上药共捣烂如泥,用火烘热,旋即敷于患者脐孔内,用纱布覆盖,胶布固定。每天换药 1 次。【说明】本方适用于泄泻。

(四)脾胃虚弱

方 1

【组成】白术、干姜各 30g。【用法】将上药混合共碾成细末,在锅内炒热,分成 2 份,用布包裹,趁热熨于患者的肚脐及小腹处,外用胶布固定。每天换药 1 次。【说明】本方适用于脾胃虚弱型泄泻。症见泄泻反复发作,腹中隐痛,纳少乏力,面色不华,舌淡,苔白,脉细弱。

方 2

【组成】乳香、没药各 30g,米粉、陈醋各适量。【用法】将乳香和没药共碾成细末,瓶贮备用。用时取药末 6g 加入米粉混合均匀,以陈醋调和如膏状。敷于患者的肚脐上,盖以纱布,胶布固定,再用热水袋熨 40 分钟。每天用药热熨 1 次。【说明】本方适用于脾胃虚弱型泄泻。

方 3

【组成】黄丹、白矾、丁香、金仙膏药各适量。【用法】将方中前 3 味药混合共研成细末,贮瓶备用,用时将金仙膏药置水浴上溶化,加入适量药末,搅匀,摊于厚纸或布上(每贴重 20～30g),趁热贴于肚脐处。每 3 天更换 1 次。【说明】本方适用于脾胃虚弱型泄泻。

方 4

【组成】行水膏 1 贴。【用法】将行水膏加温软化,贴于患者的肚脐处。每 3 天更换 1 次。【说明】本方适用于脾胃虚弱型泄泻。

方 5

【组成】马钱子(去壳生用)6 个,枯矾 20g,胡椒 20 粒,大蒜、米饭各适量。【用法】将前 3 味药共碾成细末,装瓶密封备用。用时取药末适量,加入大蒜和米饭共捣烂如膏状,直接敷于患者脐孔内,盖以纱布,胶布固定。每天换药 1 次。【说明】本方适用于脾胃虚弱型泄泻。

方 6

【组成】大蒜 1～2 片。【用法】放热灰中煨熟,去皮捣烂如泥状,温敷脐部,固定。或生蒜捣敷脐或足心。【说明】本方适用于泄泻,久泻不止。作者治疗 10 例,均 1 次或 2 次治愈。

(五)肾阳虚衰

方 1

【组成】五倍子 30g,伤湿止痛膏 1 贴。【用法】将五倍子研成极细粉末,贮瓶备用。用时取药末 2g,以温开水调成糊状,敷于患者的脐孔内,外用伤湿止痛膏封贴。每天换药 1 次。【说明】本方适用于肾阳虚衰型泄泻,又称五更泻、黎明泻。症见泄泻多在黎明之前,腹部作痛,肠鸣即泻,泻后则安,形寒肢冷,腰膝酸软,舌淡,苔白,脉沉细。

方 2

【组成】公丁香、土木鳖、胡椒、肉豆蔻、补骨脂、吴茱萸各等量。【用法】将上药混合共碾成细末,装瓶备用。用时取药末适量,以热粥调和成膏状,敷于患者脐孔内,盖以纱布,胶布固定。每日换药 1 次。【说明】本方适用于肾阳虚衰型泄泻。

方 3

【组成】木香、八角茴香、肉豆蔻、吴茱萸、补骨脂、五味子各等份。【用法】将以上诸药混合共碾成细末,贮瓶备用。用时取药末适量,在锅内炒热,取药末适量填满患者脐孔,剩余部分用布包裹,趁热熨于肚脐处,外用绷带固定。每天换药 1 次。【说明】本方适用于肾阳虚衰型泄泻。

方 4

【组成】肉桂、干姜、厚朴各 10g,散阴膏 1 贴。【用法】将肉桂、干姜和厚朴共碾成细末,贮瓶备用。用时取药末适量,以水调成糊状,敷于患者脐孔内,外用散阴膏封固。每 2～3 天换药 1 次。【说明】本方适用于肾阳虚衰型泄泻。

方 5

【组成】炮姜、附子、益智、丁香各 10g，散阴膏药适量。【用法】将方中前 4 味药混合共碾成细末，贮瓶密封备用。用时将散阴膏药用文火化开，加入适量药末，搅匀，分摊于布上（每贴重 20～30g），趁热贴于患者的肚脐上。每 3 天更换 1 次。【说明】本方适用于肾阳虚衰型泄泻。

方 6

【组成】丁香、硫黄各 4g，白胡椒 3g，绿豆粉 10g，伤湿止痛膏 1 贴。【用法】将以上诸药共研为细末，过筛，贮瓶密封备用。用时取药末适量，填满患者脐孔，外用伤湿止痛膏封贴。每天换药 1 次。【说明】本方适用于肾阳虚衰型泄泻。

方 7

【组成】五倍子 30g，艾叶 20g，生姜 3 片，葱白 2 根。【用法】将五倍子和艾叶共碾成细末，贮瓶备用。用时取药末适量，加入生姜、葱白共捣烂如膏状，敷于患者的脐孔上，以纱布覆盖，胶布固定。每日换药 1 次。【说明】本方适用于脾胃虚弱型或肾阳虚衰型泄泻。

方 8

【组成】丁香 3g，八角茴香 6g，伤湿止痛膏 1 贴。【用法】将丁香和八角茴香共碾成细末，贮瓶备用。用时将患者脐孔用温开水洗净，取药末填满脐孔，外用伤湿止痛膏封贴。每天换药 1 次。【说明】本方适用于肾阳虚衰型泄泻。

（六）急慢性肠炎

方 1

【组成】雄黄、五倍子各 30g，枯矾 15g，葱头 5 个，肉桂 3g，麝香 0.3g。【用法】除葱头外，将其余药物共碾成细末，贮瓶密封备用。用时取药末适量，与葱头共捣烂，以白酒调和如稠膏状，制成药饼，贴于患者肚脐上，再用艾条隔药悬灸 40 分钟，灸后用纱布覆盖，胶布固定。每天换药 1 次。【说明】本方适用于急性胃肠炎。

症见呕吐,泄泻清稀,肠鸣腹痛,或兼寒热头痛。

方 2

【组成】消炎解痛膏 1 袋。【用法】将消炎解痛膏 1 贴贴于患者的肚脐上,每天更换 1 次或 2 次。【说明】本方适用于急性胃肠炎。

方 3

【组成】艾叶 1 握。【用法】将艾叶放锅内加适量烧酒炒热,用布包裹,趁热熨于患者肚脐上,药冷则再炒再熨,持续 40～60 分钟。每天 2 次或 3 次。【说明】本方适用于急性胃肠炎。或加用仙人掌捣烂敷脐,均有良效。

方 4

【组成】车前子、丁香、吴茱萸、胡椒、肉桂各等份,上药焙干,各研细末和匀,另按比例加入麝香少量,装入 0 号胶囊备用(每粒含生药 0.5g)。【用法】每次 1～3 粒,倒出药粉,用生姜汁和匀填入肚脐(神阙穴)内,并压一干棉球,再用伤湿止痛膏或胶布固定。每 2～3 天换 1 次。配合外用参芪灌肠液保留灌肠:丹参、生黄芪各 30g,制乳香、制没药各 6g,五倍子 9g,青黛 5g,苦参、紫草、白及、珍珠粉各 15g,锡类散 1 支。上药按比例配制后,每次以 0.9% 氯化钠溶液溶化,摇晃均匀后装入瓶中备用。每晚临睡前用注射器抽取药液 50ml,如天气凉时用热毛巾包住注射器加热后接上中号导尿管 1 只,管头蘸少许食用油或开塞露润滑,慢慢插入肛门内(导尿管 1/2)缓慢推尽注射器内药液,然后拔出,用热水冲洗干净,下次备用,药液推入肠管后,仰卧休息 2 小时以上。以上 7 天为 1 个疗程。【说明】本方适用于慢性结肠炎。

方 5

【组成】石榴皮 30g,白头翁 10g,白及、黄柏各 15g,仙鹤草 20g。【用法】煎汤用液,制成药物泥,敷脐部。每 3 天 1 次,每次 30 分钟。【说明】本方适用于慢性结肠炎。

便　　秘

便秘是大便秘结不通,排便时间延长,或有便意而粪质坚硬,难于排出的一种病证。

本病发生的主要原因是过食辛热厚味,或恣饮酒浆,以致胃肠积热,或热病之后,津液亏虚,以致气机郁滞,劳倦内伤,身体虚弱,气血不足,阴寒凝结等,导致各种不同性质的便秘。

现代医学的功能性便秘属于本病范畴。若有其他疾病引起的便秘,在治疗原发疾病的同时,可参照本篇施治。

(一)寒凝胃肠

方 1

【组成】附子、丁香各 15g,川乌、白芷各 9g,猪牙皂 10g,胡椒 3g,大蒜、麝香各适量。【用法】将方中前 6 味药混合共碾成细末,贮瓶密封备用。同时取药末适量,和大蒜、麝香共捣烂成饼,敷于患者的肚脐上,盖以纱布,胶布固定。每天换药 1 次。【说明】本方适用于冷秘。症见大便艰涩,小便清长,四肢不温,腹中冷痛,舌淡苔白,脉沉迟。

方 2

【组成】甘遂 3g 或巴豆 1g,肉桂 1g,吴茱萸 3g。【用法】实证用甘遂研末,调姜汁敷支沟、天枢;虚证用巴豆、肉桂、吴茱萸研末,调姜汁炒热贴足三里、神阙。【说明】本方适用于便秘。

(二)热结胃肠

方 1

【组成】芒硝 6g,皂角末 1.5g。【用法】将上药混合,加水适量调和成膏状,敷于患者的肚脐上,盖以纱布,胶布固定。每天换药 1 次。【说明】本方适用于热秘。症见大便干结,小便短赤,面红身热,或兼有腹部胀满,舌红苔黄,脉滑数。

方 2

【组成】当归 60g,大黄粉 24g,甘草、芒硝各 15g。【用法】将当归和甘草煎煮去渣,加入芒硝和大黄粉浓缩成膏状,贮瓶备用。用时取药膏适量,敷于患者的脐孔内,外以油纸及纱布覆盖,胶布固定。每天换药 1 次。【说明】本方适用于热秘型便秘。

方 3

【组成】大黄 30g,皂角 24g,黑牵牛子、朴硝各 21g。【用法】将以上诸药混合共碾成细末,贮瓶备用。用时取药末适量,以蜂蜜调和成膏状,敷于患者的脐孔内,外以纱布覆盖,胶布固定。每天换药 1 次。【说明】本方适用于热秘。

方 4

【组成】大黄、皂角各适量。【用法】将上药混合共碾成细末,过筛,装瓶备用。用时取药末适量,以蜂蜜调和如膏状,敷于患者脐孔上,外盖纱布,胶布固定。每天换药 1 次。【说明】本方寒温并用,冷秘、热秘皆可应用,均有效。

方 5

【组成】大黄 10g,莱菔子 12g,葱头、食盐各适量。【用法】将大黄和莱菔子共碾成细末,与葱头和食盐共捣烂如膏状,在锅内炒热,敷于患者的肚脐上,盖以纱布,胶布固定。每天换药 1 次。【说明】本方适用于实证便秘。凡冷秘、热秘和气秘均可应用。

方 6

【组成】蟾蜍、巴豆霜、轻粉、陈醋各适量。【用法】将前 3 味药混合共碾成细末,过筛,贮瓶备用。用时取药末适量,以陈醋调和如膏状,纳入患者脐孔内,外用伤湿止痛膏封贴。每天换药 1 次。【说明】本方攻下之力甚强,适用于实证便秘。

方 7

【组成】大戟 2～5g,大枣 5～10 枚。【用法】将大戟研为细末,与大枣共捣烂如膏状,贴敷于患者脐孔上,盖以纱布,用胶布固定。【说明】本方适用于各型便秘。

(三)气结胃肠

方

【组成】枳实、食盐各 30g,青皮 15g。【用法】将以上诸药混合共碾成粗末,在锅内炒热,用布包裹,放于患者的肚脐上熨之,冷后再炒再熨,持续 40 分钟。每天 2 次或 3 次。【说明】本方适用于气秘。症见大便秘结,欲便不得,嗳气频作,胸胁痞满,腹中胀痛,苔白腻,脉弦。

(四)脾胃气虚

方 1

【组成】黄芪 30g,皂角 12g,大黄 10g。【用法】将以上诸药混合碾成细末,贮瓶备用。用时取药末适量,以蜂蜜调和如膏状,敷于患者脐孔内,外用敷料覆盖,胶布固定。每天换药 1 次。【说明】本方适用于气虚型便秘。症见大便不畅,临厕虚努,便后疲乏,甚至汗出,短气,神倦,舌质淡,脉弱。

方 2

【组成】连须葱白 60g,淡豆豉、食盐各 9g,生姜 30g。【用法】将以上诸药混合共捣烂如稠膏状,制成圆饼,在火上烘热,立即敷于患者脐孔上,盖以纱布,胶布固定。每天换药 1 次。【说明】本方适用于虚证便秘。

方 3

【组成】附子、白芷各 10g,苦丁香 8g,川乌 12g,胡椒 6g,大蒜 20g。【用法】将以上各药共捣为末,做成饼,敷贴于脐部。【说明】本方适用于便秘。

(五)肠燥血枯

方 1

【组成】大黄、皂角、肉苁蓉各 9g,当归 30g。【用法】将以上药物混合共碾成细末,装瓶密封备用。用时取药末适量,以蜂蜜调和如膏状,敷于患者的脐孔上,盖以纱布,胶布固定。每天换药 1 次。

【说明】本方适用于血虚型便秘。症见大便燥结,头晕目眩,心悸气短,面色无华,舌淡苔薄,脉细涩。

方 2

【组成】淡豆豉、五倍子各 6g,松子仁 9g,皂角刺 12g,葱白适量。【用法】将前 4 味药混合共碾成细末,加入葱白共捣烂如膏状,敷于患者的脐孔上,外盖纱布,胶布固定。每天换药 1 次。【说明】本方适用于虚证便秘。凡气虚、血虚型便秘均可应用。

方 3

【组成】大黄、玄明粉、生地黄、当归、枳实各 31g,厚朴、陈皮、木香、槟榔、桃仁、红花各 16g,麻油、黄丹各适量。【用法】以上药物除黄丹外,其余浸入麻油中半天,移入锅中,用文火煎熬至枯黄色后,过滤去渣。再熬至滴水成珠时离火,徐徐加入黄丹,并用力搅拌,收膏。倒入冷水中浸泡 3～5 天去火毒,每天换水 1 次。然后取出膏药置水浴上溶化,摊涂厚纸或布上,每贴重 20～30g,备用。用时将膏药温化,贴于患者的肚脐上。每 2～3 天更换 1 次。【说明】本方适用于各型便秘。气虚加党参 15g。

方 4

【组成】杏仁 37 枚,葱白 3 根,食盐少许。【用法】将杏仁浸去皮(生用),葱白切细,和食盐共研如稠膏状,贮瓶备用。用时取酸枣大些许,涂于手心,在肚脐上反复按摩。每次 40～60 分钟,每天 2 次或 3 次。【说明】本方适用于各型便秘。

方 5

【组成】当归 60g,大黄 30g,芒硝、甘草各 15g。【用法】将上药熬膏贴于脐上,或煎汤摩腹。【说明】本方适用于便秘。

腹　　痛

　　腹痛,是指胃脘以下,耻骨毛际以上的部位发生疼痛的症状,是临床上常见的一种证候。可出现于多种疾病中。本篇是指内科常见的腹痛。其病因主要是感受寒、热、暑、湿之邪,饮食失节、情志不舒,或素体阳气不足,脾阳不振等导致气机郁滞、脉络痹阻及经脉失养。

现代医学之胰腺炎、阑尾炎、出血性坏死性肠炎、腹膜炎、盆腔炎、肠梗阻等疾病引起的疼痛,均属腹痛范畴,可参考本篇施治。

(一)寒邪内阻

方 1

【组成】食盐 250g。【用法】将食盐在锅内炒热,用布包裹,趁热熨于患者的肚脐上,盐冷则再炒再熨,持续 40 分钟。每天 2 次。【说明】本法适用于寒邪内阻型腹痛。症见腹痛急暴,得温痛减,遇冷更甚,口和不渴,小便清利,大便秘结或溏薄,舌苔白腻,脉沉紧。食盐味咸性凉,入肾经。将食盐炒热外熨,有祛寒止痛、宣通腠理、活络解痉等功效。

方 2

【组成】硫黄、吴茱萸各 6g,大蒜适量。【用法】将前 2 味药共碾成细末,和大蒜共捣烂如膏状,敷于患者肚脐上,盖上纱布,胶布固定。每天换药 1 次。【说明】本方适用于寒邪内阻型腹痛。一般敷药 1 小时左右疼痛可减轻或消除。应忌一切寒凉生冷硬食。

方 3

【组成】葱白适量。【用法】将葱白捣烂如膏状,在锅内炒热,直接敷于患者肚脐上,外用敷料覆盖,胶布固定,再用热水袋熨之。每天换药热熨 1 次。【说明】本方适用于寒邪内阻型腹痛。临床运用此法收效甚捷。

方 4

【组成】生姜、吴茱萸各 15g。【用法】将吴茱萸研为细末,和生姜共捣烂如膏状,敷于患者肚脐上,盖上纱布,胶布固定。【说明】本方适用于寒邪内阻型腹痛。敷药后待肠鸣气通,即将药除去。

方 5

【组成】连须葱头、生姜汁各适量。【用法】将上药共捣烂成稠膏状,捏成药饼,贴于患者脐孔上,再点燃艾条隔药悬灸 20～30 分钟,灸后盖上纱布,胶布固定。每天贴药艾灸 1 次。【说明】本方适用于寒邪内阻型腹痛,并对关节肌肉痛有一定疗效。

方 6

【组成】丁香、高良姜各 30g。【用法】将 2 味共研成极细粉末,贮瓶备用。用时取药末适量,填满患者脐孔,盖上敷料,胶布固定,再用热水袋熨于肚脐处。【说明】本方适用于寒邪内阻型腹痛。待痛止 1 小时后即除去药物。

方 7

【组成】艾叶适量,黄酒 2 份,陈醋 1 份。【用法】将艾叶捣烂,加入黄酒和陈醋拌匀,在锅内炒热,分成 2 份,用布包裹,趁热熨于患者的肚脐上,冷则更换。【说明】本方适用于寒邪内阻型腹痛。

方 8

【组成】艾叶适量,葱白 6 根,生姜 6 片,烧酒少许。【用法】将上药混合共捣烂如膏状,在锅内炒热,用布包裹,趁热熨于患者肚脐上,冷则再炒再熨。【说明】本方适用于寒邪内阻型腹痛。亦有报道,用艾叶、葱白(切碎)、食盐各等份,加水少许,在锅内炒热,不干不燥,用布包裹,趁热熨脐上,药凉再炒再熨。治小儿便硬腹痛,甚则昏眩欲死。

(二)湿热内蕴

方 1

【组成】生大黄、生石膏各 30g,桐油适量。【用法】将生大黄和生石膏共碾成细末,贮瓶备用。用时取药末适量,以桐油调和如膏状,直接敷于患者的脐孔上,盖以纱布,胶布固定。每天换药 1 次。【说明】本方适用于湿热壅滞型腹痛。症见腹痛拒按,胸闷不舒,大便秘结或溏滞不爽,烦渴引饮,小便短赤,苔黄腻,脉濡数。

方 2

【组成】野菊花茎叶适量。【用法】同冷饭捣成饼,敷脐。【说明】本方适用于邪热郁结,腹痛便秘。

方 3

【组成】麝香 0.3g,生姜、紫苏叶各 120g,大葱 500g,陈醋 250ml,普通膏药或胶布 1 张。【用法】麝香研细末,纳入神阙穴,外盖普通膏药或胶布。再把生姜、紫苏研为细末,和大葱共捣一起,陈醋炒热,敷神阙及阿是穴。每天 2 次或 3 次,7 天为 1 个疗程。【说明】本方适用于单纯性肠梗阻。

方 4

【组成】朱砂 120g,白矾 15g,硇砂、粉霜各 1.5g。【用法】将朱砂在锅内炒出烟,加入白矾、硇砂和粉霜,取出以凉水拌匀,立即用牛皮纸包裹放入怀中,待发热后,置于患者肚脐处,用绷带包扎固定。【说明】本方适用于寒邪内阻型腹痛。此药燥则不热,用后再以凉水拌则热,可用 10 余次。

(三)肝气阻滞

方 1

【组成】橘子叶、柚子叶各 500g。【用法】将以上药物放入锅内炒热,分成 2 份,用布包裹,趁热熨于患者肚脐上,冷则交替复炒,连熨数次,痛止停熨。【说明】本方适用于肝气内阻型腹痛。

方 2

【组成】白芥子 30g,食盐适量。【用法】将白芥子研为极细粉末,贮瓶备用。用时取药末 1.5g,以温开水调成糊状,直接敷于患者脐窝内,盖以纱布,胶布固定。再将食盐炒热,用布包裹,趁热熨于患者肚脐处。【说明】本方适用于寒滞肝脉所致的腹痛。治验颇多,屡用屡效。

方 3

【组成】白胡椒 30g,伤湿止痛膏 1 贴。【用法】将白胡椒研为细末,贮瓶备用。用药前将患者脐孔皮肤用温开水洗净,再取药末适量,填满脐孔,外用伤湿止痛膏封贴。每天换药 1 次。【说明】本方适用于寒邪内阻肝脉所致的腹痛。

方 4

【组成】吴茱萸 6g,小茴香 5g,黄酒适量。【用法】将吴茱萸和小茴香共研为细末,加入黄酒拌匀,在锅内炒热,敷于患者肚脐上,外用纱布覆盖,胶布固定。【说明】本方适用于寒邪内阻肝脉所致的腹痛。

方 5

【组成】枯矾、胡椒各 15g,葱白适量。【用法】将枯矾和胡椒共研为细末,贮瓶备用。用时取药末适量,与葱白共捣烂如膏状,贴敷于患者脐孔内,盖以纱布,胶布固定。【说明】本方适用于寒邪内阻肝脉所致的腹痛。屡用屡效,一般敷药 1 小时左右腹痛即逐渐消失。亦可用于胃痛的治疗。

方 6

【组成】伏龙肝、葱白、田螺(烧灰)各等量。【用法】将上药混合共捣烂成膏状,敷于患者肚脐上,盖上纱布,胶布固定。【说明】本方适用于寒邪内阻肝脉所致的腹痛。通常敷药 1～2 小时即可收效,痛止 30 分钟后去掉敷药。

方 7

【组成】附子 30g,麝香少许。【用法】将附子研为细末,贮瓶备用。用时取药末 2g,加入麝香研匀,旋即纳入患者脐窝内,盖以棉球,外用胶布封固。每天换药 1 次。【说明】本方适用于寒邪内阻肝脉所致的腹痛,对小儿脐湿的疾病亦有一定的疗效。

方 8

【组成】木香、乌药、香附、高良姜各 24g。【用法】将以上诸药混合共碾成细末,装瓶备用。用时取药末适量,以水调和如膏状,敷于患者肚脐上,盖以纱布,胶布固定。每天换药 1 次。【说明】本方适用于气滞型腹痛。症见脘腹胀闷或痛,攻窜不定,痛引少腹,得嗳气或矢气则胀痛减轻,遇恼怒则加剧,苔薄,脉弦。

(四)瘀血停滞

方 1

【组成】降香 30g。【用法】将降香研为极细粉末,贮入瓶中密封备用。用时取药末适量,以水调和成膏状,敷于患者脐孔上,以纱布覆盖,胶布固定。每天换药 1 次,6 次为 1 个疗程。【说明】本方适用于瘀血停滞型腹痛。症见腹部疼痛,痛有定处而拒按,或痛有针刺感,或见吐血便黑,舌质紫黯,脉涩。治宜活血化瘀止痛。降香气香清冽,善入血分,能理气滞,行瘀血,止血溢,通经脉。

方 2

【组成】蒲黄、五灵脂各 24g,麝香少许。【用法】将蒲黄和五灵脂共研为细末,装瓶备用。临用前将麝香研为细末,直接纳入患者脐孔内,再取药末填满脐孔,盖以棉球,外用胶布封贴。【说明】本方适用于瘀血停滞型腹痛。

方 3

【组成】赤芍 20g,延胡索 12g,桃仁 10g,红花、木香、香附、肉桂、乌药各 6g,姜 3g。【用法】将上药研细末或煎后取药汁,调拌面粉或凡士林制成饼状,加热后敷贴脐部。【说明】本方适用于腹痛。

方 4

【组成】白术 128g,茯苓、白芍、神曲、麦芽、香附、当归、枳实、半夏各 64g,陈皮、黄连、吴茱萸、山楂、白豆蔻、益智、黄芪、山药、甘草各 22g,党参、白术、木香各 15g。【用法】上药麻油熬,黄丹收。贴上腹部和脐上。【说明】本方适用于腹痛。

(五)脾胃虚寒

方 1

【组成】沉香 30g,白术 45g,食盐适量。【用法】将沉香和白术共碾成细末,贮瓶备用。临用前先用温开水洗净患者脐孔皮肤,趁湿将药末填满患者脐孔,外以纱布覆盖,胶布固定。再将食盐炒热,用布包裹,熨于肚脐处。每天换药热熨 1 次。【说明】本方适用于虚寒型腹痛。症见腹痛绵绵,时作时止,喜热恶冷,痛时喜按,饥饿劳累后更甚,得食休息后稍减,大便溏薄,常神疲,气短,舌淡苔白,脉沉细。

方 2

【组成】人参、附子、肉桂、炮姜各适量。【用法】将以上诸药混合共碾成细末,过筛,贮瓶密封备用。用药前先用 75% 乙醇消毒患者脐孔皮肤,趁湿填入适量药末,盖以棉球,外用胶布或伤湿止痛膏封贴。每天换药 1 次,3~5 次为 1 个疗程。【说明】本方适用于虚寒型腹痛。敷药后若用热水袋熨之,则疗效更佳。

方 3

【组成】淡豆豉 18g,生姜 60g,连须葱头 3 个。【用法】将以上诸药混合,共捣烂成稠膏状,在锅内炒至微热,旋即敷于患者的肚脐上,盖以纱布,胶布固定。【说明】本方适用于冷秘型便秘引起的腹痛。通常敷药 12 小时后,可闻肠鸣,大便随通,腹痛亦减。

方 4

【组成】吴茱萸、小茴香各等份。【用法】上方研细末,装瓶备用。成人每次取 0.2~0.5g,热酒调和,干湿适度,纳脐中,上用纱布覆盖,胶布固定。每天 1 次,以痛解为止。【说明】本方适用于虚寒型腹痛。

(六)虫体内阻

方 1

【组成】雄黄 30g,鸡蛋清适量。【用法】将雄黄研为极细粉末,贮瓶备用。用时取药末适量,以鸡蛋清调如膏状,敷于患者的脐孔内,以敷料覆盖,胶布固定。【说明】本方适用于蛔虫引起的腹痛。症见脐周疼痛,时作时止,或吐虫、便虫。较严重者表现为食少,面黄肌瘦。

方 2

【组成】山胡椒 3g,鲜苦楝根皮 27g,葱白、鸡蛋清各适量。【用法】将山胡椒、鲜苦楝根皮和葱白共捣烂,用鸡蛋清调和均匀,再用茶油煎成药饼,敷于患者肚脐上,冷则再煎再敷。【说明】本方适用于胆道蛔虫病、蛔虫性肠梗阻,可缓解疼痛。此为民间验方,疗效确切。

方 3

【组成】白芷 60g,面粉 20g,陈醋适量。【用法】将白芷研为细末,和面粉混合均匀,以陈醋调成稠膏状,敷于患者肚脐处,直径约8cm,盖以纱布,胶布固定。【说明】本方适用于绕脐绞痛。敷药后1～2 小时即出汗,疼痛可消除。

方 4

【组成】艾叶、花椒各 100g,莪术 6g,芒硝 15g,韭菜蔸、鲜葱蔸各 10 个,鲜苦楝根皮 125g,橘叶 30g。【用法】将艾叶、花椒、莪术、芒硝研成细末,再将韭菜蔸、鲜葱蔸、鲜苦楝根皮、橘叶切碎,把药物混合后,加酒炒热外敷,用毛巾固定敷紧。胆道蛔虫敷剑突下,肠蛔虫敷脐部。敷药保持在 37℃ 以上的温度,可用热水袋保温。每天 1 剂,严重者 2 剂。【说明】本方适用于蛔虫病所致的腹痛。

(七)肠梗阻

方 1

【组成】莱菔子、石菖蒲各 62g,鲜橘叶 100g,葱白 5 根,白酒适量。【用法】将葱白切细,与其余药物混合均匀,在锅内炒热,用布包裹,趁热熨于患者肚脐上,药冷后再炒再熨。每次 30～60 分钟,每天 2 次或 3 次。【说明】本方适用于肠梗阻。一般在敷药 2 天后症状解除。

方 2

【组成】莱菔子、枳实、木香各 30g,葱头 50g,食盐 300g,白酒20ml。【用法】将莱菔子、枳实和木香共碾为粗末,和食盐混合均匀,在锅内炒热,趁热加入葱头(切碎),以白酒拌匀,用布包裹,趁热熨于患者肚脐处,药冷后再炒再熨,持续 30～60 分钟。每天 2次或 3 次。【说明】本方适用于肠梗阻。

方 3

【组成】丁香 50g,75％乙醇适量。【用法】将丁香研为细末,加入 75％乙醇调和成膏状(对乙醇过敏者,可用开水调和),敷于肚脐上,直径 6～8cm,以塑料薄膜覆盖,周围用胶布固定,以减少乙醇挥发,对胶布过敏者,可用绷带固定。【说明】本方适应证:①继发于腹部手术以后的肠麻痹;②继发于各种类型的腹膜炎以后,特别是穿孔性、弥漫性腹膜炎以后的腹膨胀;③腹部的钝性挫伤、长时间乙醚麻醉、肋骨骨折等引起的肠麻痹和腹胀;④脊柱或中枢神经系统所致的肠麻痹。机械性肠梗阻不适宜应用本方。

方 4

【组成】大黄、芒硝各 10g,厚朴、枳壳各 6g,冰片 3g。【用法】上药共研细末,以藿香正气水调成糊状,填敷脐部,以麝香虎骨膏固定,并以热水袋敷以药上。每天换药 1 次。【说明】本方适用于麻痹性肠梗阻。

方 5

【组成】丁香、小茴香、赤芍各 30g。【用法】将 3 味共研为细末,加 75％乙醇调和,然后敷于脐及脐周,直径 6～8cm,用纱布及塑料薄膜覆盖,周围用胶布固定以减少乙醇挥发。【说明】本方适用于麻痹性肠梗阻。机械性肠梗阻不宜用本法,对乙醇过敏者可用开水调和。

方 6

【组成】胆南星 1 个,瓦楞子 4.5g,生白矾、枯矾、雄黄、牛黄、琥珀、乳香、没药、珍珠、白降丹、白砒(用人粪、黄泥围煅)各 1.5g,麝香 0.3g。【用法】上药共研细末,以青鱼胆为丸,如芥子大,拌入温胃膏贴神阙穴。每天 1 贴,7 天为 1 个疗程。【说明】本方适用于急性肠梗阻。

方 7

【组成】大黄 50g,枳实 30g,莱菔子 60g,芒硝 75g,木香、厚朴、槟榔、陈皮各 10g,延胡索 15g,黄芩 25g,鲜橘叶 1 把。【用法】

以上药物除橘叶外,均研细末,再与鲜橘叶混合后捣烂,加少许蜂蜜、水或醋调成膏状,平摊于脐腹部。用后药物若干燥,可加水调湿。每次药物使用 12～24 小时后弃去。配合使用灌肠方:大黄、枳实、芒硝(冲)、黄芩各 30g,莱菔子 50g,木香 10g,陈皮 9g,厚朴、槟榔各 20g,延胡索 15g。水煎取汁约 200ml,兑入芒硝后滤去渣,于常温时做高位保留灌肠,药液在肠内的保留时间越长,疗效越好,但最少不能少于 30 分钟。两方在应用中若见患者寒证重,可加重槟榔、莱菔子、木香、陈皮、厚朴用量,而苦寒之芒硝、黄芩、枳实等药量酌减,小儿用药量亦酌减。【说明】本方适用于肠梗阻。

方 8

【组成】蜂蜜、葱白各 2 份,炙甘遂、生大黄、砂仁各 1/5 份,丁香 2/5 份等(均以重量计)。【用法】将后 4 味药共研为细末,收于密封瓶内备用,临用时取适量用蜂蜜调成膏状,再将葱白捣烂与上药共搅匀。先以两层纱布敷脐,上药适量(10～20g),盖以纱布,电吹风加热或用热水袋外敷,保留 6 小时。无效再用 1 次。2 次为 1 个疗程。【说明】本方适用于腹部手术后肠蠕动恢复及粘连性肠梗阻。可采用中西药结合的方法治疗,常规禁食水,胃肠减压,纠正水、电解质酸碱失衡,合理应用抗生素。

(八)肠痈腹痛

方 1

【组成】生大蒜 120g,芒硝 30g,生大黄 60g,醋 60ml。【用法】前 2 味药共捣为糊;大黄研粉,醋调成糊。先用 2～4 层油纱布垫于脐部及阿是穴,再用大蒜芒硝糊外敷,2 小时后洗去,再将大黄醋糊敷 6 小时。【说明】本方适用于肠痈腹痛。

方 2

【组成】生大黄 30g。【用法】研末以鸡蛋清 2 个和匀涂于脐孔及脐周。每天 2 次或 3 次。【说明】本方适用于肠痈初起腹痛。

方 3

【组成】重楼、生大黄各 15g,鸡蛋清适量。【用法】前 2 药研末,以鸡蛋清调敷脐部及中脘穴。常法固定。每天 2 次或 3 次。
【说明】本方适用于肠痈腹痛,口渴思饮,便秘。

方 4

【组成】杏仁 30g,玄参 15g,露蜂房、蛇蜕、血余各 7.5g,麻油 300ml,黄丹 100g。【用法】先将黄丹单独研末备用。再将诸药放入麻油中浸泡半天,倾入锅内,文火熬煎至药枯黄,滤去药渣,取麻油熬至滴水成珠时离火,徐徐加入黄丹,不断搅拌,冷却收膏备用。取药膏适量摊在一块 4cm×6cm 纱布棉垫上,将药膏贴在患者脐孔上,胶布固定。2 天换药 1 次,10 天为 1 个疗程。【说明】本方适用于阑尾炎脓肿或包块。

(九)肝痈腹痛

方 1

【组成】蜈蚣 2 条,雄黄 12g,鸡蛋清适量。【用法】前 2 味药共研末,加鸡蛋清调糊,取适量涂脐中、期门穴,常法固定。每天 3～5 次。【说明】本方适用于肝痈已成腹痛,大便脓血,身热,抽搐,甚至神昏者。

方 2

【组成】仙人掌(去刺)、重楼各 60g。【用法】重楼研末,仙人掌捣如泥,混合成膏,分 2 份,分别贴于脐孔及期门穴,胶布固定。每天换药 1 次或 2 次。【说明】本方适用于肝痈腹痛。

胃　　痛

胃痛又称胃脘痛,是以上腹胃脘部经常发生疼痛为主症的病证。

本病发生的原因主要是寒邪犯胃、饮食失节、情志不畅、脾胃虚弱等几个方面。这些因素只有在脾胃功能减退,抗病能力降低的情况下,才能乘虚而入,正邪相争,发生胃痛。

现代医学之溃疡病、急慢性胃炎、胃神经官能症、胃下垂、胃癌、胃息肉等均属本证范畴。

(一)寒邪犯胃

方 1

【组成】吴茱萸 24g,高良姜、肉桂各 20g,陈皮 15g,金仙膏 1 贴。【用法】将前 4 味药混合共碾成细末,贮瓶密封备用。用时取药末适量,加入温开水调和如膏状,敷于患者的肚脐上,外用金仙膏封贴。每 2~3 天换药 1 次。【说明】本方适用于寒邪客胃型胃痛。症见胃痛暴作,恶寒喜暖,脘腹得温则痛减,遇寒则痛甚,口和不渴,喜热饮,苔薄白,脉弦紧。

方 2

【组成】细辛、食盐各适量。【用法】将细辛研为极细粉末,装瓶备用。用时取药末适量,用温开水调和成膏状,直接敷于患者的脐孔内,盖以纱布,胶布固定。再将食盐炒热,用布包裹,趁热熨于肚脐处。【说明】本方适用于寒邪客胃型胃痛。细辛味辛,性温,散风邪,祛寒凝,无处不到,配合食盐热熨,则收效甚捷。

方 3

【组成】胡椒、丁香各 3g,巴豆 3 粒,大枣(去核)2 枚,生姜汁适量。【用法】将前 3 味药混合共碾成细末,贮瓶备用。用时取药末适量,与大枣共捣烂,用生姜汁调和成稠膏状,敷于患者脐孔内,盖以纱布,胶布固定。每天换药 1 次。【说明】本方适用于寒邪客胃型胃痛。

方 4

【组成】木香 30g,食盐 250g。【用法】将木香碾成极细粉末,贮入瓶中密封备用。用药前先用温开水洗净患者脐孔皮肤,趁湿将药末填满患者脐孔,外以纱布覆盖,胶布固定。再将食盐炒热,用布包裹,趁热熨于肚脐处。每天换药热熨 1 次。【说明】本方适用于寒邪客胃型胃痛。治宜散寒止痛。木香味辛、苦,性温,有醒脾开胃、消积导滞、散寒止痛之功,配合食盐热熨,则疗效满意。

方 5

【组成】炮姜、肉桂、小茴香、丁香、木香、香附、附子、吴茱萸各

3g,麝香少许,生姜汁适量。【用法】将方中前 8 味药混合共碾成细末,贮瓶备用。用时先将麝香研为细末,纳入患者脐孔内。再取药末适量,以生姜汁调和如膏状,旋即敷在脐孔内,盖以纱布,胶布固定。每 2 天换药 1 次。【说明】本方适用于寒邪客胃型胃痛。

方 6

【组成】乌药 30g,食盐适量。【用法】将乌药研为极细粉末,装瓶备用。用时取药末适量,以温开水调和如膏状,敷于患者脐孔内,盖以纱布,胶布固定。再将食盐在锅内炒热,用布包裹,趁热熨于肚脐处。【说明】本方适用于寒邪客胃型胃痛。

方 7

【组成】竹叶、椒叶、吴茱萸各 30g。【用法】将竹叶和椒叶切碎,与吴茱萸(碾成粗末)混合均匀,在锅内炒热,用布包裹,趁热熨于患者肚脐处,外用绷带包扎固定。每天换药 1 次。【说明】本方适用于寒邪客胃型胃痛。

方 8

【组成】吴茱萸、食盐各 60g。【用法】将吴茱萸碾成粗末,加入食盐混合均匀,在锅内炒热,用布包裹,趁热熨于患者肚脐上,外用绷带包扎固定,再用热水袋熨于肚脐处。每次 40 分钟,每天 2 次。【说明】本方适用于寒邪客胃型胃痛。又可治疗吐泻、疝气、癥瘕。

(二)胃热内盛

方 1

【组成】黄芩、黄连、栀子各 9g,白芍、甘草各 15g,金仙膏 1 贴。【用法】将方中前 5 味药共碾成细末,贮入瓶中备用。用时取药末适量,以凉水调和成膏状,涂于患者的脐窝内,外用金仙膏封贴。每 2 天换药 1 次,病愈方可停药。【说明】本方适用于胃火炽盛型胃痛。症见胃脘灼痛,口渴引饮,烦躁易怒,大便干结,舌红苔黄,脉弦或数。

方 2

【组成】制乳香、制没药各 6g,大黄 16g,赤芍 3g,米醋适量。

【用法】将方中前 4 味药共碾为细末,贮入瓶中备用。用时取药适量,以米醋调和成膏状,敷于患者的肚脐上,盖以纱布,胶布固定。每天换药 1 次。【说明】本方适用于胃火炽盛型胃痛。

方 3

【组成】香附、栀子、淡豆豉各 3g,生姜汁适量。【用法】将方中前 3 味药物碾为细末,加入生姜汁调和成膏状,敷于患者脐孔内,盖以纱布,胶布固定。每天换药 1 次。【说明】本方适用于胃火炽盛型胃痛。

方 4

【组成】大黄 15g,赤芍 3g,制乳香、制没药各 6g,米醋适量。【用法】诸药共研细末,每次取 10g 加米醋调成厚膏敷脐孔及足三里穴,外加胶布固定。每天 1 次。【说明】本方适用于胃热疼痛、胃炎等。

方 5

【组成】仙人掌适量。【用法】仙人掌去刺捣烂,敷脐,纱布包裹,胶布固定。【说明】本方适用于胃热疼痛。

(三)食滞胃脘

方 1

【组成】砂仁 30g,金仙膏药适量。【用法】将砂仁研为细末,贮瓶密封备用。用时将金仙膏药置水浴上溶化,加入适量药末,分摊于布上(每贴重 20~30g),贴于患者的肚脐及胃脘处。每 2~3 天更换 1 次。【说明】本方适用于饮食停滞型胃痛。症见胃痛,脘腹胀满,嗳腐吞酸或吐食,吐食后痛减,苔厚腻,脉滑。砂仁辛散温通,能醒脾和胃,快气和中,降胃阴而下食,达脾阳而化谷,掺于金仙膏外贴,则疗效可靠。

方 2

【组成】艾叶、葱白、仙人掌(去刺)、食盐各适量。【用法】将上药混合共捣烂,在锅内炒热,用布包裹,趁热敷于患者的肚脐上,外用胶布固定。每天换药 1 次,病愈方可停药。【说明】本方适用于饮食停滞型胃痛。

(四)肝气犯胃

方 1

【组成】郁金 30g。【用法】将郁金研为极细粉末,贮入瓶中,密封备用。用时取药末 6g,以水调成糊状,涂于患者脐窝内,外以纱布覆盖,胶布固定。每天换药 1 次。【说明】本方适用于肝气犯胃型胃痛。症见胃脘胀闷,脘痛连胁,嗳气频繁,大便不畅,每因情志因素而痛作,舌苔薄白,脉沉弦。郁金有行气解郁、顺气和胃之功,用于治疗肝气犯胃型胃痛,收效甚捷。

方 2

【组成】青皮、川楝子、吴茱萸、延胡索各 12g。【用法】将以上诸药共碾成细末,装入瓶中密封备用。用时先用温开水洗净患者脐孔皮肤,趁湿将药末填满患者脐窝,盖以纱布,胶布固定。每天换药 1 次。【说明】本方适用于肝气犯胃型胃痛。

方 3

【组成】皂角 15g,香附 30g,食盐 90g,生姜、葱白各适量。【用法】将皂角和香附碾成粗末,与生姜、葱白共捣烂,再加入食盐混合均匀,在锅内炒热,用布包裹,趁热敷于患者的肚脐上,外用绷带包扎固定。每天换药 1 次。【说明】本方适用于肝气犯胃型胃痛。

(五)瘀血停滞

方 1

【组成】牛膝 15g,艾叶 20g,茴香根、生姜各 12g,食盐 50g。【用法】将以上诸药混合共捣碎,在锅内炒热,用布包裹,趁热熨于患者肚脐处,外用胶布固定。每天换药 1 次。【说明】本方适用于瘀血停滞型胃痛。症见胃脘疼痛,痛有定处而拒按,或痛有针刺感,食后痛甚,或见吐血便黑,舌质黯,脉涩。

方 2

【组成】木香、制乳香、制没药、五灵脂、蒲黄各 12g。【用法】将上药共碾成极细粉末,贮瓶备用。用时先将患者脐孔皮肤用温开水洗净,趁热将药末填满脐窝,盖以软纸片,外用胶布封固。每2天换药1次。【说明】本方适用于瘀血停滞型胃痛。

方3

【组成】五灵脂、蒲黄、赤芍、延胡索、小茴香各12g。【用法】共研细粉,温开水调敷脐孔。每2天换药1次。【说明】本方适用于瘀阻胃痛。

(六)脾胃虚寒

方1

【组成】辣椒根、荞麦叶、石菖蒲、枣树皮各12g,陈皮9g,艾叶20g,生姜3g,葱白15g,食盐30g。【用法】将前6味药共碾成粗末,与生姜和葱白共捣烂,再加入食盐混合均匀,在锅内炒热,用布包裹,趁热熨于患者肚脐处,外用胶布固定。每天换药1次或2次。【说明】本方适用于脾胃虚寒型胃痛。症见胃痛隐隐,喜温喜按,空腹痛甚,得食痛减,泛吐清水,食少,神疲乏力,甚则手足不温,大便溏薄,舌淡苔白,脉虚弱或迟缓。

方2

【组成】香附、高良姜各30g,蜂蜜适量。【用法】将前2味药物混合共碾成细末,贮瓶备用。用时取药末适量,以蜂蜜调和如稠膏状,软硬适度,做成2个药饼,在火上烘热,分别敷于患者的肚脐及中脘穴上,外盖以纱布,胶布固定。每天换药1次。【说明】本方适用于寒邪客胃型胃痛。

方3

【组成】肉桂、丁香、荜茇、延胡索各20g,黄酒适量。【用法】将以上诸药共碾成细末,装入瓶中备用。用时取药末20g左右,以黄酒调和成膏状,分别涂于患者的脐窝及中脘穴上,以纱布覆盖,胶布固定。每天换药1次。【说明】本方适用于寒邪客胃型胃痛。

方 4

【组成】麝香暖脐膏:当归、白芷、乌药、小茴香、八角茴香、香附各 4g,木香 2g,乳香、没药、丁香、肉桂、沉香各 1g,麝香 0.15g。【用法】上药研末,制成药膏。用时将药膏烘热,敷于神阙穴。每天 2 次,痛止即停用。【说明】本方适用于胃痛。

胃　下　垂

胃下垂多由于禀赋薄弱,或因病致虚,使脾胃不健、升提失司,而致虚损下坠。患者消瘦,乏力,纳呆,恶心呕吐,嗳气,矢气多,便溏或便秘,胸脘胀闷下舒,食后更甚,平卧时症状减轻,舌苔薄腻,脉濡软无力。

方 1

【组成】黄芪、党参、丹参各 15g,当归、白术、白芍、枳壳、生姜各 10g,升麻、柴胡各 6g。【用法】上药研细末,取 10g 填于脐窝,外用胶布贴紧。每天隔生姜片艾灸 3 壮,隔 3 天换药 1 次。【说明】本方适用于胃下垂。

方 2

【组成】蓖麻仁 10g,五倍子 5g。【用法】将五倍子研为细末,和蓖麻仁共捣如泥状,敷于患者肚脐上,外盖敷料,胶布固定。每天早、中、晚用热水袋放在肚脐处热熨,每次 30～60 分钟。每 4 天换药 1 次,4～6 次为 1 个疗程。【说明】本方适用于胃下垂。一般换药 6 次即愈。孕妇、吐血者忌用。

方 3

【组成】党参、黄芪、白术、甘草、当归、陈皮、升麻、柴胡各 15g。【用法】上药共煎汤取液,用电吹风吹射脐腹部。每天 1 次,每次 15 分钟。【说明】用黄芪、升麻、柴胡、陈皮益气升阳举陷为主要作用;党参、白术、甘草补中健脾;当归养血和络。共助生化,强健机体。故可治气血两亏、中阳下陷所致的胃下垂。

方 4

【组成】黄芪、党参、丹参各 15g,当归、白术、白芍、枳壳、生姜各 10g,升麻、柴胡各 6g。【用法】将上药研细和匀,装瓶备用。将10g 左右药末填于脐窝,铺平呈圆形,直径 2～3cm,再用 8cm×8cm 胶布贴紧,在其上放一圆形金属盖,每天隔金属盖艾灸 1 次,连灸 3 壮。隔 3 天换药末 1 次。【说明】本方具有补气健脾、升举内脏之效,故可治脾气虚弱所致的面色少华、食欲缺乏、疲乏无力、腹胀下坠、舌淡、脉细之症。

胁　　痛

胁痛是一侧或两侧胁肋疼痛为主要表现的病证,也是临床比较多见的一种自觉症状。

胁痛一病,主要责于肝胆。其病因为情志失调,肝气郁结,或气郁日久,血流不畅,瘀血停积,或精血亏损,血虚不能养肝,或脾失健运,湿热内郁,疏泄不利等。

现代医学之肋间神经痛、肝炎、胆囊炎、胆石症均可参照本篇进行施治。

(一)肝胆湿热

方

【组成】连翘、龙胆、栀子各 15g,清阳膏 1 贴。【用法】将连翘、龙胆和栀子共碾成细末,贮瓶密封备用。用时取药末 10g,以水调和成膏状,涂于患者的脐孔内,外用清阳膏封固。每 2 天换药 1次。【说明】本方适用于肝胆湿热型胁痛。症见胁痛口苦,胸闷纳呆,恶心呕吐,目赤或目黄,身黄,小便黄赤,苔黄腻,脉弦滑数。

(二)气滞血瘀

方 1

【组成】当归、川芎、白芷、陈皮、苍术、厚朴、法半夏、麻黄、枳壳、桔梗各 3g,吴茱萸 1.5g,羌活、独活、牛膝各 2g,甘草 1g,散阴膏药适量。【用法】以上诸药除散阴膏药外,混合共碾成细末,装入瓶中密封备用。用时将散阴膏药置水浴上溶化,加入适量药末,搅匀,分摊于纸上或布上,每贴重 20～30g,贴于患者肚脐上。每 2～3 天更换 1 次。【说明】本方适用于气滞痰阻血瘀所致的胁痛。症见胁肋走窜疼痛,性情抑郁或急躁,并兼胁下痞块刺痛拒按,舌质紫暗或有瘀斑,脉弦涩。

方 2

【组成】穿山甲 100g,乳香、没药醇浸液 70ml,鸡血藤挥发油 0.5ml,冰片 0.5g。【用法】将穿山甲研为细末,喷入乳香、没药醇浸液 70ml,烘干研为细末,再加入鸡血藤挥发油、冰片调和均匀,贮瓶密封备用。用时取药粉 0.2g,以陈醋调如膏状,旋即敷于患者脐孔内,盖以软纸片、棉球、外用胶布封贴。每 3 天换药 1 次,4 次为 1 个疗程。【说明】本方适用于瘀血停着型胁痛。症见胁肋刺痛,痛有定处,入夜更甚,胁肋下或见症状,舌质紫暗,脉沉涩。

积　　聚

积聚是指腹内结块,或胀或痛的一类病证。积是有形,固定不移,痛有定处,病属血分,乃为脏病;聚是无形,聚散无常,痛无定处,病属气分,乃为腑病。但两者常相互影响,气聚可影响血行,血瘀又可导致气滞,临床上也多见先因气聚,久而血瘀成积,故多以积聚并称。

本病的发生多因情志郁结,饮食所伤,感受外邪以及病后体虚,或黄疸等日久不愈,以致肝脾受损,脏腑失和,气机阻滞,瘀血内停,或兼痰湿凝滞,而成积聚。

现代医学的肠功能紊乱、胃肠或腹腔肿瘤、肝大、脾大、卵巢囊肿、肠系膜淋巴结核等均可参照本篇施治。

(一)气滞血瘀

方 1

【组成】香附、五灵脂、牵牛子、麻油、黄丹、木香末各适量。【用法】以上药物除黄丹、木香末外,将其余药物浸入麻油中半天,移入锅中,用文火煎熬,至枯黄色后,过滤去渣。再熬油至滴水成珠时离火,徐徐加入黄丹及木香末,用力搅拌,收膏。倒入冷水中浸泡3～5天去火毒。每天换水1次。然后取出膏药置水浴上溶化,摊涂纸上或布上,每贴重20～30g,贴于患者的肚脐上。每2～3天更换1次。【说明】本方适用于气血阻滞之积聚。症见腹中气聚,攻窜胀痛,结块按之柔软,时聚时散,脘胁不适,苔薄白,脉弦。

方2

【组成】水红花或其种子5份,阿魏3份,樟脑1份。【用法】将水红花或其种子研碎,水煎浓汁,加入阿魏、樟脑粉,再熬成膏状,装瓶密封备用。用时取膏适量,用厚布摊膏药,分贴于患者肚脐、肝脾肿块处,胶布固定。贴至皮肤发痒时揭掉膏药,待不痒时再贴。5～7次为1个疗程。【说明】本方适用于气结血瘀型积聚。症见胁下结块,硬痛不移,面色不华甚或晦暗黧黑,形体消瘦,纳呆乏力,舌质紫暗或有瘀点,脉细涩。

(二)气郁痰阻

方1

【组成】紫苏子、白芥子、莱菔子、香附、山楂核各15g,七宝膏药适量。【用法】将前5味药混合共碾成细末,贮瓶密封备用。用时将七宝膏药置水浴上溶化,加入适量药末,搅匀,分摊于布上,每贴重20～25g,贴于患者的肚脐上。每3天更换1次,5次为1个疗程。【说明】本方适用于气滞痰阻之积聚。症见腹胀或痛,时有条状物聚起在腹部,重按则胀痛更甚,苔白腻,脉弦滑。

方2

【组成】川芎、大黄、当归、皂角、香附、五灵脂、土木鳖、僵蚕、牵牛子、炮穿山甲、木香、麻油、黄丹各适量。【用法】以上药物除黄丹外,将其余药物浸入麻油中半天,移入锅中,用文武火煎熬,至枯色后,过滤去渣。再熬油至滴水成珠时离火,徐徐加入黄丹,并用力搅拌,收膏。倒入冷水中浸泡3～5天去火毒。每天换水1次。

然后取出膏药置水浴上溶化,摊涂于布上,每贴重 20～30g,贴于患者脐部。每 2～3 天更换 1 次,7 次为 1 个疗程。【说明】本方有行气活血、行滞消积之功。贴于脐部,重在行滞消积,适用于各型积聚。

方 3

【组成】桃仁、朴硝、栀子各 24g,大枣(去核)7 枚,葱白 15g,蜂蜜、干黄酒糟各适量。【用法】将前 4 味药碾成细末,与后 3 味药共捣成膏状,直接敷于肚脐上,外用纱布覆盖,胶布固定。每 3～5 天换药 1 次,5 次为 1 个疗程。【说明】本方适用于黑热病,又称内脏利什曼病,系由杜氏利什曼原虫所引起,通过白蛉传播的一种慢性传染病。临床特征为长期不规则发热,消瘦,进行性脾大和全血细胞减少。此病属积热、瘀、虚之患。方中栀子清郁热,朴硝软坚消积,桃仁活血化瘀,大枣、蜂蜜健脾补虚,葱白通阳行滞。

方 4

【组成】甘遂、牵牛子各 6g,附子、肉桂各 10g,生姜适量。【用法】将前 4 味药共研细末,以生姜适量捣汁后用姜汁调成糊状,外敷脐部。每天换 1 次,10 天为 1 个疗程。【说明】本方适用于慢性肝炎及肝硬化。治疗同时可配合内服中药。

臌　　胀

臌胀是以腹部膨胀如鼓,皮色苍黄,甚则青筋暴露为特征的一种病证。本病的病因比较复杂,有因于情志郁结,气失条达,肝脾受伤者;有因于饮食不节,嗜酒过度,脾胃受伤,运化失职者;有因黄疸、积聚等病,日久不愈而转变。病变多在肝、脾、肾三脏,而且相互影响,以致气血、水浊瘀积腹内,故腹部日渐胀大而成臌胀。

本病本虚标实,虚实夹杂,故治疗时需注意攻补兼施,补虚不忘实,泄实不忘虚。

现代医学之肝硬化腹水、结核性腹膜炎、腹腔内肿瘤晚期、血吸虫病及其他引起肝脾大和腹水的一些病证均可参照本篇进行施治。

(一)水湿泛滥

方1

【组成】甘遂、巴豆霜、木香各 3g。【用法】将上药共碾成细末，贮瓶密封备用。用时取药末 1.5g，填入患者脐窝内，以纱布覆盖，胶布固定。每 1～2 天换药 1 次，10 次为 1 个疗程。【说明】本方适用于臌胀。症见腹部胀大，甚则腹皮青筋显露，脐心突起，四肢不肿或微肿，苔白或白腻，脉弦。

方2

【组成】轻粉 1.2g，巴豆霜 2.4g。【用法】将上药共研为细末，用脱脂药棉薄裹如小球，纳入患者脐孔内，外用胶布封贴。【说明】本方适用于臌胀。敷药后感到脐孔皮肤发痒时取下，待水泻。若不泻，可再敷药。

方3

【组成】商陆 30g。【用法】将商陆研为细末，贮瓶备用。用时取药末 2g，以水调成糊状，敷于患者脐孔内，外盖以纱布，胶布固定。每天换药 1 次。10 次为 1 个疗程。【说明】本方适用于水臌。症见腹部胀大，皮薄而紧，排尿难，两胁痛，舌淡胖，苔白腻，脉细。

方4

【组成】甘遂 12g，葱白适量。【用法】将甘遂研为细末，贮瓶备用。用时先将患者脐孔皮肤用陈醋擦红，再取药末 2g 与葱白共捣烂如膏状，敷于脐部，盖以纱布，胶布固定。每天换药 1 次，10 次为 1 个疗程。【说明】本方适用于水臌。

方5

【组成】食盐适量，艾炷若干。【用法】将食盐炒热，填满患者脐窝，再将艾炷置于盐面上点燃灸之，并加灸水分、中脘穴，持续 30 分钟。每天 1 次，10 次为 1 个疗程。【说明】本方适用于水臌。水分穴在上腹部，前正中线上，当脐中上 1 寸。

方 6

【组成】甘遂、甘草各 30g。【用法】先将甘遂研为细末,贮瓶备用,另将甘草煎取浓汤备用。用时取药末适量,以凉开水调如糊状,涂于患者脐孔内,盖以纱布,胶布固定,立即取煎备的甘草汤徐徐饮下。每天换药 1 次,6 次为 1 个疗程。【说明】本方适用于水臌。

方 7

【组成】轻粉 2g,巴豆 4g,硫黄 15g,麝香少许,米醋适量。【用法】将方中前 4 味药共研成细末,加入米醋调和成稠膏状备用。用时取药膏适量,以脱脂药棉薄裹如小球,填入患者脐窝内,盖以纱布,胶布固定。每 2 天换药 1 次。【说明】本方适用于水臌。通常用药 30 分钟左右,即可泻下黄水。

方 8

【组成】车前草 30g,大蒜 24g。【用法】将上药共捣烂如膏状,贴敷于患者脐孔上,用纱布覆盖,胶布固定。每天换药 1 次,10 次为 1 个疗程。【说明】本方适用于气臌或水臌。

(二)气血内阻

方 1

【组成】鸡内金、香橼、砂仁、沉香各 3g,生姜 30g,大蒜 27g,葱白 1 根,猪肚适量。【用法】将前 4 味药研为细末,与其余药物共捣烂如膏状,敷于患者的肚脐上,盖以油纸及敷料,胶布固定。每 2 天换药 1 次,8 次为 1 个疗程。【说明】本方适用于臌胀。

方 2

【组成】大蒜、葱白各适量。【用法】将上药共捣烂成膏状,敷于患者脐孔上,盖以纱布,胶布固定。每天换药 1 次,10 次为 1 个疗程。【说明】本方适用于气臌(指气机郁滞所致的臌胀)。症见胸腹臌胀,中空无物,外皮绷紧,叩之有声,甚则腹大皮厚,青筋显露,肤色苍黄,舌质淡,苔薄白,脉弦细。

方 3

【组成】巴豆、枳壳、沉香各 5g,琥珀、莱菔子各 9g,大黄 16g,生姜皮汁适量。【用法】将前 6 味药共碾成细末,贮入瓶中,密封备用。用时取药末适量,以生姜皮汁调和如膏状,直接敷于患者脐孔内,外以纱布覆盖,胶布固定。每天换药 1 次,10 次为 1 个疗程。【说明】本方适用于气臌、水臌、血臌。

方 4

【组成】食盐、芒硝各适量。【用法】将食盐、芒硝在锅内炒热,用布包裹,趁热熨于患者肚脐上,冷则再炒再熨,持续 40 分钟。每天 2 次或 3 次。【说明】本方适用于各型臌胀。《理瀹骈文》指出:"察盐色之紫黑,而知气血之臌,瘕于其化也。"水臌盐化水,食臌盐红色,血臌盐紫色,气臌盐黑色,气虚中满盐本色不变。供参考。

方 5

【组成】大黄 60g,巴豆(去壳)、沉香各 15g,猪牙皂 45g,枳实 20g,莱菔子(炒)120g,琥珀 30g,姜皮取汁适量。【用法】诸药粉碎为末,过筛后以姜皮汁和药末为丸,如梧桐子大。将药丸 3 粒粉碎,撒于 2cm×2cm 胶布中间,贴在神阙、中脘、关元、气海穴上。每穴 1 贴,每天 1 换。【说明】本方适用于气臌、水臌、血臌。

(三)肝硬化腹水

方 1

【组成】车前草 30g,肉桂 9g,甘遂 6g,独头蒜 2 个,葱白 3 根。【用法】将方中前 3 味药共碾成细末,加入蒜和葱白,共捣烂如膏状,旋即敷于患者脐孔上,盖以纱布,胶布固定,再用热水袋熨于肚脐处。每天换药热熨 1 次,10 次为 1 个疗程。【说明】本方适用于肝硬化腹水。

方 2

【组成】蕹菜嫩叶、番薯嫩叶苗各 50g,红糖 15g。【用法】将上药混合共捣烂如膏状,贴敷于患者脐孔上,盖以纱布,胶布固定。每天换药 1 次,10 次为 1 个疗程。【说明】本方适用于肝硬化腹水。

方 3

【组成】阿魏、硼砂各 30g,白酒适量。【用法】将阿魏和硼砂共研为细末,以白酒调和如膏状,贮瓶密封备用。用时取药膏适量,直接敷于患者肚脐上,盖上纱布,胶布固定。每 2～3 天换药 1 次,5 次为 1 个疗程。【说明】本方适用于肝硬化腹水。据原方介绍,敷药后不久尿量增多。治疗期间须忌盐,可用秋石代替。

方 4

【组成】商陆 30g,生姜 3 片。【用法】将商陆研为细末,贮瓶备用。用时取药末 2g,与生姜共捣烂如膏状,敷于患者脐孔内,盖以纱布,胶布固定。每 2 天换药 1 次,5 次为 1 个疗程。【说明】本方适用于肝硬化腹水。通常在 5 天内收效。商陆苦寒有毒,入脾、膀胱经,有泻水解毒之功,配合生姜外敷,则疗效可靠。

方 5

【组成】蝼蛄(去足)9 只,甘遂、大黄各 4g。【用法】将上药共研为细末,贮瓶密封备用。用时取药末适量,以水调和如膏状,敷于患者脐孔内,盖以纱布,胶布固定。每 3 天换药 1 次,5 次为 1 个疗程。【说明】本方适用于肝硬化腹水。

方 6

【组成】白芥子 2g,白胡椒 5g,麝香少许。【用法】将以上药物共研为细末,贮入瓶中,密封备用。用时取药末适量,以凉开水调成膏状,纳入患者洗净的脐窝中,纱布覆盖,胶布固定。每 10 日换药 1 次,3 次为 1 个疗程。【说明】本方适用于各种原因引起的腹水。尤其对肝性腹水和肾性腹水疗效较著,对结核性腹水和癌性腹水亦有利水作用。

方 7

【组成】芒硝 12g,葱白适量。【用法】将上药共捣烂如膏状,直接敷于患者肚脐上,盖以纱布,胶布固定。每天换药 1 次。【说明】本方适用于肝硬化及充血性心力衰竭等疾病引起的腹水。一般在敷药 6 小时内生效,尿量增加。

方 8

【组成】皮硝 60g,肉桂 6g。【用法】肉桂研粉与皮硝和匀敷脐。【说明】本方适用于肝硬化腹水。

胆 石 症

结石是一种常见的疾病,尤其是现代人精制化的饮食,往往摄取高热量的食物,因此罹患胆石症的人愈来愈多。

在胆道系统中,胆汁的某些成分(胆色素、胆固醇、黏液物质及钙等)可以在各种因素作用下析出、凝集而形成结石。发生于各级胆管内的结石称为胆管结石,发生于胆囊内的结石称为胆囊结石,统称胆石症。

胆石症小的如米粒,大的甚至如核桃,可以是一粒、两粒,也可达数千粒。一般情况下,结石一旦形成就会越积越多,越长越大。如果有结石嵌顿于口径比较细的胆囊管,就会引起相当剧烈的上腹疼痛,疼痛可以放射到后背及右肩部,患者还常伴有恶心及频繁的呕吐(干呕),甚至"痛得死去活来",这就是通常所说的胆绞痛。严重者甚至可发生胆囊化脓、穿孔,黄疸,胰腺炎等。

方 1

【组成】淡水膏、厚朴各 6g,黄连 3g,山栀 3g,大黄 3g,枳实 3g,芍药 6g,知母 3g。【用法】先将后 7 味药共研为散,煎汤抹腹部,药渣炒热熨之。再用药末掺淡水膏药中,贴心口、脐部。【说明】方用厚朴配大黄、枳实,即小承气汤,能泻热结,通大便;黄连、山栀、知母能泻火清热;芍药和里缓急,为泻火泄热,导滞消胀法。适用于邪热积滞而致胆结石、腹胀便秘者。

方 2

【组成】陈皮、厚朴各 12g,芒硝、大黄、生地黄、当归、枳实各 25g。【用法】将以上诸药混合共碾成细末,过筛,贮瓶备用。用时取药末适量,填入脐内(2/3 即可),滴以麻油,外用胶布封固。每日换药 1 次。【说明】方用大黄、芒硝、枳实、厚朴为主,清热攻结通便,药势峻猛,无往不胜;当归、生地黄养血润肠;陈皮行气调中,共助通下之力,气行血畅,积消滞散则大便畅通,故善治胆结石、便秘之症。

方 3

【组成】黄芪 30g,皂角 12g,大黄 10g。【用法】将以上诸药混合共碾成细末,贮瓶备用。用时取药末适量,以蜂蜜调至膏状,敷于脐孔内,外用敷料覆盖,胶布固定。每日换药 1 次。【说明】方用黄芪补中益气,促进运行为主,辅以大黄沉降涤肠通便;皂角泄浊通窍导便。三药相合,补泻兼施,旨在益气通便排石,适用于气虚而致胆道及胆管蠕动减弱而引起的胆结石。

方 4

【组成】皂角、大黄各适量。【用法】上药 2 味同研为散,敷于脐部。每日换药 1 次。【说明】皂角善于泄痰浊,通窍导便;加大黄泻下通便,互相加强作用。故善治胆结石、大便秘结、腹满疼痛之症。

方 5

【组成】大黄 10g,莱菔子 12g,葱头、食盐各适量。【用法】将大黄、莱菔子共碾成细末,与葱头、食盐共捣烂如膏状,在锅内炒热,敷于脐上,盖以纱布,胶布固定。每天换药 1 次。【说明】方用大黄攻结导滞,通利大便为主;莱菔子破气消积助其通便;葱头、食盐温运通窍助其药力。四药相合则通便力量更猛,故善治胆石症、大便秘结、腹满胀痛之症。

方 6

【组成】桃仁、朴硝、栀子各 24g,大枣(去核)7 枚,葱白 15g,蜂蜜、干黄酒糟各适量。【用法】将前 4 味药碾成细末,与后 3 味药共捣成膏状,直接敷于肚脐上,外用纱布覆盖,胶布固定。每 3～5 日换药 1 次,5 次为 1 个疗程。【说明】本方适用于胆石症。

方 7

【组成】川朴、大黄、黄芩各 6g,山楂、麦芽、神曲各 10g,柴胡、番泻叶各 3g。【用法】上药共为细末,用凡士林膏调和,团成莲子团粒,放于 4.5cm×4.5cm 的橡胶布上,贴至脐中,周围固定;8～10 小时取下,每日 1 次,洗净局部即可。【说明】本方有行气活血,行滞消积之功。贴于脐部,重在行滞消积,适用于各型胆石症。

方 8

【组成】穿山甲 80g,莪术、皂角刺各 60g,川楝子、川芎、木香、冰片各 30g。【用法】上药共为细末,每次取 0.8g 填入患者的神阙穴内,覆盖 1.5cm×1.5cm 薄棉团,外贴 5cm×5cm 胶布,勿使药粉漏出。3 日换药 1 次,10 次为 1 个疗程。【说明】本方有行气活血,行滞消积之功。贴于脐部,重在行滞消积,适用于各型胆囊炎、胆石症、胆结石等。

第三节　内分泌系统疾病

消　渴

消渴是以多饮、多食、多尿、身体消瘦,或尿浊,尿有甜味为特征的病证。

消渴的形成,与肺、脾、肾的功能失调有密切关系。其发病原因可概括为两个方面:内因主要是素体阴虚,五脏柔弱;外因主要是精神刺激、思虑过度、恣食肥甘厚味、生活不慎、劳逸失度、房事不节等。临床上将消渴分为上消、中消、下消 3 个类型。

应当指出,中医学的消渴虽然主要是指现代医学的糖尿病而言,但如少见的尿崩症也属于本病范畴,可参照本篇辨证施治。

方 1

【组成】党参、苦参、黄芪、生地黄、熟地黄、天冬、麦冬、五味子、枳壳、天花粉、黄连、知母、茯苓、泽泻、山药、牡蛎、乌梅、葛根、浮萍各30g,雄猪肚1个,麻油、黄丹各适量。【用法】除黄丹外,其余药物装入猪肚内,浸入麻油中半天,移入锅中,用文火煎熬,至枯黄色后,过滤去渣。再熬油至滴水成珠时离火,徐徐加入黄丹和益元散(滑石36g,炙甘草6g),用力搅拌至白烟冒尽,收膏。倒入冷水中浸泡3～5天去火毒。每天换水1次。然后取出膏药置阴凉处贮存。用时将膏药置水浴上溶化,摊涂布上,每贴重20～30g。上消贴脐部和第6、7胸椎处;中消贴脐部和胃脘处;下消贴脐部。每3天更换1次。【说明】本方有滋阴、降火、润燥之功。适用于上、中、下三消。上消症见口渴多饮,咽干舌燥,小便频多,舌边尖红,苔薄黄,脉数;中消症见多食易饥,形体消瘦,或大便干结,苔黄燥,脉滑数;下消症见小便频数量多,尿如脂膏或尿有甜味,腰腿酸软,舌质红少苔,脉沉细而数。

方2

【组成】生石膏5g,知母2g,玄参、炙甘草各1g,生地黄、党参各0.6g,黄连0.3g,天花粉0.2g,粳米少许。【用法】将上药提炼制成粉剂,每次取0.25g与二甲双胍40ml混合均匀纳入患者脐孔,盖以棉球,外用胶布封贴。每3天换药1次。【说明】本方适用于糖尿病。对病证轻、病程短者有良效。

方3

【组成】生石膏5g,知母2g,生地黄、黄芪各0.6g,怀山药、葛根、苍术各0.3g,炙甘草1g,玄参7g,天花粉0.2g,黄连0.5g,粳米少许。【用法】上药共研细末,放阴凉处保存备用。取本药散15～25g,加盐酸二甲双胍2.5～4g,混匀,敷脐中,按紧,外以敷料覆盖,胶布固定,勿泄气。每5～7天换药1次,6次为1个疗程。【说明】清热益阴,培土补气,降低血糖。主治消渴(糖尿病)。

方4

【组成】鲜苎麻根(捣烂)、经霜棕榈子(以陈者佳,研末)各100g,路边青(研末)50g。【用法】上药混合,加温开水适量调和成软膏状备用。用时取上药膏5～10g敷于肚脐中,外以纱布盖上,胶布固定。每天换药 1 次。【说明】清热解毒,利水降糖。主治糖尿病。

方 5

【组成】阿魏、海龙、海马、人参、鹿茸、珍珠、郁金、沉香、乳香、没药、冰片、黄芪各 10g。【用法】上药共研细末,装瓶备用。用时取本散适量(约 15g),用温开水或凡士林调和成糊膏状,敷于神阙穴。上盖敷料,胶布固定。10 天换药 1 次,1 个月为 1 个疗程。【说明】益气活血降糖。主治糖尿病。

方 6

【组成】当归、牛脾、冰片各 10g,芒硝 6g,赤芍 20g,蜈蚣 20条。【用法】上药共研细末,加牛胆汁适量,水泛为丸如白芥子大小。用时每穴取本丸 1 粒,放置神阙穴位上外用胶布固定。2～3天换药 1 次。【说明】活血通络,消瘿降糖。主治糖尿病。

甲状腺肿大、结节

甲状腺肿大以颈部肿大为主症,中医学称"瘿气"。俗称"大脖子",多由情志抑郁、气结不化、气滞血瘀、津液凝聚成痰,气痰瘀三者互结于颈部经络而成。临床表现为颈部肿大,甚至颈脖肿大,皮宽不紧,皮色不变,胸膈胀闷,心悸气短,手指颤动,五心烦热,面赤多汗,眼球突出,急躁易怒,形体消瘦,脉弦滑。

现代医学多属于甲状腺炎、单纯性甲状腺肿大等病症。

方 1

【组成】海藻、海带、紫菜、昆布、龙须菜。【用法】上药共为细末,食醋适量调匀敷脐后,上盖辅料,胶布固定即可。【说明】软坚散结。适用于治甲状腺肿大、结节等病症。

方 2

【组成】五倍子、玄参、川贝母、陈醋各适量。【用法】五倍子、玄参、川贝母放入砂锅内炒黄后研成末,晚睡前用陈醋调成膏敷于神阙。【说明】软坚化痰散结。适用于甲状腺结节、甲状腺炎症等病症。

第四节 神经系统疾病

失 眠

失眠又称不寐、不得卧,是指经常不能获得正常睡眠为特征的一种病证。轻者不易入睡,睡而易醒,醒后不能再睡,或时睡时醒,睡眠不稳;重者可整夜不眠。

失眠的原因很多。思虑劳倦,内伤心脾,久病虚弱,肾阴亏耗,突受惊恐,心胆气虚,饮食不节,宿食停滞均可影响心神而导致失眠。

现代医学之神经症及许多慢性疾病中出现失眠者,均可参照本篇进行施治。

方 1

【组成】丹参、珍珠、硫黄各等量。【用法】将上药共碾为细末,过筛贮瓶密封备用。用时先将患者脐孔用温开水洗净,取药末0.3g,趁湿填入患者脐孔,盖以棉球,外用胶布封固。每4天换药1次,病愈方可停药。【说明】本方适用于各种原因所致之失眠。

方 2

【组成】黄连、肉桂各适量。【用法】上药共研细末,蜜调敷脐。【说明】本方适用于心肾不交之失眠。

方 3

【组成】黄连6g,朱砂、五味子各5g。【用法】上药共研细粉,每次取0.3g填脐,胶布固定。每天换药1次。【说明】本方适用于心火偏旺,失眠不安。

方 4

【组成】朱砂、茯神各10g,琥珀、酸枣仁各12g,丹参15g。【用法】上药共研细末,每次2g,蜜调敷脐。每天换药1次。【说明】本方适用于神经症,心烦失眠,头痛,记忆力减退。

头　痛

头痛是患者的一种自觉症状,临床上颇为常见,可单独出现,亦可见于多种急慢性疾病。本篇所指的头痛,主要是内科杂病范围内以头痛为主要症状者。

头痛的病因很多,可分外感和内伤两大类。六淫之邪外袭,上犯巅顶,邪气羁留,阻抑清阳,或内伤诸疾,导致气血逆乱,瘀阻经络,脑失所养,均可发生头痛。

现代医学之感冒、鼻炎、高血压、动脉硬化、脑震荡等,均可参照本篇进行施治。

(一)风寒外袭

方 1

【组成】胡椒、百草霜各 30g,葱白适量。【用法】将胡椒研为极细粉末,加入百草霜混合均匀,贮瓶备用。用时取药末 6g,同葱白共捣烂如泥状,敷于患者肚脐上,盖以纱布,胶布固定。【说明】本方适用于风寒型头痛。症见头痛时作,痛连项背,恶风畏寒,遇风尤剧,口不渴,苔薄白,脉浮。敷药后令患者覆被而卧,并吃热粥,以助药发汗,汗出痛止。

方 2

【组成】吴茱萸、川芎各等量。【用法】上药共研细末,每次取 5～10g 纳入脐中,上盖用麝香风湿膏固定。3 天换药 1 次,1 个月为 1 个疗程。【说明】本方适用于高血压头痛。

方 3

【组成】吴茱萸、藁本各 20g。【用法】上药共研细末,纳脐中,以麝香止痛膏固定。3 天换药 1 次。【说明】本方适用于头痛头晕、高血压。

(二)寒湿上蒙

方 1

【组成】芥菜籽适量。【用法】将芥菜籽研细末,温水调敷脐内,隔衣以壶盛热汤熨之,汗解。【说明】本方适用于寒湿头痛。

方 2

【组成】大蒜适量。【用法】将大蒜切片放到肚脐上,用艾灸蒜片,至患者口中出大蒜气即可。【说明】本方适用于头痛如爆裂者。

(三)肝阳上亢

方 1

【组成】炒决明子 30g。【用法】将决明子研为细末,贮瓶备用。用时取药末 6g,以清茶水调如糊状,分别敷于患者脐孔及双侧太阳穴上,盖以纱布,胶布固定。药干则更换新药。【说明】本方适用于头风。症见头痛日久不愈,时发时止,发作时头痛剧烈,掣痛不止,部位或左或右,痛连眉梢,或见目昏而不能睁,头痛而不能抬举,舌淡红,苔薄,脉弦。

方 2

【组成】生石膏 6g,川芎、白芷各 3g,伤湿止痛膏 1 贴。【用法】将生石膏、川芎和白芷共研为细末,贮瓶备用。临用前先将患者脐孔皮肤洗净,然后取药末 2g,置于脐孔内,盖以棉球,外以伤湿止痛膏封贴。每天换药 1 次,病愈为度。【说明】本方适用于偏头痛。症见头痛剧烈,部位固定,疲劳、情绪激动时易发。

三叉神经痛

面痛是指面颊抽掣疼痛而言。风寒或风热侵袭阳明,血气瘀阻,遂致疼痛。临床表现为突然发作,疼痛部位限于三叉神经区内,以面颊上下颌部疼痛(第二支、第三支)为多见,额部痛(第一支)较少,单侧全部或两侧同时受累者较少,疼痛发作短暂,常因触及面部某一点而诱发,致使病者不敢洗脸等,疼痛呈阵发性闪电样痛,痛如刀割、针刺、火灼,可伴有面部肌肉抽搐或流泪、流涕等。

方

【组成】穿山甲末、厚朴各 100g,白芍 120g,甘草浸膏 3g,乳香、没药醇浸液 70ml。【用法】上药共烘干研末,加鸡血藤挥发油 2.5ml,冰片少许。每次用 200mg 煮酒调糊。若面部痉挛为主者,可先用另方敷脐,5 天换药 1 次,以后交替轮用。另方如下:胆南星、明雄黄各 3g,醋芜花 50g,马钱子总碱 0.1mg,白胡椒挥发油 0.05ml,共研末。【说明】本方适用于三叉神经痛。

眩　　晕

眩晕是患者的一种自觉症状,可见于许多疾病。眩是眼花,晕是头晕,两者常同时并见,故统称为眩晕。轻者闭目即止;重者如坐车船,旋转不宁,不能站立,或伴有恶心、呕吐、汗出,甚则昏倒等症状。

本病的发生,一般说来,属于虚者居多,如阴虚则易肝风内动,血少则脑失所养,精亏则髓海不足,均易导致眩晕。其次由于痰浊壅遏,或痰火上蒙,亦可形成眩晕。

现代医学之内耳眩晕、贫血、高血压病、脑动脉硬化、神经衰弱等疾病临床表现以眩晕为主症的,均可参照本篇辨证施治。

(一)痰浊内盛

方 1

【组成】胆南星、白矾、川芎、郁金各 12g,白芥子 30g,生姜汁适量。【用法】将前 5 味药共碾成细末,贮瓶密封备用。用时取药末适量,加入生姜汁调和成膏状,敷于患者脐孔上,盖以纱布,胶布固定。每天换药 1 次,10 天为 1 个疗程。【说明】本方适用于痰浊中阻型眩晕。症见眩晕而见头重如蒙,胸闷恶心,食少多寐,苔白腻,脉濡滑。

方 2

【组成】吴茱萸、生姜各 30g,半夏 15g,熟大黄 10g,葱白(带须)7根。【用法】上药共为粗末,放铁锅内加醋适量炒热,分作2份,纱布包裹,趁热放脐上熨之,两包轮流,冷则换之。每次30～60分钟,每天2次或3次,连用3～7天。【说明】本方适用于眩晕。

(二)肝阳上亢

方1

【组成】白芷、川芎、吴茱萸各等量。【用法】将以上诸药混合共碾成细末,装瓶备用。用时取药末适量,以温水调成糊状,直接敷于患者肚脐上,用纱布覆盖,胶布固定。每2天换药1次,病愈方可停药。【说明】本方适用于肝阳上亢型眩晕。症见眩晕头胀,面色红赤,烦躁易怒,失眠多梦,舌质红,苔薄黄,脉弦。

方2

【组成】吴茱萸(胆汁拌制)100g,龙胆50g,硫黄20g,朱砂15g,白矾30g,小蓟根汁适量。【用法】先将前5味药粉碎为末,过筛,加入小蓟根汁,调和成糊。取药糊敷于神阙、双涌泉穴上,每穴用10～15g,上盖纱布,胶布固定。每2天1换,10天为1个疗程。【说明】本方适用于眩晕肝阳上亢型。

方3

【组成】吴茱萸、肉桂、磁石各30g,蜂蜜适量。【用法】上药共研细末,每次5～10g,蜜调成药饼贴于脐中、涌泉穴,常规方法固定,再以艾条点燃悬灸20分钟。每天1次,10次为1个疗程。【说明】本方适用于眩晕。

(三)晕车晕船

方1

【组成】伤湿止痛膏。【用法】上车、船前用伤湿止痛膏封贴脐孔。【说明】本方适用于晕车、晕船。

方2

【组成】风油精。【用法】风油精数滴滴入肚脐内,外用伤湿止痛膏封固。【说明】本方适用于晕车、晕船。

方 3

【组成】生姜 1 片。【用法】生姜置脐部,上用伤湿止痛膏固定。乘车船前 30 分钟贴。【说明】本方适用于晕车、晕船。

高 血 压

高血压病又称原发性高血压,是以动脉血压升高,尤其是舒张压持续升高为特点的全身性慢性血管性疾病。头痛、头晕、乏力是比较常见的一般症状。晚期患者常因心、脑、肾等脏器出现不同程度的器质性损害,有相应的临床表现。

本病发病原因尚未完全明了,可能与精神紧张、精神刺激、遗传等因素有关,属于中医学"眩晕""头痛"等范畴。

方 1

【组成】胆汁制吴茱萸 500g,龙胆草醇提取物 6g,硫黄、朱砂各 50g,醋制白矾 100g。【用法】将以上诸药混合共碾成细末,装瓶备用。取药前先将患者脐孔皮肤用温水洗净,取药末 200mg 左右,倒入脐窝内,盖以棉球,外用胶布封贴。每周换药 1 次。【说明】本方适用于原发性高血压。

方 2

【组成】白芷、川芎、吴茱萸各等量。【用法】将以上药物混合碾成细末,装瓶备用。用时取药末适量,以温开水调和如膏状,敷于患者脐孔内,盖以纱布,胶布固定。每天换药 1 次,10 次为 1 个疗程。【说明】本方适用于原发性高血压。

方 3

【组成】珍珠母、槐花、吴茱萸各等量,米醋适量。【用法】将方中前 3 味药共研为细末,过筛,贮瓶密封备用。用时取药末适量,以米醋调和如膏状,分别敷于患者脐孔及双侧涌泉穴,盖以纱布,胶布固定。每天换药 1 次,10 次为 1 个疗程。【说明】本方适用于原发性高血压。

癫 狂 病

癫与狂均属精神失常的疾病。癫病以沉默痴呆,语无伦次,静而多喜为特征;狂病表现为喧扰不宁,躁妄打骂,动而多怒为特征。因两者在症状上不能截然分开,又能互相转化,所以将癫狂并称。本病多见于青年人。

癫狂的发病原因,主要是阴阳失调、七情内伤、痰火上扰、气血凝滞。

现代医学之精神分裂症、反应性精神病、绝经期精神病、脑部疾病引起的精神障碍等,可参照本篇进行辨证施治。

(一)痰火上扰

方 1

【组成】生铁落、胆南星、远志、麦冬、生地黄各 12g,清阳膏 2贴。【用法】将方中前 5 味药共研为细末,贮瓶备用。用时取药末9g,以温开水调和如膏状,敷于患者脐孔内,外用清阳膏封贴,同时将另一贴清阳膏贴于胃脘部。每 3 天更换 1 次,5 次为 1 个疗程。【说明】本方适用于痰火上扰型狂病。症见起病急骤,先有性情急躁,头痛失眠,两目怒视,面红目赤,突然狂乱无知,逾垣上屋,骂詈叫号,不避亲疏,或毁物伤人,气力逾常,舌质红绛,苔多黄腻,脉弦大滑数。

方 2

【组成】透骨草、礞石各 20g,艾叶、石菖蒲、远志、郁金、胆南星、茯苓、法半夏各 10g。【用法】上方礞石先煎 30 分钟,再加入余药煎煮 30 分钟,去渣,将一块洁净纱布浸泡于药汁中,使之湿透,取出,温度适中后敷于患者神阙、气海、关元穴处 15 分钟。然后再浸泡于药汁中再敷于心俞 15 分钟。每天 1 次。【说明】本方适用于各型癫狂病。

方 3

【组成】白芥子 6g,甘遂、大戟、黄连、艾叶、石菖蒲各 10g。【用法】上药共研细末,洁净水调和成糊状,取适量敷贴于神阙穴,盖以纱布,胶布固定。每天 1 次。【说明】本方适用于癫狂病。

(二)阴虚火盛

方 1

【组成】生地黄、玄参、麦冬各 15g,炒酸枣仁 18g,清阳膏药适量。【用法】除清阳膏药外,其余药物共研为细末,装瓶备用。用时将清阳膏药置水浴上溶化,加入适量药末,搅匀,摊涂布上,每贴重 20～30g,贴于患者肚脐及胃脘部。每 3 天更换 1 次,5 次为 1 个疗程。【说明】本方适用于火盛伤阴型狂病。症见狂病日久其势渐减,多言善惊,时而烦躁,舌质红,脉细数。

方 2

【组成】磁石、石菖蒲各 30g,胆南星、朱砂各 15g,远志、茯神各 60g,琥珀 20g,橘红、川贝母各 50g,生铁落 500g。【用法】将前 9 味药研细末,加有机泥和生铁落(研碎)的水煎取液,调匀制成药物泥,分 2 次敷于神阙穴周围。每天 3 次,每次 20 分钟。1 次敷料 10g 左右。【说明】本方适用于痰浊蒙蔽心窍所致癫狂病。

痫　病

痫病又名癫痫,俗称羊癫风,是一种发作性神志异常的疾病,其特征为发作性精神恍惚,甚则猝然昏倒,昏不知人,口吐涎沫,两目上视,四肢抽搐,或口中发出猪羊叫声,移时苏醒如常人。

本病发生的原因,多与大惊大恐,忧思郁怒,脑部外伤,饮食失节,劳累过度以及先天遗传等因素有关,或患他病之后,造成脏腑功能失常,痰浊阻滞,风阳内动所致。

现代医学亦称本病为痫病,临床上分为原发性和继发性两大类,并有大发作、小发作、局限性发作等多种表现,可参照本病辨证施治。

(一)肝阳上亢

方 1

【组成】吴茱萸 60g。【用法】将吴茱萸研为极细粉末,装瓶备用。用药前先用温开水将患者脐孔皮肤洗净,取药末适量,趁湿填满脐窝,外用胶布封固。每 3～5 天换药 1 次,5 次为 1 个疗程。【说明】本方适用于痫病。症见猝然昏倒,不省人事,两目上视,四肢抽搐,或口中如作猪羊叫声,移时苏醒如常人。

方 2

【组成】硼砂、丹参各 1g,苯妥英钠 0.25g。【用法】将上药混合共研成细末,装瓶备用。每次取药末约 0.2g,将患者脐孔皮肤用温水洗净后纳入药末,盖以棉球,外用胶布封固。每天换药 1 次,10 次为 1 个疗程。【说明】本方适用于痫病。

方 3

【组成】僵蚕、胆南星、白矾、制马钱子各 10g,艾叶、生姜各适量。【用法】将方中前 4 味药共研成细末,贮瓶备用。用时取药末适量与艾叶和生姜混合捣融如泥状,敷于患者脐孔及会阴穴上,将艾炷置于药膏上,点燃灸之,按患者年龄 1 岁灸 1 壮。每天 1 次。【说明】本方适用于痫病。会阴穴在会阴部,男性当阴囊根部与肛门连线的中点,女性当大阴唇后联合与肛门连线的中点。

方 4

【组成】定痫膏:芫花 50g(醋浸 1 天),明雄黄 6g,胆南星 10g,白胡椒 5g。【用法】上药混合粉碎为末,过筛。取药末 10～15g,填放脐内,覆以纱布,胶布固定。3～5 天换药 1 次,连续 3 个月为 1 个疗程。【说明】本方适用于癫痫。治疗期间,禁忌油腻、猪肉及刺激性食物。

(二)痰浊上蒙

方 1

【组成】定痫糊:马钱子、制僵蚕、胆南星、白矾各等份。【用法】

上药混合研为细末,再以青艾叶、鲜姜适量和诸药即成定痫糊。用时取5～10g,分别置于神阙和会阴穴,上置艾炷施灸。【说明】本方适用于癫痫。

方2

【组成】巴豆、麦冬、薄荷各15g,白矾、猪牙皂、茯苓、生半夏、天南星、橘核、大贝母各7.5g,广郁金18g,雄黄、朱砂各5g,石菖蒲30g,琥珀3g,鸡蛋1枚,生姜片适量。【用法】将上诸药混合,研细末,取半匙用蛋清调匀成药丸。先用生姜片擦脐,再将药丸纳脐中,外用胶布固定。每天换药1次。【说明】本方适用于痰浊蒙闭型癫痫。

方3

【组成】白颈蚯蚓(焙干)1条,白矾3g,胆南星10g,白附子、半夏各9g,白胡椒、川乌各5g,芭蕉根汁1小杯。【用法】将前7味药研细末,芭蕉根汁调成糊,取适量,填脐中,外盖纱布,胶布固定。每天换药1次或2次。【说明】本方适用于寒痰内蒙神识昏糊之痫病。

方4

【组成】醋芫花10g,胆南星、雄黄各3g,白胡椒挥发油0.05ml。【用法】将前3味药混合共研成细末,加入白胡椒挥发油再研匀,贮瓶密封备用。用药前先将患者脐孔皮肤用温开水洗净擦干,取药末0.15g,填入脐孔,盖以棉球,外用胶布封贴。第1次敷药12天后换药,以后每5天换药1次,病愈方可停药。【说明】本方适用于痫病。

中　风

中风又名卒中,是以突然昏仆,不省人事,伴口眼㖞斜,半身不遂,语言不利,或不经昏仆而仅以㖞僻不遂为主症的一种疾病。因本病发病急骤,症状多端,变化迅速,与风性善行数变的特征相似,故名中风。

本病的发生,多由于恼怒伤肝,或饮酒饱食,或房劳过度而引起。病情有轻重缓急的差别,临床上常将中风分为中经络和中脏腑两大类。中经络,一般无神志改变而病轻;中脏腑,常有神志不清而病重。中脏腑一般分为阳闭、阴闭进行论治。

现代医学之脑出血、脑血栓形成、脑栓塞、脑血管痉挛等多种脑血管疾病,均可参照本篇辨证施治。

(一)中经络

方 1

【组成】藏红花、老鹳草、刘寄奴各 12g,毛冬青 15g,蟑螂 3 个。【用法】将以上诸药共研为细末,以鸡蛋清调和如膏状,敷于患者脐孔上,盖以纱布,胶布固定。每 3 天换药 1 次,5 次为 1 个疗程。【说明】本方适用于中经络。症见得病之初,不经昏倒(或仅有短暂的迷糊失神),而见口眼㖞斜,肢体麻木沉重,活动不利,或半身不遂。

方 2

【组成】皂角、豨莶草各 6g,乌梅 12g,薄荷 3g。【用法】将上药混合共研为细末,用水调和成膏状,敷于患者脐孔内,盖以纱布,胶布固定。每 3 天换药 1 次,5 次为 1 个疗程。【说明】本方适用于中经络。

方 3

【组成】天南星、黄芪各 12g,雄黄 6g,胡椒 3g。【用法】将上药共碾成细末,装瓶备用。用时取药末适量,以温水调和成泥状,敷于患者肚脐上,盖以纱布,胶布固定。每天换药 1 次,10 次为 1 个疗程。【说明】本方适用于中经络。

(二)中脏腑

方 1

【组成】大夜关门根 20g,追风伞、野菊花根各 30g,艾叶 10g,大蒜 1 个,食盐适量。【用法】将上药混合捣烂,在锅内炒热,用布包裹,趁热熨于患者脐部,外用绷带包扎固定。每天换药 1 次。
【说明】本方适用于中脏腑。症见突然昏倒,不省人事,继而出现
口眼㖞斜,半身不遂,舌强言謇,苔白腻或黄腻,脉滑缓或弦数。

方 2

【组成】白花蛇舌草、鸡血藤各 20g,丝瓜络 30g,重楼 6g,白
酒、陈醋各适量。【用法】将方中前 4 味药共碾成细末,加入白酒和
陈醋调成膏状,敷于患者脐部,以纱布覆盖,胶布固定。每天换药
1 次。【说明】本方适用于中脏腑。

方 3

【组成】钩藤、石楠藤、还魂草、骨碎补各 12g,舒筋草、葎草各
30g,桂枝 9g,松节 6g。【用法】将上药混合共碾成极细粉末,以凡
士林调和如膏状,敷于患者肚脐上,盖以纱布,胶布固定。每天换
药 1 次。【说明】本方适用于中脏腑。

方 4

【组成】桑寄生、香樟皮各 15g,麻布袋、常山藤各 20g,山乌
龟、闹羊花根各 12g,生姜汁适量。【用法】将方中前 6 味药碾成细
末,以生姜汁调和成泥状,敷于患者脐孔上,用敷料覆盖,胶布固
定。每天换药 1 次。【说明】本方适用于中脏腑。

方 5

【组成】清阳膏 3 贴。【用法】将清阳膏温化后,分别贴于患者
肚脐、胃脘及第 6、7 胸椎上。每 3 天更换 1 次。【说明】本方适用
于中脏腑之阳闭。症见突然昏倒,不省人事,牙关紧闭,大小便闭,
肢体强痉,面赤身热,气粗口臭,躁扰不宁,苔黄腻,脉弦数。

方 6

【组成】牛黄清心丸 1 粒,清阳膏 3 贴。【用法】将牛黄清心丸
加水调成糊状,涂于患者脐孔内,外用清阳膏封贴,同时将另外 2
贴清阳膏分别贴于胃脘及第 6、7 胸椎上。每 3 天更换 1 次。【说
明】本方适用于中脏腑之阳闭。

方 7

【组成】巴豆 2 粒。【用法】将巴豆研为细末,填入患者脐孔内,外用胶布封贴。每 2～3 天更换 1 次。【说明】本方适用于中脏腑之阴闭。症见突然昏倒,不省人事,牙关紧闭,口噤不开,两手握固,大小便闭,肢体强痉,面白唇暗,静卧不烦,四肢不温,痰涎壅盛,苔白腻,脉滑缓。

方 8

【组成】石菖蒲、川芎、羌活各 50g,冰片 5g,牛黄 3g。【用法】上药共研细粉,每次取蜜 5g 调敷脐,常法固定。每天换药 1 次。【说明】本方适用于中风痰厥,神志不清。

(三)中风偏瘫

方 1

【组成】制马钱子 25g,芫花、白附子、白僵蚕、全蝎各 10g,川乌、雄黄、胆南星各 6g,白胡椒 3g。【用法】上药混合共研为细末,贮瓶备用。用时取药末适量,以黄酒调成泥状,涂于患者脐孔内及牵正穴上,盖以油纸,外用胶布封贴。每 2 天换药 1 次,6 次为 1 个疗程。【说明】本方适用于中风后遗症,口眼㖞斜。牵正穴位于耳垂前 0.5～1 寸处。

方 2

【组成】大活络丹 1 粒。【用法】大活络丹加白酒调敷脐孔,常规方法固定。每天换药 1 次。【说明】本方适用于中风之半身不遂。

方 3

【组成】马钱子 50g,芫花 20g,明雄黄、白胡椒各 2g,川乌 12g,胆南星 5g,白附子 3g。【用法】先将马钱子放砂锅内,加水与绿豆少许,放火上煎熬,待豆熟,将马钱子捞出,剥去皮毛,打成碎块。然后,在铁锅内放沙,炒热,入马钱子碎块于沙内,用木棒不停地搅拌,马钱子呈黄褐色时(不可炒黑,黑则无效),取出与诸药混合粉碎为末,过筛后备用。取药末 10～15g,撒布于 6～8cm² 胶布中间(2块),分贴于神阙、牵正穴位上。2 天换药 1 次。【说明】本方适用于中风口眼㖞斜。

方 4

【组成】天南星、黄芪各 12g,雄黄 6g,胡椒 3g。【用法】将以上各药共研细末,用水调湿敷肚脐。【说明】本方适用于中风之半身不遂。

(四)中风失语

方 1

【组成】玉蝴蝶、桔梗、薄荷各 10g,白芷 6g。【用法】加水煎煮上方,去渣取汁。将洁净纱布浸泡于药汁中,取出敷于神阙穴、肺俞穴。每天 1 次。【说明】本方适用于各型失语。

方 2

【组成】石菖蒲、远志、薄荷、胆南星各等量。【用法】上药共研细粉,每次 2g,生姜汁调敷脐内,常法固定。每天换药 1 次。【说明】本方适用于中风失语。

方 3

【组成】玫瑰、蜂蜜各 20g,柠檬 10g。【用法】上药混合共捣烂,取适量填于脐窝,外用胶布封贴。每天 1 次。【说明】本方适用于各型失语。

面 肌 痉 挛

面肌痉挛又称面肌抽搐症或面神经痉挛症,主要症状是半侧面部表情肌不自主地阵发性不规则抽搐,常先开始于眼轮匝肌,表现为一侧眼睑闪电样不自主地抽搐,较重者则扩展到同侧的其他面部表情肌,面部以牵引口角肌肉的抽搐最为明显可见,每日可发作数十次,甚至上百次。极个别的可在睡眠中发作,或两侧同时发生。病程长的患者,可伴有头晕、头痛、失眠、多梦、记忆力减退等症状。

中医学认为,本病的致病因素,常与情志刺激、精神紧张、劳累伤脾、气血虚少或肝阴不足,筋脉失养,以致肝风内动,而致肉𥆧筋惕,遂发肌肉抽搐痉挛。

方 1

【组成】全蝎、僵蚕、防风、白芷、羌活、荆芥穗、天麻各 15g。【用法】将上述药物混合共研成细末,贮瓶密封备用。临用前先用 75％乙醇或温开水洗净患者脐孔皮肤,趁湿取药末填满脐孔,外用胶布封贴。每 2 天换药 1 次,病愈停药。【说明】本方适用于面肌痉挛。症见一侧或双侧面肌不规则跳动,甚则出现半侧面肌强烈抽搐,每天发作 10 余次或数十次不等。

方 2

【组成】雄黄 3g,醋芫花 50g,马钱子生物总碱 0.1mg,胆南星 8g,白胡椒挥发油 0.05ml。【用法】将前 4 味药混合研成细末,喷入白胡椒挥发油,混合均匀,贮瓶密封备用。临用前先用温开水洗净患者脐孔皮肤,趁湿取药末 0.2g,填入患者脐孔,盖以软纸片和棉球,外用胶布封固。每 2 天换药 1 次,病愈为度。【说明】本方适用于面肌痉挛。

方 3

【组成】止痉散:胆南星 8g,明雄黄 3g,醋芫花 50g,黄芪 30g,马钱子总生物碱 0.1g。【用法】上药烘干研为细面,再喷入白胡椒挥发油,混匀,密封保存。用温水洗净并擦净患者脐部,将止痉散 250mg 敷入脐中,用胶布固定。2～7 天换药 1 次。【说明】本方适用于面肌痉挛。

方 4

【组成】天南星 8g,雄黄 3g,醋芫花 50g,黄芪 30g,马钱子总生物碱 0.1g,白胡椒挥发油 0.05ml。【用法】前 5 味药共为细粉,加冰片少许,用白胡椒挥发油、酒调,敷入脐窝,至与腹部皮肤齐平,胶布固定。每周换药 1 次。【说明】本方主治小儿面肌痉挛。

方5

【组成】天麻、防风、白芷、荆芥穗、羌活、辛夷、细辛、全蝎、僵蚕、白附子各等量。【用法】上药共研末,贮瓶密封备用。取药末10～15g填塞入脐部,胶布固定。每天1换。【说明】本方用天麻、全蝎、僵蚕、白附子息风止痉为主;辅以防风、白芷、荆芥穗、羌活、辛夷、细辛祛风通络。综合具有祛风止痉之功,故可治面肌痉挛。

面神经麻痹

面神经麻痹,俗称歪嘴风、口眼㖞斜。麻痹多为一侧,病侧面部表情完全丧失,鼻唇沟变浅,眼裂变大,眼睑不能闭合,前额皱纹消失,口角歪向健侧,鼓腮时口角漏风,流口水,笑时口角㖞斜更为明显。

本病的形成,多因人体气血不足,面部遭风寒的侵袭,因而使经络瘀滞,筋脉失养。任何年龄都可发病,但以青壮年为多见。

方1

【组成】蓖麻子净肉30g,生附子10g,冰片2g(冬季加干姜6g)。【用法】诸药混合捣蓉如膏贴脐中、地仓穴。左㖞贴右地仓,右㖞贴左地仓。贴药后上盖纱布,胶布固定。每天1换,病愈后即洗去。【说明】本方适用于口眼㖞斜。

方2

【组成】马钱子(炒至黄褐色)50g,芫花20g,雄黄、白胡椒各2g,胆南星5g,川乌、白附子各3g。【用法】上药共研细末备用,每次取药末10g,撒于胶布中间,制成2块,分贴于脐部及牵正穴上。2天换药1次,5～10天见效。【说明】本方适用于中风后遗症及口眼㖞斜。

方3

【组成】皂角末50g,艾绒、米醋各适量。【用法】将皂角加醋调和成糊,再将艾绒捻制成艾炷如绿豆大小,数量不拘。取药糊敷于脐中、颊车穴上,左㖞斜者敷右边颊车,右㖞斜者敷左边颊车。敷药后令患者侧卧,在穴位上放艾炷点燃灸之,每穴灸 5～10 壮。每天 1～2 次。【说明】本方具有温通络脉、祛散寒饮之功。

方 4

【组成】胆南星 8g,明雄黄 3g,醋芫花 50g,黄芪 30g,马钱子生物总碱 0.1mg。【用法】上药共烘干研末,再喷入白胡椒挥发油 0.05ml 混匀。如肝阳上扰,加羚羊角粉(代)3g,钩藤 20g;血瘀,加乳香、没药各 15g,冰片 10g,再合齐痉散为 1 料药备用。每次取药粉 250mg,填入脐内按紧,胶布密封固定。2～5 天换药 1 次,直至病愈。【说明】诸药合用具有扶正补气、祛痰通络的作用,元气充足、腠理紧密则风痰不得窜络,故可治口眼㖞斜、面肌痉挛、体虚多汗之症。一方,无黄芪亦效。

厥 证

厥证也称昏厥,是指突然昏倒,不省人事,四肢厥冷,面色苍白。轻者昏厥时间较短,自会逐渐清醒,清醒后无偏瘫、失语、口眼㖞斜等后遗症;严重者则会一厥不醒而导致死亡。

厥证的病因很多,主要是由于情志刺激,生气恼怒,气机运行突然逆乱所致。

现代医学之休克、虚脱、高血压危象、低血糖等,均可参照本篇辨证施治。

方 1

【组成】炮姜、附子各 15g,食盐、葱白各适量。【用法】将炮姜和附子研为细末,贮瓶备用。用时将药末填满患者脐孔,再将葱白切碎和食盐一起在锅内炒热,用布包裹,趁热熨于患者脐部,药冷则再炒再熨。【说明】本方适用于寒厥。症见突然昏倒,不省人事,面色苍白,四肢厥冷,舌淡苔润,脉微欲绝。

方 2

【组成】公丁香、干姜、细辛、肉桂各 10g,生姜 1 片,艾炷适量。【用法】将方中前 4 味药共碾成细末,装瓶备用。用时将药末填满患者脐孔,盖以生姜片,再将艾炷置于姜片之上,点燃灸之,不拘壮数,灸至患者苏醒为止。【说明】本方适用于寒厥。

方 3

【组成】葱白适量。【用法】将葱白切碎,在锅内炒热,用布包裹,趁热熨于患者脐部,冷则更换新炒热药,熨至手足出汗时为止。【说明】本法适用于昏厥。

方 4

【组成】食盐、生姜汁、艾炷各适量。【用法】将食盐、生姜汁填满患者脐孔,使之略高出皮肤,再将大艾炷置于盐上,点燃灸之,灸至患者苏醒为止。【说明】本方适用于昏厥。

方 5

【组成】生姜 1 片,艾炷适量。【用法】将姜片放入患者脐孔内,紧贴脐孔底部皮肤,置艾炷于姜片之上,点燃灸之,灸至患者苏醒为止。【说明】本方适用于昏厥。若配合用搐鼻散(细辛、皂角、半夏)吹入患者鼻腔内,使喷嚏频作,可促使患者尽快苏醒。

第五节　运动系统疾病

痹　　病

痹病是指人体感受风寒湿邪的侵袭,使气血阻塞,运行不利,引起肢体关节肌肉疼痛、酸楚、麻木、屈伸不利或关节肿胀的一类疾病。

痹病的发生与气候变化、生活环境、个人体质及抗病能力等因素有关。一般是在人体气血不足,腠理不密,卫阳不固的情况下,风寒湿邪乘虚侵袭而发病。痹病一般分行痹、著痹、痛痹进行论治。

现代医学的风湿热、痛风、风湿性肌炎、风湿性关节炎、类风湿关节炎均属本证范畴,可参考本篇辨证施治。

方 1

【组成】当归、川芎、白芷、陈皮、苍术、厚朴、半夏、麻黄、枳壳、桔梗各 3g，干姜、吴茱萸各 1.5g，甘草 1g，羌活 6g，草果 5g，黄芩 4.5g，薏苡仁 9g，散阴膏 2 贴。【用法】除散阴膏外，其余药物共碾成细末，贮瓶备用。用时取药末 9g，以温开水调如泥状，纳入患者脐孔内，外用散阴膏封贴，同时将另一贴散阴膏贴于命门穴。每 3 天更换 1 次，5 次为 1 个疗程。【说明】本方适用于著痹。症见肢体关节重着、酸痛或有肿胀，痛有定处，手足沉重，活动不便，肌肤麻木不仁，苔白腻，脉濡缓。命门穴位于第 2 腰椎棘突下。

方 2

【组成】当归、川芎、白芷、陈皮、苍术、厚朴、半夏、麻黄、枳壳、桔梗各 3g，干姜、桂枝、吴茱萸各 1.5g，羌活、独活各 6g，散阴膏药适量。【用法】除散阴膏药外，其余药物共碾成细末，装瓶备用。用时将散阴膏药置水浴上溶化，加入适量药末，搅匀，摊涂布上，每贴重 20～30g，贴于患者肚脐及命门穴上。每 3 天更换 1 次。【说明】本方适用于痛痹。症见肢体关节疼痛较剧，痛有定处，得热痛减，遇寒痛增，关节不可屈伸，局部皮色不红，触之不热，苔薄白，脉弦紧。

方 3

【组成】附子、木香、炒吴茱萸、马兰子、蛇床子、肉桂各 12g，生姜汁适量。【用法】将前 6 味药共碾成细末，装瓶备用。用时取药末 6g，以生姜汁调如膏状，敷于患者脐孔内，外盖以纱布，胶布固定。每天换药 1 次，10 次为 1 个疗程。【说明】本方适用于痛痹或行痹。行痹症见肢体关节酸痛，游走不定，关节屈伸不利，或见恶风发热，苔薄白，脉浮。

腰　　痛

腰痛是指以腰部疼痛为主要症状的一类病证，可表现为腰部的一侧或两侧疼痛。因腰为肾之府，故腰痛与肾的关系最为密切。

引起腰痛的原因很多。凡感受寒湿之邪,或负重扭伤,以致邪阻经络,气血不和,或因素体虚弱多病,年老精衰,不能濡养经脉,均可发生腰痛。

临床上可分为寒湿腰痛、湿热腰痛、肾虚腰痛、瘀血腰痛 4 种类型。

方 1

【组成】木香、桂枝、肉桂、附子、炒吴茱萸、马兰子、蛇床子各 15g,面粉、生姜汁各适量。【用法】将方中前 7 味药共碾成细末,贮瓶备用。用时取药末适量,加入面粉拌匀,用生姜汁调和如泥状,敷于患者肚脐及腰部痛处,外以纱布覆盖,胶布固定。每天换药 1 次,10 次为 1 个疗程。【说明】本方适用于寒湿腰痛。症见腰部冷痛重着,转侧不利,逐渐加重,静卧痛不减,遇阴雨天加重,苔白腻,脉沉而迟缓。

方 2

【组成】海艾、蛇床子各 15g,土木鳖 4 个。【用法】将上药共碾成细末,装入布袋内,平摊于患者脐部,再用热水袋熨之。每天 2 次。【说明】本方适用于寒湿腰痛。

第六节　血液系统疾病

吐　血

凡血由胃而来,从口吐出或呕出,并夹有食物残渣,血色多黯红或呈棕褐色的,称为吐血。

吐血的原因,多由饮食失节,过食辛辣,胃中积热,或肝郁化火,火邪犯胃,脉络受伤,或脾气亏虚,血失统摄所致。

现代医学之胃及十二指肠溃疡病、慢性胃炎、肝硬化、胆道疾患、胃癌、食管癌等所致之吐血,均属本证范畴,可参照本篇辨证施治。

方1

【组成】生大黄 30g,米醋适量。【用法】将生大黄研为细末,加入米醋调和如膏状,装瓶密封备用。用时取药膏 9g,涂于患者脐孔内,外以纱布覆盖,胶布固定。每天换药 1 次,3～5 次为 1 个疗程。【说明】本方适用于胃热壅盛型吐血。症见脘腹胀满,甚则作痛,吐血色红或紫黯,常夹有食物残渣,口臭,便秘或大便色黑,舌红,苔黄腻,脉滑数。大黄性味苦寒,有泻火凉血、引热下行之功。

方2

【组成】生大黄、栀子各 20g,米醋适量。【用法】将生大黄和栀子研为细末,贮瓶备用。用时取药末适量,以米醋调成膏状,敷于患者肚脐上,盖以纱布,胶布固定。每天换药 1 次。【说明】本方适用于肝火犯胃型吐血。症见吐血色红或紫黯,口苦胁痛,心烦易怒,寐少梦多,舌质红绛,脉弦数。

方3

【组成】百草霜 15g,大蒜 1 头,鲜小蓟、鲜墨旱莲各适量。【用法】先将鲜小蓟和墨旱莲共捣烂取汁,再将大蒜捣烂如泥,然后将百草霜与蒜泥调和均匀,掺入小蓟、墨旱莲鲜汁制成膏状,敷于患者的脐窝及双侧涌泉穴,外以纱布覆盖,胶布固定。每天换药 2 次或 3 次。【说明】本方适用于吐血不止。

方4

【组成】小蓟、大蓟、白茅根、大蒜各 10g。【用法】捣烂敷脐,常规固定。每天 1 次,连用 3 天。【说明】本方适用于血热吐血。

鼻　　衄

凡血液不循常道,而上溢于鼻腔,渗出体外,非由外伤所致,称作鼻衄。它是临床中常见的一种疾病,俗称流鼻血。

本病的产生,多由于肺胃热盛,肝火上炎,迫血妄行,或气虚不能统摄血液所致。

现代医学之再生障碍性贫血、白血病、血小板减少、尿毒症等引起的鼻出血,均可参照本篇辨证施治。

方1

【组成】黄芩、桑白皮、生地黄、玄参、侧柏叶各15g,清阳膏2贴。【用法】上方除清阳膏另用外,其余药物共碾成细末,贮瓶备用。用时取药末适量,以凉开水调和成膏状,涂于患者脐孔内,外用清阳膏封固,同时将另一贴清阳膏贴于背部第6、7胸椎处。每3天换药1次。【说明】本方适用于热邪犯肺型鼻衄。症见鼻燥血衄,口干咽燥,或兼有身热,咳嗽少痰等,舌质红,苔薄,脉数。

方2

【组成】生石膏30g,知母15g,麦冬18g,黄芩、牛膝各12g,清阳膏药适量。【用法】将前5味药共碾成极细粉末,过筛,装入瓶中备用。用时将清阳膏药置水浴上溶化,加入适量药末,搅匀,摊于布上,每贴重20～25g,分别贴于患者的肚脐及胃脘处。每2～3天更换1次。【说明】本方适用于胃热炽盛型鼻衄。症见鼻衄或兼齿衄,血色鲜红,口渴欲饮,鼻干,口干臭秽,烦躁,便秘,舌红,苔黄,脉数。

方3

【组成】龙胆、柴胡各15g,栀子、黄芩各12g,生地黄、白茅根各18g,木通9g,清阳膏1贴。【用法】上方除清阳膏另用外,其余药物混合共碾成细末,贮瓶备用。用时取药末适量,以凉开水调成稠膏状,敷于患者脐孔内,外用清阳膏封贴。每2～3天换药1次。【说明】本方适用于肝火上炎型鼻衄。症见鼻衄,头痛,目眩,耳鸣,烦躁易怒,两目红赤,口苦,舌红,脉弦数。

便　　血

凡血液从肛门排出体外,无论大便前或大便后下血,或单纯下血,或与粪便夹杂而下,均称为便血。

便血多由于饮酒过多,或嗜食辛辣,肠中积热,灼伤脉络,或脾气虚弱,不能统摄血液所致。故以清化湿热、凉血止血,或健脾益气、养血止血为治疗大法。

现代医学之溃疡性结肠炎、肿瘤、痔疮、肛裂等所致的出血,以及上消化道出血之黑粪,均属本病范畴。

方 1

【组成】清阳膏 2 贴。【用法】将清阳膏温化后,分别贴于患者肚脐及长强穴上。每 3 天更换 1 次。【说明】本方适用于湿热蕴肠型便血。症见下血鲜红,肛门肿痛,大便不畅或溏泻,舌苔黄腻,脉滑数。长强穴在尾骨端下,当尾骨端与肛门连线的中点处。

方 2

【组成】川芎、当归各 3g,黄连、槐花各 6g,清阳膏药适量。【用法】将川芎、当归、黄连和槐花混合均匀,取 3/4 煎水,反复洗抹患者的肚脐及肛门处,剩余部分碾成细末候用。将清阳膏药置水浴上溶化后,加入适量药末,搅匀,分摊于布上,每贴重 20～25g,分别贴于患者的肚脐及长强穴上。每 3 天换药 1 次。【说明】本方适用于湿热蕴肠型便血。

方 3

【组成】生大黄 30g,米醋适量。【用法】将生大黄研为细末,过筛,贮瓶备用。用时取药末适量,以米醋调和成膏状,涂于患者脐孔内,外以纱布覆盖,胶布固定。每天换药 1 次,3 次为 1 个疗程。【说明】本方适用于湿热蕴肠型便血。

尿　血

凡尿中混有血液,或伴有血块夹杂而下,排尿时不痛或痛不明显者称为尿血,亦称溺血或溲血。

尿血的病变部位主要在肾和膀胱,其病因病理为热伤血络,或心、肝之火下移膀胱,损伤脉络,或脾肾不固,统摄无力等。

现代医学之血小板减少性紫癜、急性肾盂肾炎、肾结核、肾癌、膀胱癌等,均可发生尿血,可参考本篇辨证施治。

方 1

【组成】蒲黄、墨旱莲、车前子各 20g,清阳膏 2 贴。【用法】将蒲黄、墨旱莲和车前子共碾成细末,过筛,贮瓶备用。用时取药末 12g,以凉开水调和成糊状,敷于患者脐孔内,外用清阳膏封固,同时将另一贴清阳膏贴于小腹部。每 2～3 天换药 1 次,血止方可停药。【说明】本方适用于下焦热盛型尿血。症见尿黄赤不畅,灼热,尿血鲜红,或伴有小腹胀热不舒,舌尖红,苔黄,脉数。

方 2

【组成】莴苣适量。【用法】将莴苣捣烂如膏状,敷于患者肚脐上,外以纱布覆盖,胶布固定。每天换药 2 次。【说明】本方适用于下焦热盛型尿血。

方 3

【组成】黄柏 30g,莴苣适量。【用法】将黄柏研为细末,装入瓶中备用。用时取药末适量,同莴苣共捣烂如膏状,分别敷于患者的肚脐及双侧膀胱俞穴上,盖以纱布,胶布固定。每天换药 2 次。【说明】本方适用于急性尿血。膀胱俞穴在骶部,当骶正中嵴旁 1.5 寸,平第 2 骶后孔。

咯 血

方 1

【组成】鲜茜草根 10g。【用法】上药捣烂敷脐,常规方法固定。每天 1 次,连用 5 天。【说明】本方适用于血热咯血。

方 2

【组成】大蒜、生附子各适量。【用法】生附子研细末,与大蒜共捣如烂泥状,贴脐和涌泉穴。【说明】本方适用于咯血。

方 3

【组成】生大黄 10g。【用法】将生大黄烘干,研末,用醋调成膏,纱布包裹,敷神阙穴。纱布覆盖,胶布固定。2～3 天换药 1 次,3 次为 1 个疗程。【说明】本方适用于血热咯血。

方 4

【组成】桑寄生、栀子各等份。【用法】将上药捣碎敷脐部,盖以纱布,胶布固定。【说明】本方适用于紫癜伴吐血、衄血。

第七节　泌尿系统疾病

水　肿

水肿是体内水液潴留,泛溢肌肤,引起头面、眼睑、四肢、腹部以及全身浮肿的,称为水肿,是临床常见的病证之一。本病可分为阴水和阳水。凡外感风邪水湿引起的水肿,多属阳水,属实证,病在肺、脾;内伤饮食、劳倦、纵欲引起的水肿,多属阴水,属虚证,病在脾、肾。

现代医学之急性肾炎、慢性肾炎、心脏病、营养不良及内分泌紊乱等所出现的水肿,均属本病范畴,可参考本篇进行施治。

(一)水湿壅滞

方 1

【组成】菟丝子、地龙各 15g,蓖麻子 27g,葱白 1 根,蜂蜜适量。【用法】将前 4 味药混合共捣烂,加入蜂蜜调和成膏状,敷于患者肚脐上,盖以纱布,胶布固定。每天换药 1 次,10 次为 1 个疗程。【说明】本方适用于水肿的实证。症见发病急速,突然浮肿,水肿自上而下,多从头面开始,后遍及全身,以上半身较著,按之凹陷,容易恢复,苔白,脉浮。

方 2

【组成】煅牵牛子、煅猪牙皂各 8g,木香、沉香、乳香、没药各 9g,琥珀 3g。【用法】将上药混合共研成细末,混合均匀,贮瓶密封备用。用时取药末适量,用温开水调和成稠膏状,敷于患者肚脐上,纱布覆盖,胶布固定。每天换药 1 次,8～10 次为 1 个疗程。【说明】本方适用于水肿的实证,兼有便秘者。

方 3

【组成】地龙、煅硼砂、猪苓各 30g,葱汁适量。【用法】将前 3 味药混合共碾成细末,过筛,贮瓶密封备用。用时取药末 15g,以葱汁调和如膏状,直接敷于患者肚脐上,外以纱布覆盖,胶布固定。每天换药 1 次,8～10 次为 1 个疗程。【说明】本方适用于水肿的实证,还可在本方中加入甘遂适量,以加强利水消肿的作用。

方 4

【组成】赤小豆、商陆各 60g,丝瓜藤 15g,生姜适量。【用法】将前 3 味药混合共碾成细末,贮瓶备用。用时取药末适量,与生姜共捣烂如膏状,敷于患者脐部,外盖以纱布,胶布固定。每天换药 1 次,10 次为 1 个疗程。【说明】本方适用于水肿的虚证。症见病起日久,反复发作,水肿自下而上,多为下肢先肿,或脘腹胀满,以下半身水肿较著,按之凹陷,恢复较慢,或见腰膝酸弱,头晕乏力,舌淡苔白厚腻,脉沉。

方 5

【组成】巴豆 12g,轻粉 6g,硫黄 3g,生姜 3 片。【用法】将前 3 味药共碾成细末,贮瓶备用。用时取药末适量,与生姜共捣烂成稠膏状,填入患者脐孔内,盖以纱布,胶布固定。每 2 天换药 1 次,5 次为 1 个疗程。【说明】本方适用于水肿、黄胖等病证。方中轻粉有剧毒,外用也须注意,不可过量,以防中毒。

(二)脾阳虚衰

方 1

【组成】苍术、白术、陈皮、甘草、猪苓、泽泻、茯苓、桂枝各 6g,散阴膏 2 贴。【用法】将方中前 8 味药物混合共碾成细末,贮瓶备用。用时取药末 6g,以温开水调和成膏状,敷于患者脐孔内,外用散阴膏封贴,同时将另一贴散阴膏贴于命门穴。每 3 天换药 1 次,病愈方可停药。【说明】本方适用于脾阳虚衰型水肿。症见身肿,腰以下为甚,按之凹陷不易恢复,脘腹胀闷,纳减便溏,神倦肢冷,小便短少,舌质淡,苔白腻或白滑,脉沉弱或沉缓。

方 2

【组成】苍术、白术、厚朴、草果、大腹皮、木瓜、附子、车前子、牛膝各 3g,木香、炮姜各 1.5g,散阴膏药适量。【用法】上方中除散阴膏药外,其余药物混合共碾成细末,贮瓶备用。用时将散阴膏药置水浴上溶化后,加入适量药末,搅匀,分摊于纸上或布上,每贴重 20～30g,贴于患者的肚脐及命门穴上。每 3 天更换 1 次,5 次为 1 个疗程。【说明】本方适用于脾阳虚衰型水肿。

方 3

【组成】赤小豆 100g。【用法】将赤小豆研成极细粉末,装瓶备用。用时取药末 30～50g,以水调和成糊状,敷于患者肚脐上,外用纱布覆盖,胶布固定。每天换药 1 次,10 次为 1 个疗程。【说明】本方适用于脾阳虚衰型水肿。赤小豆有益脾胃、除水湿、利小便之功,故能消除水肿。

方 4

【组成】白术、厚朴、独活、吴茱萸、肉桂、木香、八角茴香、花椒壳、肉豆蔻、陈皮、槟榔各 3g,附子 6g,泽泻 9g,散阴膏药适量。【用法】上方中除散阴膏药外,将其余药物混合共碾成细末,贮瓶备用。用时将散阴膏药置水浴上溶化后,加入适量药末,搅匀,分摊于纸上或布上,每贴重 20～30g,贴于患者的肚脐及命门穴上。每 3 天更换 1 次,5 次为 1 个疗程。【说明】本方适用于脾肾两虚型水肿。症见全身浮肿,腰以下为甚,面色萎黄或㿠白,纳少便溏,四肢厥冷,怯寒神疲,尿量减少或增多,舌质淡胖,脉沉细。

(三)肾阳衰微

方

【组成】熟地黄、山药、山茱萸、茯苓、牡丹皮、泽泻、桂枝、附子、车前子、牛膝各 9g,散阴膏 2 贴。【用法】上方中除散阴膏外,其余药物混合共碾成细末,贮瓶备用。用时取药末适量,以温开水调和成膏状,敷于患者脐孔内,外用散阴膏封贴,同时将另一贴散阴膏贴于命门穴。每 3 天换药 1 次,5 次为 1 个疗程。【说明】本方适用于肾阳衰微型水肿。症见面浮身肿,腰以下为甚,按之凹陷不起,心悸,气促,腰部冷痛酸重,尿量减少或增多,四肢厥冷,怯寒神疲,面色灰滞或㿠白,舌质淡胖,苔白,脉沉细或沉迟无力。

(四)湿热下注

方 1

【组成】田螺(去壳)4 个,大蒜 30g,车前子 6g。【用法】将上药共捣烂成膏状,敷于患者脐孔上,盖以纱布,胶布固定。每天换药 1 次,至水肿消尽为度。【说明】本方适用于水肿。一般敷 3 次见效。病愈后,终身须戒食田螺。

方 2

【组成】鲜葡萄根、鲜芦根、葱白各适量。【用法】将上药洗净,共捣烂如膏状,敷于患者脐孔上,盖以纱布,胶布固定。每天换药 1～2 次,10 天为 1 个疗程。【说明】本方适用于水肿。

方 3

【组成】鲜土牛膝、大蒜各 24g。【用法】将上药共捣烂如泥状,贴敷于患者肚脐上,盖以纱布,胶布固定。每天换药 1 次,10 次为 1 个疗程。【说明】本方适用于水肿。

方 4

【组成】活蝼蛄 6 只。【用法】将蝼蛄捣烂如膏状,敷于患者脐孔内,外以敷料覆盖,胶布固定。每 2 天换药 1 次,水肿消退为度。【说明】本方有利尿消肿之功,适用于各种类型的水肿。蝼蛄又名土狗、地狗、拉拉狗,味咸性寒,入胃、膀胱经,功专利水退肿。

方 5

【组成】大戟、芫花、甘遂、海藻各 10g,甘草适量。【用法】将前 4 味药碾成细末,贮瓶备用,甘草煎水候用。用时取药末适量,以陈醋调和如膏状,敷于患者脐孔内,外以纱布覆盖,胶布固定,再服下甘草水。每天换药 1 次,6 次为 1 个疗程。【说明】本方适用于各种类型的水肿。方中甘草反大戟、芫花、甘遂、海藻,而在运用中,前 4 味为外敷,后 1 味为内服,取其药性相反而奏效。对于相反之药,用之得当,常可收到意想不到的疗效。

(五)急、慢性肾炎

方 1

【组成】马蹄金适量。【用法】将马蹄金捣烂如膏状,敷于患者肚脐上,盖以塑料薄膜,用绷带包扎固定。每天换药 1 次或 2 次,10 天为 1 个疗程。【说明】本方适用于急性肾炎水肿。马蹄金又名荷包草、黄疸草、小金钱草,味辛性凉,有清热利湿、解毒消肿之功。

方 2

【组成】生姜、青葱、大蒜各 24g。【用法】将上药共捣烂如泥状,敷于患者脐孔上,外以纱布覆盖,胶布固定。每天换药 3 次,10 天为 1 个疗程。【说明】本方适用于急、慢性肾炎水肿。通常敷药 2 天后,小便量即逐渐增多,水肿也随之消退。

方 3

【组成】鲜鹤虱 60～100g,红糖、食盐各 10g。【用法】将上药混合共捣烂如膏状,敷于患者肚脐上,覆盖油纸及纱布,胶布固定。每天换药 1 次,6～8 次为 1 个疗程。【说明】本方适用于肾性水肿。治疗期间须卧床休息,进低盐饮食。

方 4

【组成】马鞭草、乌桕叶、萱草根各 36g,生姜 9g,葱白 3 根。【用法】将上药混合共捣烂如膏状,敷于患者肚脐上,以塑料薄膜覆盖,绷带包扎固定,再用热水袋熨于肚脐处,持续 30 分钟。每天换药热熨 2 次。【说明】本方适用于肾炎水肿。一般用药当天即尿量增多,水肿减轻。如复发,再用仍有效。

方 5

【组成】鲜葎草茎叶适量。【用法】将鲜葎草茎叶捣如泥膏,外敷脐部。【说明】本方适用于急性肾炎。

方 6

【组成】鲜浮萍 30g,生姜 3 片,青葱 3 根。【用法】上 3 味同捣烂,温热敷肚脐上,一昼夜敷 3 次。【说明】本方适用于肾炎。

方 7

【组成】腹水饼:田螺 1 个,甘遂 5g,雄黄 3g,麝香 0.3g。【用法】将前 3 味药混合捣蓉,制成如 5 分硬币大之圆饼。再将麝香研为极细末,用时先取 0.1g 放入神阙穴,再以药饼盖其上,覆以纱布,胶布固定。每天 1 次。【说明】本方适用于一切水肿。

方 8

【组成】商陆、大戟、甘遂各等份。【用法】将上述 3 味药混合研为细末,每次取药末 5～10g,撒布于神阙穴,盖以纱布,胶布固定。每天换药 1 次。【说明】本方适用于急性期、急性发作期肾炎水肿。

淋 证

淋证是指小便频数短涩,滴沥刺痛,欲出未尽,小腹拘急,或痛引腰腹的病证。根据临床所见,本证可分为气淋、石淋、血淋、膏淋、劳淋、热淋 6 种。

本病的发生,主要是湿热蕴结下焦,或肝气郁久化火,阻于下焦,导致膀胱气化失常,小便不利,发生淋证。

现代医学中的泌尿系感染、泌尿系结石、泌尿系结核、前列腺炎、乳糜尿等均属本证范畴,可参考本篇进行施治。

(一)气淋

方 1

【组成】大田螺 20 个,轻粉少许。【用法】将田螺用净水养之,待田螺口中吐出泥后,澄去上面清水,用下面浓泥调和轻粉如膏状,直接敷于患者脐孔内,盖以纱布,胶布固定。每天换药 1 次,5 次为 1 个疗程。【说明】本方适用于气淋。症见小便涩滞不利,欲尿而难出,少腹胀满而痛,苔薄白,脉沉弦。

方 2

【组成】食盐 20g,淡豆豉 30g,艾炷 27 壮。【用法】将盐和淡豆豉共研为细末,贮瓶备用。用时取药末适量填满患者脐孔,再将艾炷置于药末上,点燃灸之,连续灸 27 壮。每天 1 次或 2 次,3～5 天为 1 个疗程。【说明】本方适用于气淋。

方 3

【组成】连须葱白 200～300g。【用法】将葱白捣烂,蒸熟,趁热敷于患者肚脐上,盖以纱布,胶布固定。每天换药 1 次或 2 次,病愈方可停药。【说明】本方适用于气淋。

(二)热淋

方 1

【组成】黄芩、栀子各 12g,车前子、木通各 9g,行水膏药适量。【用法】将方中前 4 味药混合共碾成细末,贮瓶备用。用时将行水膏药置水浴上溶化后,加入适量药末搅匀,分摊于布上,每贴重 20～30g。贴于患者的肚脐上。每 3 天更换 1 次。【说明】本方适用于热淋。症见小便短数,灼热刺痛,溺色黄赤,少腹拘急胀痛,或有寒热、口苦、呕恶、大便秘结,苔黄腻,脉濡数。

方 2

【组成】木通、硝石各 30g,清阳膏 1 贴。【用法】将木通和硝石共碾成细末,贮瓶备用。用时取药末 6g,以凉开水调和成膏状,敷于患者脐孔内,外用清阳膏封贴。每 3 天换药 1 次,2 次为 1 个疗程。【说明】本方适用于热淋。

方 3

【组成】连翘、栀子、竹叶、木通各 12g,清阳膏药适量。【用法】将方中前 4 味药共碾成细末,过筛,装瓶备用。用时将清阳膏药置水浴上溶化后,加入适量药末,搅匀,分摊于纸上或布上,每贴重 20～30g,贴于患者肚脐及小腹部。每 3 天更换 1 次。【说明】本方适用于热淋。方中若加入麦冬、生地黄各 15g,则收效更捷。

(三)血淋

方 1

【组成】麻黄根、血余炭各 6g,车前子 24g,地骨皮 60g。【用法】

将上药煎取药液,反复洗抹患者脐腹及腰部。每次 30 分钟,每天
2 次或 3 次。【说明】本方适用于血淋。症见小便热涩刺痛,尿色
深红或有血块,疼痛满急加剧,或见心烦,苔黄,脉滑数。

方 2

【组成】黄柏、栀子各 30g,木通 10g,葛苣适量。【用法】将方
中前 3 味药共碾成细末,与葛苣共捣烂如膏状,敷于患者肚脐上,
盖以纱布,胶布固定。每天换药 1 次或 2 次,病愈为止。【说明】本
方适用于血淋。

方 3

【组成】小蓟、益母草、牛膝、车前子、血余炭各适量,清阳膏 1
贴。【用法】将方中前 5 味药物共碾成细末,贮瓶备用。用时取药
末适量,用凉开水调如糊状,涂于患者脐孔内,外用清阳膏封贴。
【说明】本方适用于血淋。

方 4

【组成】近根葱白 3cm,艾炷 7 壮。【用法】将葱白捣烂如膏
状,直接敷于患者脐孔内,再将艾炷置于药膏之上,点燃灸之,连续
灸 7 壮。每天 1 次。【说明】本方适用于血淋或膏淋。膏淋症见尿
浑浊如泔水,或带有滑腻凝块,排尿时热涩刺痛,舌质略红,脉滑。

方 5

【组成】葛苣 1 把。【用法】上药捣烂敷脐部。每天 1 次。【说
明】本方适用于血淋。用鲜品治疗本病更佳。

方 6

【组成】鲜虎杖根 100g,乳香 15g,琥珀 10g,麝香 1g。【用法】
以鲜虎杖根和诸药混合,捣蓉如膏(如无鲜虎杖根,可取干品粉碎
为末,过筛,用葱白和诸药捣蓉如膏用)。取药膏如枣大,放于胶布
中间,贴敷在神阙、膀胱俞、肾俞穴上,每穴 1 张。每天换药 1 次。
【说明】本方适用于血淋、石淋。

(四)石淋

方 1

【组成】芒硝 30g,葱白 2 根,食盐少许。【用法】将芒硝碾为细末,贮瓶备用。用时取药适量,与葱白、食盐共捣烂如膏状,敷于患者脐孔内,盖以纱布,胶布固定。每天换药 1 次,10 次为 1 个疗程。【说明】本方适用于石淋。症见小便艰涩,排尿时突然中断,小腹拘急,或腰腹绞痛难忍,尿中带血,舌红苔薄黄,脉弦或数。

方 2

【组成】鲜白茅根适量,食盐少许。【用法】将上药共捣烂如膏状,敷于患者脐部,外用纱布覆盖,胶布固定。每天换药 1 次,10 次为 1 个疗程。【说明】本方适用于石淋。

方 3

【组成】生葱白 3～5 茎,生白盐少许。【用法】上方共捣蓉如膏。取药膏如枣 1 块,放胶布中间,贴敷神阙、小肠俞、膀胱俞穴,每穴 1 张。每天换药 1 次。【说明】本方适用于各型石淋。

方 4

【组成】田螺 7 个,淡豆豉 10 粒,连须葱头 3 个,车前草(鲜)3 棵,食盐少许。【用法】上药共捣烂,作饼敷脐部。每天 1 换。【说明】本方适用于泌尿系结石。

(五)劳淋

方 1

【组成】益智、附子、干姜、山茱萸各 15g,麝香 0.2g,黄酒适量。【用法】将前 4 味药共碾为细末,贮瓶密封备用。用时取药末适量,加入麝香研匀,用黄酒调和如膏状,敷于患者脐孔内,外以纱布覆盖,胶布固定。每天换药 1 次,10 次为 1 个疗程。【说明】本方适用于劳淋。症见淋证经久不愈,或时愈时发,每遇劳累即小便频急或尿痛,腰膝酸软,神疲乏力,舌质淡,脉虚弱。

方 2

【组成】葱白、童尿、黄土、食盐各适量。【用法】将葱白、童尿和黄土共捣烂如膏状候用,再将食盐炒热,置脐孔内,用手指反复揉出汗后,旋即将药膏敷于患者肚脐上,盖以敷料,胶布固定。每天换药1次。【说明】本方适用于劳淋之小便淋漓涩痛。

(六)膏淋

方1

【组成】白胡椒9粒,麝香0.3g。【用法】将上药分别研为细末,备用。用时先用温开水洗净患者脐孔皮肤,旋即将麝香末纳入脐孔内,再将胡椒末盖在上面,盖以软纸片及棉球,外用胶布封固。每5天换药1次,4次为1个疗程。【说明】本方适用于慢性前列腺炎或肾盂肾炎。

方2

【组成】生姜、食盐、童尿、黄土各适量。【用法】生姜、童尿、黄土共捣如膏。食盐炒热置脐孔,用手揉出汗后,将药膏敷脐,常法固定。每天换药1次。【说明】本方适用于膏淋。

方3

【组成】地龙1条,蜗牛1个。【用法】上药共捣烂,用温水洗净脐部皮肤,将药敷脐。每天换药1次,10次为1个疗程。【说明】本方适用于石淋、膏淋、血淋。

方4

【组成】丁香、肉桂各等份。【用法】上药焙干,共研细末,过筛;黄酒或水调成膏,纱布包裹神阙穴,外用胶布固定。寒甚者,丁香、肉桂比例改为1:3。每天1次,5次为1个疗程。【说明】本方适用于尿频。

尿　　浊

尿浊是以小便浑浊,白如泔浆,排尿时无疼痛为主症的病证。临床上常将其分为白浊、赤浊进行施治。

本病多由恣食肥甘厚味,脾失健运,酿湿生热,或病后湿热余邪未清,蕴结下焦,清浊不分,或病延日久,脾虚气陷,肾虚固摄无权等所致。若热盛伤络,络损血溢,则尿浊夹血;若脾虚不能统血,或肾阴亏损,虚火伤络,也可形成尿浊夹血。

本病相当于现代医学的前列腺炎、尿道炎等疾病。

方 1

【组成】童便制牡蛎 30g,大蒜 45g。【用法】将牡蛎研为细末,与大蒜共捣烂如泥状,敷于患者肚脐上,外用纱布覆盖,胶布固定。每天换药 1 次,7 次为 1 个疗程。【说明】本方适用于白浊。症见小便浑浊,如乳白状,小腹坠胀,尿意不畅,面色无华,乏力,或进油腻食物则发作加重,舌淡,脉虚数。

方 2

【组成】鹿骨、龙骨、蛇骨、附子、木香、丁香、沉香、五灵脂、乳香、没药、雄黄、朱砂、胡椒、夜明砂、雄鼠粪、青盐各 3g,麝香少许,艾炷适量。【用法】以上诸药除麝香、艾炷外,其余药物混合共碾成细末,贮瓶备用。用时先将麝香纳入患者脐孔内,以药末覆盖,再用薄槐树皮盖在脐孔上,并在脐周用面糊围一圈,然后将艾炷置于槐树皮上,点燃灸之,待热气入腹时止灸,盖以纱布,胶布固定。每 3 天 1 次,病愈为度。【说明】本方适用于脾肾虚寒所致的尿浊。症见尿浑浊,白如泔浆,排尿时无疼痛,兼见形寒肢冷,面色㿠白,腰膝酸软,肢倦乏力,舌质淡胖,苔白,脉弱或沉迟无力。

方 3

【组成】椿根白皮 90g,干姜、白芍、黄柏各 30g,麻油、黄丹各适量。【用法】上药除黄丹外,将其余药物浸入麻油中半天,移入锅中,用文火煎熬,至枯黄色后,过滤去渣。用熬油至滴水成珠时离火,徐徐加入黄丹,并用力搅拌,收膏。倒入冷水中浸泡 3～5 天去火毒。每天换水 1 次。然后取出膏药晾干置阴凉处贮存。用时取膏药肉置水浴上溶化,分摊于纸上或布上,每贴重 20～30g,贴于患者肚脐上。每 3 天更换 1 次。【说明】本方适用于赤白浊。症见尿浑浊,或夹凝块,上有浮油,或带血丝、血块,或尿道有涩热感,口渴欲饮,苔黄腻,脉濡数。

癃　闭

癃闭是指尿量少,点滴而出,甚至尿闭塞不通为主症的一种疾病。其中又以排尿不畅,点滴而短少,病势较缓者为"癃";以尿闭塞,欲解不得出,胀急难通,病热较重者为"闭"。一般统称为癃闭。

本病的发生,主要是三焦气化失常,膀胱气化不利所致。其病因主要是上焦肺热气壅,水道通调受阻;中焦湿热不解,下注膀胱;下焦命门火衰,不能化水行气。但以肾与膀胱为发病主要脏器。

现代医学的膀胱结石、前列腺肥大、神经性排尿障碍及尿道外伤或炎症所致的尿潴留,均可参照本篇进行施治。

(一)寒性癃闭

方 1

【组成】皂角、半夏各 15g,麝香 0.5g,生姜 3 片。【用法】将方中前 3 味药共研为细末,贮瓶密封备用。用时取药末 5g,与生姜共捣烂成稠膏状,敷于患者脐窝内,以纱布覆盖,胶布固定,再用热水袋熨于脐部。【说明】本方适用于寒性癃闭。症见尿点滴而下,甚则闭而不通,四肢不温,畏寒喜暖,舌淡苔白,脉沉迟。

方 2

【组成】皂角 10g,连须葱头 3 个。【用法】将皂角研为细末,与葱头共捣烂成膏状,涂于患者肚脐上,盖以纱布,胶布固定。【说明】本方适用于寒性癃闭。一般敷药 2 小时左右尿可通利。

方 3

【组成】猪牙皂 30g,蜂蜜适量。【用法】将猪牙皂研为细末,贮瓶备用。用时取药 6g,以蜂蜜调和为丸,直接纳入患者脐孔内,上覆热毛巾,冷则更换,熨至小便通畅为度。【说明】本方适用于寒性癃闭。一般热熨 1 小时左右排尿可通畅。

方 4

【组成】葱白 250g。【用法】将葱白捣烂,在锅内炒热,用布包裹,趁热熨于患者肚脐处,药冷再更换新炒热的药,持续 40～60 分钟。【说明】本方适用于寒性癃闭。若是热性癃闭,也可取一时之效。

方 5

【组成】麝香风湿膏。【用法】取神阙、气海、关元、命门、肾俞、三焦俞、膀胱俞、三阴交等穴,每次选 3 个或 4 个即可。先将麝香风湿膏剪成规格为 3cm×3cm 的小方块,贴在所选穴位上。48 小时换贴 1 次,可连贴 2 周左右。【说明】本方适用于少尿、多尿、尿失禁、尿潴留。

方 6

【组成】癃闭膏:栀子 4g,独头蒜(去皮)1 枚,麝香 0.3g,食盐少许。【用法】诸药混合捣蓉如膏,摊于 5～8cm² 胶布中央,贴于神阙穴位。一般 12～24 小时小便即通。重症可兼贴阴囊。【说明】本方适用于癃闭。

(二)热性癃闭

方 1

【组成】蜗牛数十个,麝香少许。【用法】将蜗牛洗净捣烂如膏状待用。用时将麝香纳入患者脐窝,旋即涂于药膏覆盖,再盖以纱布,胶布固定。【说明】本方适用于热性癃闭。症见排尿点滴而下,或闭而不通,口苦咽干,烦渴欲饮,苔薄黄或黄腻,脉数或滑数。蜗牛味咸性寒,有清热解毒、利水消肿之功,配以麝香引透开窍,则疗效可靠。

方 2

【组成】芒硝 36g,葱白 30g。【用法】将上药混合共捣烂如膏状,敷于患者肚脐上,盖以纱布,胶布固定。【说明】本方适用于热性癃闭。敷药的同时若配合热水袋熨之,则疗效更佳。

方 3

【组成】活田螺(去壳)4 个,葱白 50g,轻粉 2g,麝香 0.3g。【用法】将方中前 3 味药共捣烂如膏状备用。用时将麝香研为细末,纳入患者脐孔中,旋即用药膏覆盖,再盖以纱布,胶布固定,然后用热水袋熨于肚脐处。【说明】本方适用于热性癃闭。

　　方 4

　　【组成】芒硝 30g,冰片 20g,伤湿止痛膏 1 贴。【用法】将芒硝和冰片共研为细末,贮瓶密封备用。用时先将患者脐孔皮肤用温开水洗净,趁湿取药末填满患者脐孔,外用伤湿止痛膏封贴。【说明】本方适用于热性癃闭。一般用药 2 小时左右小便可通利。若 3 小时后无效,可改用其他方法。

　　方 5

　　【组成】生姜 15g,活田螺 7 个,麝香 0.3g。【用法】将生姜、田螺(去壳洗净)捣烂如膏状,与麝香调和均匀,敷于患者肚脐上,盖以纱布,胶布固定。【说明】本方适用于热性癃闭。通常敷药半天即见效。若无效,可换药 1 次。如无麝香,加入食盐少许亦可。

　　方 6

　　【组成】白矾 30g,琥珀末 10g,麝香 0.5g。【用法】将上药共研为细末,贮瓶密封备用。用时取药末 6g,以凉水调如糊状,敷于患者脐孔内,外以油纸覆盖,胶布固定。【说明】本方适用于热性癃闭。

　　方 7

　　【组成】鲜青蒿适量。【用法】将青蒿捣烂成膏状,敷于患者的肚脐上,盖以塑料薄膜及敷料各 1 块,胶布固定。【说明】本方适用于尿潴留。敷药后患者下腹有清凉舒适之感,待排尿后即可去药。

　　方 8

　　【组成】大蒜 1 枚,栀子 8 个。【用法】将大蒜、栀子共捣烂外敷于肚脐半小时。【说明】本方适用于癃闭。

　　(三)湿热下注

　　方 1

　　【组成】蚯蚓粪 15g,朴硝 30g。【用法】将上药混合,用水调和成糊状,敷于患者肚脐上,药热则更换新药。【说明】本方适用于湿热下注而致癃闭。

方 2

【组成】朴硝、白矾各 30g,葱白适量。【用法】将朴硝和白矾共研为细末,贮瓶备用。用时取药末 30g,与葱白共捣烂如膏状,敷于患者肚脐上,盖以纱布,胶布固定。【说明】本方适用于湿热下注而致癃闭。敷药后 15 小时若无效,可换药 1 次。

方 3

【组成】莴苣 150g。【用法】将莴苣捣烂如膏状,敷于患者肚脐上,盖以纱布,胶布固定。每天换药 3 次。【说明】本方适用于湿热下注而致癃闭。

方 4

【组成】白矾、滑石各 30g,食盐 15g。【用法】将白矾、滑石和食盐共碾成细末,贮入瓶中备用。用时取药末适量,纳入患者脐孔内,周围以面糊围脐,滴以凉水数滴,使药末溶化。【说明】本方适用于热性癃闭。通常用药 6～10 小时排尿即逐渐通畅。若不效,可重复使用。

方 5

【组成】栀子 21 粒,大蒜 30g,食盐少许。【用法】将栀子研为细末,与大蒜和食盐共捣烂如膏状,敷于患者肚脐及会阴部,盖以纱布,胶布固定。每天换药 1 次。【说明】本方适用于湿热内蕴型癃闭。

方 6

【组成】滑石 30g,鲜车前草汁适量。【用法】将上药混合调如膏状,敷于患者脐孔上,盖以纱布,胶布固定。热则更换新药,以小便通利为度。【说明】本方适用于湿热内蕴型癃闭。通常敷药 10 小时后收效。

方 7

【组成】车前草、葱白各适量。【用法】将上药共捣烂成膏状,贴敷于患者脐孔上,外以纱布覆盖,胶布固定。每天换药 3 次或 4 次。【说明】本方适用于湿热内蕴型癃闭。

方 8

【组成】轻粉 3g,蛤壳粉 10g,葱汁适量。【用法】将上药共捣烂如膏状,敷于患者脐孔上,外用敷料覆盖,胶布固定。每天换药 1 次。【说明】本方适用于尿闭。症见尿完全闭塞,欲解不得出,胀急难忍。

(四)脾胃气虚

方

【组成】鲫鱼 1 条,麝香少许。【用法】将鲫鱼除去内脏杂物后捣烂,再加入麝香拌匀,贴敷于患者脐孔上,盖以纱布,胶布固定。每天换药 1 次。【说明】本方适用于脾虚气陷型癃闭。症见尿欲解不得,或量少,或尿闭,神疲气短,体倦乏力,饮食减少,面色萎黄,舌质淡,脉弱。

(五)下焦虚寒

方 1

【组成】附子、肉桂各 30g,葱白适量。【用法】将附子和肉桂共碾成细末,贮瓶备用。用时取药末适量,与葱白共捣烂如膏状,敷于患者脐孔上,盖以纱布,胶布固定。每天换药 1 次。【说明】本方适用于虚寒型癃闭。症见尿滴沥不畅,排出无力,或有尿闭,面色㿠白,神疲气怯,畏寒,舌淡,脉沉细。

方 2

【组成】葱白、白萝卜、生姜各适量。【用法】将上药共捣烂如膏状,敷于患者脐孔上,盖以纱布,胶布固定。每天换药 1 次。【说明】本方适用于虚寒型小便不通。敷药后若配合热水袋熨之,则疗效更佳。

方 3

【组成】生姜 30g,淡豆豉 15g,食盐 6g,连须葱白 300～500g。【用法】将上药共捣烂如膏状,在锅内炒热,敷于患者肚脐上,盖以敷料,胶布固定。药冷后再炒再敷,持续 40～60 分钟。每天 2 次或 3 次。【说明】本方适用于虚寒型癃闭。

(六)产后癃闭

方 1

【组成】磁石、商陆各适量,麝香 0.3g。【用法】将磁石和商陆共研为细末,装瓶备用。用时取药末适量,加入麝香和水调和如泥状,分别敷于患者的肚脐及关元穴,盖以纱布,胶布固定。【说明】本方有活血通络、通窍利水之功。适用于产后癃闭。症见新产数日,排尿不爽而短少,甚或点滴不通,兼见恶露甚少,色紫黯,少腹疼痛拒按,舌质紫暗,脉沉涩。通常情况下敷药数小时可见效。能自行排尿时去药。若无效,次日再更换新药。关元穴在下腹部,前正中线上,当脐中下 3 寸。

方 2

【组成】麝香 0.3g,食盐 300～500g。【用法】将麝香研为细末,直接填入患者脐孔内,盖以棉球,外用胶布封贴,再将食盐炒热,用布包裹,趁热熨于肚脐处,药冷则再炒再熨。【说明】本方适用于尿闭。

方 3

【组成】食盐 500g,生葱 250g,田螺数个,麝香 0.3g。【用法】将葱切碎加盐入锅中炒热,用布包裹在肚脐周围外敷。可用大田螺 1 只,麝香 0.3g 共捣烂搅匀敷脐下 2 寸左右即可。无麝香可用麝香风湿膏固定。【说明】本方适用于癃闭。

方 4

【组成】洋葱头 1 个,蝼蛄 5 个。【用法】将上 2 味共捣烂为泥,贴敷于肚脐中,约 1 小时即见效。【说明】本方适用于尿闭。

方 5

【组成】麝香 0.3g,血竭 1g。【用法】上药共研细末,将药物敷于脐部,以 4cm×4cm 橡皮膏覆盖粘贴即可。【说明】本方适用于伤后癃闭。

(七)尿潴留

方 1

【组成】甘遂 2g,大蒜 2 瓣,艾炷 27 壮。【用法】将甘遂研为细末,与大蒜共捣烂成稠膏状,涂于患者脐窝内,再将艾炷置于药膏之上,点燃灸之,连续灸 27 壮。【说明】本方适用于尿潴留。通常情况灸后排尿则逐渐通畅。

方 2

【组成】甘遂 2g,甘草适量。【用法】将甘遂研为细末,纳入患者脐窝内,盖以棉球,外用胶布封固。另外将甘草含入口中,咀嚼咽下其汁。【说明】本方适用于尿闭。

方 3

【组成】皂矾、黄药子各少许。【用法】上药研末敷脐中,上覆一毛巾,取温水缓慢从毛巾上向脐中滴入,使皂矾、黄药子徐徐溶化、吸收。【说明】本方适用于老年人前列腺肥大性尿潴留。若施治半小时后无排尿,可重复使用,大多 2 次或 3 次即可排尿。

方 4

【组成】独头蒜 1 个,栀子 3 枚,盐少许。【用法】捣烂,摊纸上贴脐。【说明】本方适用于前列腺增生尿潴留。亦可用艾叶 60g,石菖蒲 30g,炒热布包敷脐。配服双虎通关丸(每丸含琥珀粉、虎杖、当归尾、桃仁、石韦各 1g,大黄、海金沙各 1.5g,土鳖虫 2g)每次 1 丸,每天 3 次,用葎草、白花蛇舌草各 30g 煎汤送服。

方 5

【组成】独头蒜 5 瓣,田螺 4 枚,车前子 10g。【用法】将车前子研为细末,和大蒜、田螺共捣一起,敷神阙穴(脐中取穴)。【说明】本方适用于水肿、尿潴留、臌胀尿少者。

方 6

【组成】大蒜、食盐各 250g。【用法】上 2 味放铁锅内炒热,装入布袋,敷膀胱区中极穴、关元穴等处。每次热敷 30 分钟,若过热可垫毛巾,以防烫伤皮肤。一般 1 次即可见效,最多 2 次。【说明】

本方适用于尿潴留,对中风小便失禁和尿毒症也有效。

方7

【组成】大蒜头3瓣,生栀子3枚,净芒硝3g。【用法】先将栀子研成细末,加入大蒜共捣烂如泥状,再加入芒硝共捣至极匀。将药泥敷脐窝中,加胶布贴紧。每天换药1次,敷至小便得通利方可停药。【说明】本方适用于前列腺肥大,小便潴留不通。

方8

【组成】大蒜1头,大葱白10cm,白矾25g,食盐少许。【用法】上药共捣烂,敷脐上。如效果不佳,可用艾卷灸之,片刻即效。【说明】本方适用于小便不通或排尿用力者。

附 二便不通

(一)寒凝下焦

方1

【组成】葱白6根,糯米饭适量。【用法】将上药共捣烂如膏状,敷于患者脐孔上,外盖敷料,胶布固定。每天换药1次或2次。【说明】本方适用于寒性二便不通。症见大小便不通,腹部胀满拒按,恶寒肢冷,苔白,脉沉。

方2

【组成】连须葱白3根,生姜30g,淡豆豉11粒,盐10g。【用法】将以上诸药混合捣烂,制成圆饼,在火上烘热,敷于患者脐孔上,用布包扎固定,药冷则更换。【说明】本方适用于寒性二便不通。

方3

【组成】白芥子30g,白酒适量。【用法】将白芥子研为细末,装瓶备用。用时取药末3g,以白酒调如泥状,敷于患者脐窝内,盖以纱布,胶布固定。【说明】本方适用于寒性二便不通。本方刺激性大,若脐孔皮肤感到有烧灼发痒时,应去掉敷药。

方4

【组成】洋葱300g,麝香0.5g。【用法】将麝香研为细末,纳入患者脐窝内,再将洋葱切碎,装入 2 个布袋内,先将 1 袋置于肚脐上,用热水袋熨之,半小时换另一袋,以冰块熨之。【说明】本方适用于二便不通。若敷药 2 小时后无效,可重复使用本方。

(二)实热内蕴

方 1

【组成】栀子 6g,独头蒜 1 个,食盐少许。【用法】将上药混合共捣烂如膏状,敷于患者脐孔上,盖以纱布,胶布固定。每天换药 1 次。【说明】本方适用于热性二便不通。症见大小便不通,腹部胀满拒按,口渴引饮,舌质红,苔黄,脉洪数。

方 2

【组成】朴硝、米醋各适量。【用法】将朴硝用米醋调和如泥状,涂于患者肚脐上,盖以塑料薄膜及纱布,胶布固定。药干后,另换新药。【说明】本方适用于热性二便不通。

方 3

【组成】巴豆、黄连、葱白、食盐各适量,艾炷 27 壮。【用法】将葱白和食盐共捣烂取汁,滴数滴于患者脐孔内,再将黄连和巴豆一起捣烂如膏状,敷于脐孔内,而后将艾炷置于药膏上,点燃灸之,连续灸 27 壮。【说明】本方适用于热性二便不通。

方 4

【组成】活田螺(去壳)6 个,食盐 10g。【用法】将田螺和食盐共捣烂成泥状,敷于患者脐窝上,外以纱布覆盖,胶布固定。每天换药 1 次。【说明】本方适用于热性二便不通。敷药的同时,若用热水袋熨于脐部,则疗效更好。此法也可贴气海穴或丹田穴,均有一定疗效。

方 5

【组成】甘遂 20g,甘草、面粉各适量。【用法】将甘遂研为细末,贮瓶备用。用时将面粉调成糊状,分摊于布上,再撒甘遂末适量,然后分别贴于患者肚脐及脐下硬处。另外将甘草煎水,随意服之。【说明】本方适用于二便不通。

方 6

【组成】生番薯叶 300～500g,红糖适量。【用法】将上药混合共捣烂如泥状,贴敷于患者肚脐上,盖以纱布,胶布固定。每天换药 2 次或 3 次。【说明】本方适用于二便不通。

方 7

【组成】淡豆豉 30 粒,食盐、生姜各 6g。【用法】将上药共捣烂如膏状,敷于患者的脐孔上,外以纱布覆盖,胶布固定。【说明】本方适用于二便不通。

方 8

【组成】大蒜 120g,芒硝 30g,生大黄 60g。【用法】先将大蒜、芒硝、大黄共捣蓉调醋 60ml 为糊膏。另将大黄研为细末,加醋适量调成糊状备用。取膏如蚕豆大,分别贴在腹部阿是穴及神阙穴。敷前用 4 层纱布作垫铺穴上,然后敷药,外加纱布覆盖,胶布固定。2 小时后去掉,洗净局部皮肤,再将大黄糊适量敷于穴位上,6 小时后去掉。【说明】本方适用于关格。

(三)脾胃虚弱

方 1

【组成】黄芪、白术、升麻、柴胡、木香、槟榔各适量。【用法】将上药混合共碾成细末,贮瓶密封备用。用时取药末 10g,以温开水调如糊状,敷于患者脐孔内,盖以纱布,胶布固定,再用热水袋熨于肚脐处。每天敷药热熨 1 次。【说明】本方适用于脾胃虚弱型二便不通。症见大小便不通,腹部胀满,食少乏力,懒言气短,面色萎黄,舌淡、苔薄白,脉弱。

方 2

【组成】炮穿山甲、五灵脂、巴豆、大蒜各 9g。【用法】将炮穿山甲和五灵脂研为细末,与巴豆、大蒜共捣烂如泥状,贴敷于患者肚脐上,盖以纱布,胶布固定。【说明】本方适用于二便不通。本方还可以治疗脾虚积滞、腹胀、痞痛等病证,均有一定疗效。

（四）下焦虚寒

方 1

【组成】人参 10g，附子 30g，麝香 0.2g。【用法】将人参和附子共碾成细末，装瓶备用。用药前先将患者脐孔皮肤用温开水洗净，趁湿将麝香纳入，再取药末适量填满脐窝，外用胶布封贴。【说明】本方有益气温中、回阳通窍之功，适用于虚寒型二便不通。症见大小便不通，腹部胀满，少气懒言，四肢厥冷，舌质淡，苔薄白，脉沉细。

方 2

【组成】葱白、麦麸、食盐各适量。【用法】将葱白切碎，加入食盐和麦麸用水调和，分作 2 份，取 1 份在锅内炒热，用布包裹，趁热熨于患者脐部，冷则更换新炒热药。【说明】本方适用于虚寒型二便不通。

遗　　尿

凡不能随意控制而自行排尿者，称为遗尿。临床上有 2 种证型。一为排尿频数，滴沥不断，虽知而不能自行控制，这种情况称之为尿失禁；二为夜间熟睡中不自觉的排尿，醒后方知，此为遗尿。尿失禁多见于老年人，睡中遗尿多见于儿童。

本病的发生，主要是肺脾气虚或肾气虚弱，影响膀胱不能约束排尿所致。

方 1

【组成】赤石脂、附子各 30g。【用法】将上药混合共碾为细末，装瓶备用。用时取药末 10g，以温开水调如泥状，敷于患者的脐窝内，外用纱布覆盖，胶布固定。每天换药 1 次，10 次为 1 个疗程。【说明】本方适用于肾气亏虚型或膀胱虚寒型尿失禁。症见形体衰弱，尿滴沥不断，或夜尿频数，头晕腰酸，两足无力，舌质淡，苔薄白，脉沉细弱。

方 2

【组成】附子、干姜、赤石脂各 30g。【用法】将以上诸药共碾成细末,过筛,贮瓶密封备用。用时取药末 15g,以温开水调成膏状,敷于患者脐孔内,盖以纱布,胶布固定。每天换药 1 次,10 次为 1 个疗程。【说明】本方适用于肾阳亏虚型尿失禁。症见面色淡白,腰膝酸软,神疲畏寒,尿失禁,或阳痿,舌淡,脉沉弱。

方 3

【组成】丁香 1 份,肉桂 3 份,黄酒适量。【用法】将丁香和肉桂混合共研成细末,贮瓶备用。用时取药末 10g,以黄酒调成膏状,涂于患者脐孔内,盖以纱布,胶布固定。每 2 天换药 1 次,5 次为 1 个疗程。【说明】本方适用于肾阳亏虚,膀胱气化不利所致尿失禁。

方 4

【组成】肉桂、益智各 30g,麝香 1g,黄酒适量。【用法】将前 3 味药混合共碾成细末,以黄酒调和成膏状,贮瓶密封备用。用时取药膏适量,填满患者脐窝,盖以纱布,胶布固定。每 3 天换药 1 次,5 次为 1 个疗程。【说明】本方适用于老年人尿失禁。

方 5

【组成】丁香、肉桂各 1 份,五味子、菟丝子、覆盆子、金樱子、仙茅、山茱萸、桑螵蛸、补骨脂各 2 份。【用法】将以上诸药混合共碾成细末,贮瓶备用。用时取药末适量,用水调和如糊状,敷于患者脐孔上,外用纱布覆盖,胶布固定。每天换药 1 次,10 次为 1 个疗程。【说明】本方适用于肾阳亏虚型遗尿。症见睡中遗尿,常伴有面色㿠白,畏寒肢冷,精神不振,形瘦体弱,舌淡苔白,脉细弱。

方 6

【组成】煅龙骨 60g,陈醋适量。【用法】将煅龙骨碾成极细粉末,贮瓶备用。临睡前取药末 12g,加入陈醋调如膏状,敷于患者脐窝内,盖以纱布,胶布固定。每晚换药 1 次。【说明】本方适用于遗尿。

方 7

【组成】洋葱头 30g,硫黄 15g。【用法】上药混合捣烂每次取适量敷脐,盖上纱布,胶布固定。每天换药 1 次。【说明】本方适用于小便失禁、老人尿崩、小儿遗尿。

泌尿系统结石

泌尿系统结石又称尿结石、尿石症。根据结石所在位置,泌尿系统结石可分为肾结石、输尿管结石、膀胱结石和尿道结石。肾和输尿管结石称为上尿路结石,膀胱和尿道结石称为下尿路结石。结石可引起上腹或腰部钝痛,出现肾绞痛。常伴有尿频、尿急症状及尿道和阴茎头部放射痛。根据结石对黏膜损伤程度的不同,可表现为肉眼或镜下血尿,以镜下血尿更为常见。结石伴有感染时,可有尿频、尿痛,如果继发急性肾盂肾炎或肾积脓时,可有发热、畏寒、寒战等全身表现。

方 1

【组成】猪苓、车前子、地龙各 10g,针砂(醋煮炒干)12g,葱汁适量。【用法】将前 4 味药共研为细末,贮瓶备用。用时取药末9g,以葱汁调和如膏状,敷于脐部,盖以纱布,胶布固定。【说明】方用车前子、葱汁通利下焦,促进排尿;猪苓、地龙、针砂清热排石利尿。综合具有较强的清热排石,利尿通淋之功,故善治肾及尿路结石症引起的小便点滴不出之症。

方 2

【组成】蚯蚓粪 15g,朴硝 30g。【用法】将上药混合,用水调合成糊状,敷于患者肚脐上,药热则更换新药。【说明】本方适用于湿热下注而致肾及尿路结石症导致尿闭。

方 3

【组成】猪牙皂 30g,蜂蜜适量。【用法】将猪牙皂研为细末,贮瓶备用。用时取药末 6g,以蜂蜜调和为丸,直接纳入患者脐孔内,上覆热毛巾,冷则更换,熨至小便通畅为度。【说明】本方适用于肾及尿路结石症。一般热熨1小时左右排尿通畅。

方4

【组成】蜗牛数十个,麝香少许。【用法】将蜗牛洗净捣烂如膏状待用。用时将麝香纳入患者脐窝,旋即涂于药膏覆盖,再盖以纱布,胶布固定。【说明】本方适用于肾及尿路结石症而致尿闭。症见排尿点滴而下,或闭而不通,口苦咽干,烦渴欲饮,苔薄黄或黄腻,脉数或滑数。蜗牛性味咸寒,有清热解毒、利水消肿之功,配以麝香引透开窍,则疗效可靠。

方5

【组成】寒水石60g,滑石、发灰、车前子、木通各20g,葱白适量。【用法】将前5味药共碾成细末,加入葱白共捣烂如膏状,敷于患者肚脐上,盖以敷料,胶布固定。【说明】本方适用于湿热内蕴而致肾及尿路结石症引起的尿滴沥、尿闭等病症。

方6

【组成】猪苓、车前子、地龙各10g,硼砂(醋煮炒干)12g,葱汁适量。【用法】将方中前4味药共研为细末,贮瓶备用。用时取药末9g,以葱汁调和如膏状,敷于患者脱离脐部,盖以纱布,胶布固定。【说明】本方适用于肾及尿路结石症而致尿闭。方中若加甘遂适量,则收效更捷。

方7

【组成】海金沙6g,车前草3g,热糍粑1团。【用法】前2味药共研细末,放入糍粑内,贴脐部,布带束住。每日换药1～2次,连贴3～5日。【说明】海金沙、车前子均为清热排石,利尿通淋之品,以热糍粑包敷则药力增强。故善治下焦湿热蕴积结石所致尿闭之症。

方8

【组成】活蝼蛄3只,麝香0.3g,葱白适量。【用法】将上药混合共捣烂如膏状,涂于患者肚脐上,盖以塑料薄膜,周围用胶布封固。【说明】本方适用于湿热下注而致肾及尿路结石症引起的尿闭。敷药后 24 小时若无效,可换药 1 次。

第八节　传染性疾病

黄　疸

黄疸是以目黄、身黄、尿黄为主症。其中目睛黄染尤为本病的主要特征。本病的发生,主要是湿邪为患。由于饮食不节,嗜酒肥甘,或感受疫毒、湿热等外邪,导致脾胃功能受损,使脾失健运,湿邪壅阻中焦,则脾胃升降失常,影响肝的疏泄功能,使胆汁外溢于肌肤,发为黄疸。一般将其分为阳黄、阴黄二大类辨证。阳黄症见身目俱黄,黄色鲜明,发热口渴;阴黄症见身目俱黄,黄色晦暗,黄如烟熏。

现代医学的传染性肝炎、肝硬化、胆囊炎、胆石症、肝癌等引起的黄疸,均属本病的范畴,可参照本篇辨证论治。

(一)阳黄

方 1

【组成】鲜百部根 60g,白酒、糯米饭各适量。【用法】将百部根捣烂如膏状,敷在患者脐眼上,药膏上面用白酒调和糯米饭覆盖,然后盖以纱布,胶布固定。每天换药 1 次,10 次为 1 个疗程。【说明】本方适用于阳黄。症见身目俱黄,黄色鲜明,发热口渴,或见心中懊恼,腹部胀满,恶心欲呕,尿短少黄赤,大便秘结,舌苔黄腻,脉弦数。通常敷盖药物 1～2 天,患者感觉口中有酒气味时,小便即通利,黄疸逐渐消退。

方 2

【组成】青背鲫鱼(全用)1 条,苦参、砂仁各 36g,白糖 30g,蚌壳(另用)1 个。【用法】将上药共捣烂如膏状,填入蚌壳内,以蚌药面覆盖于患者脐孔上,外盖敷料,绷带固定。每天换药 1 次,10 次为 1 个疗程。【说明】本方适用于阳黄。通常敷药 5 天左右收效。退黄快,甚验。

方 3

【组成】活田螺(去壳)、鲜甜瓜蒂各适量。【用法】将田螺、甜瓜蒂捣烂如泥状,敷在患者脐孔上,盖以纱布,胶布固定。每天换药 1 次,10 次为 1 个疗程。【说明】本方适用于阳黄。对湿热俱重者尤为适宜。通常敷药 5 天后见效,疗效满意。

方 4

【组成】生天南星 50g。【用法】将生天南星研为细末,装瓶备用。用时取药末适量,以水调和如膏状,直接敷于患者脐孔上,盖以纱布,胶布固定。每天换药 1 次,7 次为 1 个疗程。【说明】本方适用于阳黄。若敷药后脐部皮肤出现水疱,可用针刺挑破,涂上紫药水。

方 5

【组成】苍术、陈皮、厚朴、甘草、香附、青矾、青皮、莪术、黄连、苦参、白术各适量。【用法】将以上诸药混合共碾成细末,装瓶备用。用时取药末约 60g,以米醋调成膏状,涂于患者脐孔上,外用敷料覆盖,胶布固定。每天换药 1 次。【说明】本方适用于阳黄。

方 6

【组成】白术 30g,大黄、黄芩、茵陈各 24g,金仙膏药适量。【用法】将方中前 4 味药共碾成细末,贮瓶备用。用时将金仙膏药置水浴上溶化后,加入适量药末,搅匀,分摊于布上,每贴重 20～30g,分别贴于患者肚脐及胃脘部。每 3 天更换 1 次。【说明】本方适用于阳黄。

(二)阴黄

方 1

【组成】茵陈 60g,附子、干姜各 20g。【用法】将上药共碾为细末,在锅内炒热,取适量药末填满患者脐孔,剩余部分用布包裹,趁热熨于肚脐处,外用绷带包扎固定。每天换药 1 次。【说明】本方适用于阴黄。症见身目俱黄,黄色晦暗,或如烟熏,纳少脘闷,或见腹胀,大便不实,神疲畏寒,舌质淡苔腻,脉濡缓或沉迟。

方 2

【组成】鲫鱼背肉 2 块,胡椒、麝香各适量,蚌壳(另用)1 个。【用法】将以上诸药一齐捣烂如泥状,填满蚌壳,以药膏面覆盖于脐孔上,外以纱布覆盖,胶布固定。每天换药 1 次。【说明】本方适用于阴黄。一般用药 3～5 天后,黄疸消退,效果满意。

方 3

【组成】苍术、陈皮、厚朴、甘草、茵陈、附子、干姜各 30g,白术、枳实、茯苓、泽泻、草豆蔻、赤小豆、吴茱萸、当归、木通各 15g。【用法】将以上诸药混合共碾成细末,装瓶备用。用时取药末适量,以姜汁调和如泥状,敷于患者脐眼上,盖上纱布,胶布固定。每天换药 1 次。【说明】本方有健脾和胃、温化寒湿之功。适用于阴黄。

方 4

【组成】附子、干姜各 20g,茵陈 60g,散阴膏药适量。【用法】将附子、干姜和茵陈共碾为细末,装入瓶中备用。用时将散阴膏药置水浴上溶化后,加入适量药末,搅匀,分摊于布上,每贴重 20～30g,然后贴于患者肚脐上。每 3 天更换 1 次。【说明】本方适用于阴黄。

方 5

【组成】苍术、陈皮、厚朴、炙甘草各等量。【用法】将以上药物混合共碾成细末,贮瓶备用。用时取药末 60g,以米醋调和如膏状,临睡前敷于患者肚脐上,盖以纱布,胶布固定。每晚临睡前换药 1 次。【说明】本方适用于阴黄。敷药后令患者覆被而睡,若汗出并泻下黄水者,疗效佳。

方 6

【组成】干姜 20g,白芥子 9g。【用法】将干姜和白芥子共碾为细末,贮瓶备用。用时取药末 6g,以温开水调和成膏状,敷于患者脐孔内,盖以纱布,胶布固定。每天换药 1 次,6 次为 1 个疗程。

【说明】本方适用于阴黄。

(三)急黄

方 1

【组成】醋大黄 60g,茵陈 30g,黄连、黄芩各 12g,陈皮、厚朴、苍术、甘草各 18g,姜汁适量。【用法】上药除姜汁外共碾成细末,贮瓶备用。用时取药末适量,以姜汁调和如膏状,敷于患者脐眼上,用纱布覆盖,胶布固定。每天换药 1 次。【说明】本方有清利湿热,通下退黄之功。适用于急黄。

方 2

【组成】茵陈、栀子、大黄、芒硝各 30g,杏仁 18g,常山、鳖甲、巴豆霜各 12g,淡豆豉 60g。【用法】将以上诸药混合共碾成细末,每取 30g 加水调和如膏状,涂于患者脐眼上,外用纱布覆盖,胶布固定。每天换药 1 次或 2 次,10 次为 1 个疗程。【说明】本方汗、吐、下三法并用,适用于急黄。症见发病急骤,黄疸迅速加深,其色如金,高热烦渴,胁痛腹满,神昏谵语,或见衄血、便血,或肌肤出现瘀斑,舌质红绛,苔黄而燥,脉多弦滑数。

方 3

【组成】茵陈、黄芩、白术各等量。【用法】将上药混合共碾成细末,贮瓶备用。用时取药末 24g,以水调如糊状,敷于患者脐孔上,盖以纱布,胶布固定。每天换药 1 次。【说明】本方适用于急黄。

痢　　疾

痢疾是夏秋季节的常见病之一。临床表现以腹痛,里急后重,下痢赤白脓血为主的一种疾病。

本病的发生多由于感受湿热、疫毒之气,或贪凉饮冷,恣食瓜果,胃肠受伤,或误食带有秽毒不洁食物,毒滞肠中,蕴结不解,使肠道气血受伤,而成本病。临床常见的有寒湿痢、湿热痢、寒痢、热痢、血痢、久痢、虚寒痢 7 种类型。

现代医学的细菌性痢疾、阿米巴痢疾均属于中医学痢疾范畴。

(一)寒痢

方 1

【组成】吴茱萸 30g。【用法】将吴茱萸研为细末,贮瓶备用。用时先将患者脐孔皮肤用温开水洗净,趁湿取药末填满脐孔,外用胶布封固。每天换药 1 次。【说明】本方适用于寒痢。症见痢下纯白,或白多红少,质稀气腥,或如胶冻,苔白,脉迟。

方 2

【组成】巴豆霜、胡椒、五灵脂、乳香、没药、麝香、朱砂各适量。【用法】将方中前 5 味药混合碾为细末,再加入麝香研匀,贮瓶密封备用。用时取药末 6g,加入适量糯米饭调和为丸,以朱砂为衣纳入患者脐孔内,外用胶布封贴。每 2 天换药 1 次。【说明】本方适用于寒痢。

方 3

【组成】吴茱萸、滑石、甘草各适量。【用法】将以上药物混合碾成细末,贮瓶备用。用时取药末 12g,以温开水调成膏状,贴敷于患者脐孔内,盖以纱布,胶布固定。每天换药 1 次。【说明】本方适用于寒痢。

(二)寒湿痢

方 1

【组成】苍术 45g,厚朴、陈皮、甘草各 30g。【用法】将上药混合共碾成细末,在锅内炒热,用布包裹,趁热熨于患者肚脐处,外用绷带包扎固定。每天换药 1 次。【说明】本方适用于寒湿型痢疾。症见痢下赤白黏冻,白多赤少,伴有腹痛,里急后重,饮食无味,头身重困,苔白腻,脉濡缓。

方 2

【组成】巴豆 1 粒,绿豆、胡椒各 3 粒,大枣(去核)2 枚。【用法】将上药共捣烂为丸,纳入患者脐窝内,盖以棉球,外用胶布封固。

每天换药 1 次。【说明】本方适用于寒湿型痢疾。一般用药 2 次或 3 次收效。

(三)血痢

方 1

【组成】生大黄 50g。【用法】将生大黄碾为极细粉末,装入瓶中备用。用时取大黄粉 6g,以水调和如糊状,贴敷于患者脐孔内,盖以纱布,胶布固定。每天换药 1 次,病愈方可停药。【说明】本方适用于血痢。症见身热腹痛,里急后重,痢下赤白,烦渴引饮,尿热赤,舌苔黄腻,脉濡数。

方 2

【组成】白术、厚朴、陈皮、甘草各 31g,木香、槟榔各 93g,桃仁、黄连、茯苓、党参、当归、生姜、发团各 16g,麻油、黄丹各适量。【用法】以上药物除黄丹外,将其余药物浸入麻油中半天,移入锅中,用文火煎熬,至枯黄色后,过滤去渣。再熬油至滴水成珠时离火,徐徐加入黄丹,并用力搅拌至白烟冒尽,收膏。倒入冷水中浸泡 3～5 天。每天换水 1 次。取出膏药置水浴上溶化,摊涂厚纸或布上,每贴重 20～30g,贴于患者肚脐上。每 3 天更换 1 次。【说明】本方适用于血痢(指痢下夹血或下纯血者,因热毒伤血,入大肠所致)。症见痢下血色鲜,腹痛,里急后重,发热,尿黄赤,舌红苔黄腻,脉盛。如热毒甚者,方中可加入大黄 18g。

方 3

【组成】苍术、香附、五灵脂、延胡索、黑牵牛子、当归、赤芍、山楂、神曲、黄连、黄芩、吴茱萸、杏仁、青皮、枳壳、槟榔、羌活、川乌、皂角、车前子、炮穿山甲各 3g,大黄 6g,葱白、生姜、莱菔子各 15g。【用法】将以上诸药混合共碾成粗末,在锅内炒热,分成 2 份,用布包裹,轮换熨于患者肚脐上,待腹中肠鸣为止。每天 2 次。【说明】本方适用于各种类型的痢疾。

(四)湿热痢

方 1

【组成】苦参 30g。【用法】将苦参碾为细末,贮瓶备用。用时取药末适量,以温开水调成糊状,涂于患者脐孔内,盖以纱布,胶布固定。每天换药 1 次。【说明】本方适用于湿热型痢疾。症见腹痛,里急后重,下痢赤白脓血,肛门灼热,尿短赤,舌苔黄腻,脉滑数。

方 2

【组成】生大黄、苍术、生香附、制香附、生五灵脂、炒五灵脂、滑石各 120g,川乌、黄柏、延胡索、黄芩、枳壳、槟榔、青皮、陈皮、当归、酒白芍、皂角、石菖蒲、车前子各 30g,煅黑牵牛子、黄连、吴茱萸、木香、姜黄、僵蚕、蝉蜕各 15g,羌活、生姜、莱菔子各 60g,麻油、黄丹各适量。【用法】以上药物除黄丹和滑石外,将其余药物浸入麻油中半天,移入锅中,用文武火煎熬,至枯黄色后,过滤去渣。再熬油至滴水成珠时离火,徐徐加入黄丹,并用力搅拌,再加入滑石粉,搅匀,收膏。然后倒入冷水中浸泡 3～5 天去火毒。每天换水 1 次。取出膏药置阴凉处贮存。用时将膏药置水浴上溶化后,摊涂于布上,每贴重 20～30g,贴于患者肚脐处。每 3 天更换 1 次。【说明】本方有清热解毒、除湿止痢之功。适用于湿热型痢疾或热痢。

方 3

【组成】滑石 30g,甘草 6g,鲜车前草适量。【用法】将滑石和甘草共碾成细末,贮瓶备用。用时取药末 10g,同车前草共捣烂如膏状,敷于患者脐孔上,盖以纱布,胶布固定。每天换药 2 次。【说明】本方适用于湿热型痢疾。方中若加入黄连、大黄各 6g,则疗效更佳。

方 4

【组成】吴茱萸、木香各 12g,黄连 18g。【用法】将上药混合共碾成细末,装入瓶中备用。用时取药末 9g,用水调如膏状,贴敷于患者肚脐上,外用纱布覆盖,胶布固定。每天换药 1 次,痢止方可停药。【说明】本方适用于湿热型痢疾。

方 5

【组成】土木鳖仁 30g,穿山甲 15g,生大黄、猪牙皂、僵蚕各 6g,麻油、黄丹各适量。【用法】上药除黄丹外,将其余药物浸入麻油中半天,移入锅中,用文火煎熬,至枯黄色后,过滤去渣。再熬油至滴水成珠时离火,徐徐加入黄丹,并用力搅拌至白烟冒尽,收膏。倒入冷水中浸泡 3～5 天去火毒。每天换水 1 次。然后取出膏药晾干置阴凉处贮存。用时将药膏置水浴上溶化后,摊涂厚纸或布上,每贴重 15～20g,贴于患者脐部。每 2～3 天更换 1 次。【说明】本方有清热解毒、调和脾胃、消导通便之功,适用于各种类型的痢疾。

方 6

【组成】黄连、吴茱萸、木香、砂仁各适量,金仙膏 1 贴。【用法】上方除金仙膏外,其余药物共碾为细末,装瓶备用。用时取药末 6g,以温开水调和膏状,涂于患者脐孔内,外用金仙膏封固。【说明】本方适用于发病在 3 天以内各种类型的痢疾。

方 7

【组成】花椒壳 30g,麝香少许,金仙膏药适量。【用法】将花椒壳和麝香共研为极细粉末,贮瓶密封备用。用时将金仙膏药置水浴上溶化后,加入适量药末,搅匀,摊涂于布上,每贴重 20～30g,贴于患者脐部。每 2～3 天更换 1 次。【说明】本方适用于发病在 3 天以后各种类型的痢疾。

方 8

【组成】热痢膏:大葱(连根须)24 茎,芝麻油 200ml,铅粉 120g。【用法】先将麻油放入锅中,加热 10 余沸,把葱切成小段,入油内炸枯过滤,再将油熬至滴水成珠时,徐徐投入铅粉收膏。取药膏摊贴神阙、止泻穴,盖以纱布,胶布固定。每天换药 1 次,2～3 次为 1 个疗程。【说明】本方适用于湿热痢疾。孕妇忌贴。

(五)虚寒痢

方1

【组成】蓖麻子7个,硫黄15g。【用法】将硫黄研为细末,同蓖麻子共捣烂如膏状,涂于患者脐孔内,外盖纱布,胶布固定,而后将热水袋熨于肚脐处。每天换药热熨1次。【说明】本方适用于虚寒型痢疾。症见泻下稀薄,带有白脓,下腹隐痛,食欲缺乏,四肢发冷,腰膝酸软,甚则脱肛,滑泻不禁,舌淡苔薄白,脉沉细。

方2

【组成】木香、附子、蛇床子、吴茱萸、胡椒、川乌各15g。【用法】将上药共碾为细末,贮瓶备用。用时取药末12g,加入面粉3g混合均匀,以生姜汁调和如泥状,敷于患者肚脐上,盖以纱布,胶布固定。每天换药1次。【说明】本方适用于虚寒型痢疾。

方3

【组成】肉桂、朱砂、枯矾各适量。【用法】将以上药物共研成细末,贮瓶密封备用。用时取药末9g,用凉开水调如膏状,贴敷于患者肚脐上,外用纱布覆盖,胶布固定。每天换药1次。【说明】本方适用于虚寒型痢疾。

方4

【组成】胡椒10g,鲫鱼1条。【用法】将胡椒研为细末,同鲫鱼(剖腹除去内脏杂物)共捣烂如膏状,涂于脐孔上,外用纱布覆盖,胶布固定。每天换药1次。【说明】本方适用于虚寒型痢疾。

方5

【组成】生姜(切片)300g,麻油300ml,黄丹150g。【用法】将生姜浸入麻油中半天,移入锅中,用文火煎熬,至枯黄色后,过滤去渣,再熬油至滴水成珠时离火,徐徐加入黄丹,并用力搅拌至白烟冒尽,倒入冷水中浸泡3~5天去火毒。每天换水1次。然后取出膏药置阴凉处贮存。用时将膏药置水浴上溶化,摊涂于厚纸或布上,每贴重20~30g,贴于患者肚脐处。每3天更换1次。【说明】本方适用于虚寒型痢疾。

方 6

【组成】母丁香 6 粒,土木鳖 1 个,麝香少许,宁和堂暖脐膏 1 贴。【用法】将方中前 3 味药共研为细末,用唾液调和为丸,纳入患者脐孔内,外用宁和堂暖脐膏封贴。每 3 天换药 1 次。【说明】本方适用于虚寒型痢疾。

方 7

【组成】枯矾、胡椒、砂仁、肉桂各 15g,黄酒适量。【用法】将方中前 4 味药混合共研成细末,贮瓶密封备用。用时取药末 12g,以黄酒调和如膏状,直接敷于患者肚脐上,盖上纱布,胶布固定。每天换药 1 次。【说明】本方适用于虚寒型痢疾。

方 8

【组成】肉桂 30g。【用法】将肉桂研为极细粉末,装瓶密封备用。用时先将患者脐孔用温开水洗净,取药末适量,填满患者脐孔,外用胶布封贴。每 2 天换药 1 次。【说明】本方适用于虚寒型痢疾。

(六)久痢

方 1

【组成】诃子肉、罂粟壳、赤石脂各 120g,煅龙骨 60g,乳香、没药各 15g,麻油、黄丹各适量。【用法】将诃子肉和罂粟壳浸入麻油中半天,移入锅中,用文火煎熬,至枯黄色后,过滤去渣,再熬油至滴水成珠时离火,徐徐加入黄丹,并用力搅拌,再加入赤石脂、煅龙骨、乳香、没药(先研为细末),搅匀,而后倒入冷水中浸泡 3~5 天去火毒。每天换水 1 次。到时取出膏药置阴凉处贮存。用时将膏药置水浴上溶化,摊涂于布上,每贴重 20~30g,贴于患者脐部。每 3 天更换 1 次。【说明】本方适用于久痢。症见下痢时发时止,日久难愈,饮食减少,倦怠怯冷,嗜卧,临厕腹痛里急,大便夹有黏液或见赤色,舌质淡苔腻,脉濡软或虚数。冬天方中可加肉豆蔻适量。

方 2

【组成】久痢丸：马钱子 3 个，母丁香 24 粒，麝香（可用冰片或樟脑代替）0.3g。【用法】将马钱子放沙内炒黄，候冷，和丁香共研细末，过筛，再和麝香混合研极细粉，开水调膏，如豌豆大，敷神阙、脾俞、止泻穴等处，外用胶布固定。每天 1 次，一般 7～10 次即见效。【说明】本方适用于痢疾。

(七)噤口痢

方 1

【组成】活水蛭 1 只，麝香 0.5g。【用法】将活水蛭捣烂，在瓦上烘热后再加入麝香，调和均匀，趁热敷于患者肚脐上，盖以纱布，用绷带固定。每天换药 1 次。【说明】本方适用于噤口痢。症见下痢，胸闷，呕逆不食，口气秽臭，精神疲乏，舌苔黄腻，脉滑数。

方 2

【组成】生大附子 1 个。【用法】将生大附子切成数片，置于酒精炉上火烤，待热后贴于患者肚脐处，冷则更换。【说明】本方适用于噤口痢。

方 3

【组成】活田螺、生姜、葱白、淡豆豉各适量。【用法】将活田螺去壳，同其余药物共捣烂如膏状，涂于患者脐孔内，外以纱布覆盖，胶布固定。【说明】本方适用于噤口痢。通常敷药 3～6 小时即思饮食。

方 4

【组成】活田螺 2 个，麝香 0.6g。【用法】将活田螺去壳捣至极烂，加入麝香拌匀，做 1 个圆饼在火上烘热，趁热敷于患者脐眼上，外用纱布覆盖，胶布固定。【说明】本方适用于噤口痢。通常敷药 12 小时后即感腹部热气下行，思饮食。

方 5

【组成】土木鳖仁 3g，面粉适量。【用法】将上药共研为细末，以水调和如膏状，敷于脐孔上，盖以纱布，胶布固定。【说明】本方适用于噤口痢。敷药的同时,若配合热水袋熨之,则收效更捷。

方 6

【组成】白芥子 30g,生姜 3 片。【用法】将白芥子研为细末,贮瓶备用。用时取药末 3g,同生姜捣烂如膏状,涂于患者脐孔内,盖以纱布,胶布固定。【说明】本方适用于噤口痢。白芥子性味辛温。芥子泥对皮肤有刺激作用,可引起皮肤潮红、疼痛、充血等,时间稍久则产生水疱。使用时应加以注意,如觉难忍即取下。

方 7

【组成】细辛、皂角各 3g,酒调面饼 15g,葱白 3 根,活田螺(去壳)1 个。【用法】将细辛和皂角共研为细末,同其余药物共捣烂如膏状,贴敷于患者肚脐上,盖上纱布,胶布固定。待药干后揭去,重换新药。【说明】本方适用于噤口痢,一般换药 1 次或 2 次即思饮食。

方 8

【组成】黄瓜藤适量。【用法】将黄瓜藤烧灰存性,用香油调和如膏状,敷在脐孔上,盖以纱布,胶布固定。药干后更换新药。【说明】本方适用于噤口痢。若用经霜之黄瓜藤则疗效更好。

方 9

【组成】白胡椒、吴茱萸各 5g,糯米饭适量。【用法】将白胡椒和吴茱萸共研为细末,同糯米饭拌匀,制成 1 个圆饼,烘热后敷于患者脐孔上,盖以纱布,胶布固定。【说明】本方适用于噤口痢。敷药 4 小时后腹中可起雷鸣,7 小时后思饮食,若再以大艾炷灸之,则疗效更好。

(八)休息痢

方 1

【组成】胡椒、绿豆各 3g,大枣 1 枚。【用法】将前 2 味共研细末,过筛,用熟枣肉调成膏,纱布包,敷神阙、脾俞穴。每天 1 次,一般 3～5 天见效。【说明】本方适用于休息痢、虚寒痢。

方 2

【组成】苍术、藿香、陈皮、半夏、青皮、桔梗、枳壳、紫苏叶、厚朴、甘草各 15g,生姜、葱白各 9g,晚蚕沙 60g。【用法】将上药打碎和匀,炒烫后装入布袋,扎紧口,趁热将药袋置于神阙穴,冷则更换。每天 2 次,每次 30 分钟,5~7 天为 1 个疗程。【说明】本方适用于休息痢、虚寒痢、寒湿痢。

(九)细菌性痢疾

方 1

【组成】黄连、苦参、干马齿苋各 15g。【用法】将上药共碾为细末,贮瓶备用。用时取药末 9g,以温开水调和如膏状,敷于患者脐孔上,盖以纱布,胶布固定。每天换药 1 次。【说明】本方适用于细菌性痢疾。

方 2

【组成】滑石、车前子各 30g,黄连 6g。【用法】将上药混合共碾为细末,装入瓶中备用。用时取药末适量,用水调和成泥状,涂于患者脐孔内,盖以纱布,胶布固定。每天换药 1 次或 2 次,病愈方可停药。【说明】本方适用于细菌性痢疾。

方 3

【组成】大蒜数瓣。【用法】将大蒜捣烂,敷神阙及涌泉穴,局部发赤有刺痛感时去掉。左右两足交替敷。【说明】本方适用于细菌性痢疾,也治噤口痢。

疟 疾

疟疾是由于感受疟邪而引起的以寒战、壮热、头痛、汗出、休作有时为临床特征的一种疾病,多发生于夏秋季节。

本病的病因,虽是感染疟邪为主,但饮食不节、劳累过度、起居失宜等造成正气亏虚,卫外不固,实为其内在因素。因此,在正气不足、抵抗力降低的情况下,邪气乘虚而入,邪正交争而发病。

现代医学所称的疟疾和中医学基本相同,但一些发热性疾病,表现为寒热往来者,如回归热、病毒性感染也可参照本病辨证施治。

(一)寒疟

方1

【组成】桂枝、川芎、苍术、白芷各等量。【用法】将上药混合共碾为细末,以水调和成膏状,敷于患者脐部,外用敷料覆盖,胶布固定。每天换药1次。【说明】本方适用于寒疟。症见热少寒多,口不渴,胸脘痞闷,肢倦乏力,苔白腻,脉弦。

方2

【组成】核桃、独头蒜各7个,胡椒49粒。【用法】将胡椒研为细末,同其余药物共捣烂如膏状,贮瓶备用。用时取药膏适量,敷于患者脐孔上,盖以纱布,胶布固定。每天换药1次。【说明】本方适用于寒疟。

(二)温疟

方1

【组成】柴胡、黄芩、半夏、知母、生石膏、蚯蚓泥各适量。【用法】将方中前5味药共碾为细末,加入蚯蚓泥调和成膏状,敷于患者脐孔内,盖以纱布,胶布固定。每天换药1次。【说明】本方适用于温疟。症见寒多热少,汗出不畅,头痛,口渴引饮,大便秘结,小便黄赤,舌红,苔黄,脉弦数。

方2

【组成】鲜青蒿适量。【用法】将鲜青蒿捣烂如膏状,敷于患者肚脐上,盖上纱布,胶布固定。每天换药1次。【说明】本方适用于温疟。

(三)劳疟

方

【组成】醋炙鳖甲125g,川芎、当归、青皮、陈皮、白芍、半夏、云茯苓、乌梅、生姜各31g,麻油、黄丹各适量。【用法】上药除黄丹外,将其余药物浸入麻油中半天,移入锅中,用文火煎熬,至枯黄色后,过滤去渣。再熬油至滴水成珠时离火,徐徐加入黄丹,并用力搅拌至白烟冒尽,倒入冷水中浸泡 3～5 天去火毒。每天换水 1次。然后取出膏药置阴凉处贮存。用时将膏药置水浴上溶化摊涂于布上,每贴重 20～30g,贴于患者肚脐上。每 2～3 天更换 1 次。【说明】本方适用于劳疟,即疟疾积久不愈,表里俱虚,稍劳即发之病证。相当于现代医学的难治性疟疾。寒多,加草果 24g;热多,加柴胡 36g。

(四)疟母

方 1

【组成】鳖甲、三棱、莪术、大戟、芫花各适量。【用法】将上药混合共碾成细末,在锅内炒热,分作 2 份,用布包裹,趁热敷于患者肚脐及痞块处,外用布包扎固定。每天更换 1 次。【说明】本方适用于疟母,即疟疾久延不愈,致气血亏损,瘀血结于胁下,并出现痞块,类似久疟后脾大的病证。

方 2

【组成】全鳖 1 个,醋炒青皮、醋炒莪术、当归各 93g,土炒穿山甲 31g,麻油、黄丹各适量。【用法】上药除黄丹外,将其余药物浸入麻油中半天,移入锅中,用文火煎熬,至枯黄色后去渣。再熬油至滴水成珠时离火,徐徐加入黄丹,用力搅拌至白烟冒尽,倒入冷水中浸泡 3～5 天去火毒。每天换水 1 次。然后取出膏药置阴凉处贮存。用时将膏药置水浴上溶化,摊涂厚纸或布上,每贴重20～30g,贴于患者肚脐上。每 3 天更换 1 次。【说明】本方适用于疟母。

(五)间日疟

方

【组成】当归、川芎、防风、甘草、陈皮、苍术、杜仲、槟榔、草果、半夏、常山、荆芥、知母各 3g,乌梅 6g。【用法】将上药共碾为细末,在疟疾发作前 2 小时炒热,取适量药末填满患者脐孔,剩余部分用布包裹,熨于患者肚脐处,外用绷带包扎固定。【说明】本方适用于疟疾。临床中屡用屡效,对间日疟疗效更好。

第九节　其他疾病

肾　伤　寒

肾伤寒是指多因暴寒中人,伏于少阴经,旬日后始发为咽痛的病证,称为肾伤寒。

方

【组成】半夏、桂枝、甘草、附子、姜汁各适量。【用法】将半夏、桂枝和甘草共碾成细末,加姜汁调和如膏状,分别敷于患者的脐孔及廉泉穴,另将附子贴足心,外用纱布覆盖,胶布固定。每 2 天换药 1 次。【说明】本方适用于肾伤寒。症见咽痛,吞吐不利,自汗,脉微细而沉。廉泉穴在颈部,当前正中线上,结喉上方,舌骨上缘凹陷处。

中　暑

中暑亦称中暍,指夏季感受暑邪而发生的急性病证。本病原因,是人们夏季长时间受烈日暴晒,或高温环境影响下,体质虚弱,抗病能力低下,暑邪乘虚侵入人体而发病。

本病在临床上有轻重之分。轻者面赤身热,头晕头痛,恶心欲呕,烦热口渴;重者则突然闷倒,昏不知人,面色苍白,或四肢抽搐,牙关紧闭。

方 1

【组成】清凉油 1 盒。【用法】将清凉油适量填入患者脐孔中,用手指轻轻按之,再用清凉油涂于双侧太阳穴,并按揉穴位。【说明】本方适用于中暑。症见面赤头晕头痛,恶心欲呕,烦热口渴,倦怠嗜睡,肌肤灼热,舌苔黄腻,脉象濡数。通常用药后半小时症状即逐渐减轻而病愈。太阳穴在颞部,当眉梢与目外眦之间,向后约一横指的凹陷处。

方 2

【组成】净黄土、新汲水各适量。【用法】将净黄土用新汲水调和成膏状,旋即敷于患者的肚脐及胸口两个部位,热则更换。【说明】本方适用于中暑。净黄土是指掘地尺余深所取的黄土;新汲水即深井新取的凉水。

方 3

【组成】毛巾 2 条,热水 1 盆。【用法】将毛巾蘸热水熨于患者的肚脐及下腹部,冷则更换。【说明】本方适用于中暑昏倒。遇到此类患者,应立即把患者抬到阴凉处,再运用此法。若配合掐人中穴,可促使患者尽快苏醒,醒后须忌饮冷水,否则病情加重。

方 4

【组成】路边热土、人尿各适量。【用法】把患者急移阴凉处,掬路边热土在肚脐上作窝,令人溺满,暖气透脐,患者即苏醒。【说明】本方适用于中暑昏倒。林亿云:此法出自张仲景,其意殊绝,非常情所能及,实救急之大术也。盖脐乃命带,暑暍伤气,温脐所以接其元气之意。

方 5

【组成】硫黄、硝石各 30g,白矾、雄黄、滑石各 15g,面粉 12g。【用法】将以上诸药混合共研成细末,过筛,装瓶备用。用时取药末适量,加水调和成膏状,敷于脐孔上,盖以纱布,胶布固定。【说明】本方适用于暑证。症见身热头痛,烦渴呕吐,昏闷不食,舌淡红,苔黄腻,脉濡数。

方 6

【组成】活蛤蟆 1 只。【用法】将活蛤蟆剖开腹皮,然后将剖腹的活蛤蟆直接敷在患者的脐眼上,外以纱布绷带固定。2 小时换 1 次,用至症状减轻或消失。【说明】本方适用于中暑。

方 7

【组成】北细辛、猪牙皂各 9g。【用法】上药共研细末,取药末适量加水调如糊状,涂擦脐中心及脐周。另取药末少量吹入患者鼻孔内,待喷嚏时即可苏醒。【说明】本方适用于中暑昏厥。

汗　　证

汗证是由于阴阳失调,腠理不固,而致汗液外泄失常的病证。不因外界环境因素的影响,而白天时时汗出,动辄汗出淋漓者,称为自汗;睡眠中汗出如洗,醒来汗止者,称为盗汗。

汗证的产生,多由于素体虚弱,阴阳的偏盛偏衰,湿热内盛,邪热郁蒸,阴虚火旺而导致腠理疏松,汗液外泄所致。汗证以属虚者为多。自汗属气虚不固,盗汗多属阴虚内热。

汗证既可单独出现,也可以伴见其他疾病过程中,本篇所论述的汗证属于前者。因其他疾病所致者,在治疗原发疾病的基础上,也可参照本篇辨证施治。

(一)自汗

方 1

【组成】何首乌 30g。【用法】将何首乌研为细末,装瓶备用。用时取药末 6g,以唾液调成糊状,敷于患者脐窝内,盖以纱布,胶布固定。每天换药 1 次,6 次为 1 个疗程。【说明】本方适用于自汗。

方 2

【组成】五倍子、煅龙骨各 30g。【用法】将上药混合共研为细末,过筛,贮瓶备用。用时取药末 10g,以陈醋调和成膏状,敷于患者肚脐上,盖以纱布,胶布固定。每天换药 1 次,6 次为 1 个疗程。【说明】本方适用于气虚或阳虚自汗。症见自汗,少气懒言,神倦乏力,或头晕目眩,畏寒肢冷,活动后诸症加重,舌淡,脉弱。

方 3

【组成】何首乌 20g,浮小麦 30g。【用法】上药研细末,用本人唾液调成糊状敷脐窝,盖以纱布,胶布固定。每天换药 1 次。【说明】本方适用于自汗。

方 4

【组成】自汗膏:五倍子、郁金各等份,蜂蜜(炼)适量。【用法】前 2 味药混合粉碎为末,过筛,加入蜂蜜适量调制成膏。取药膏分别贴于神阙、涌泉、灵虚穴上,盖以纱布,胶布固定。每天换药 1 次,7～10 天见效。【说明】本方适用于自汗。

方 5

【组成】黄芪 15g,麻黄根、艾叶各 20g,白术、防风、白芷各10g。【用法】加水 600ml 煎煮上方,待药汁约 300ml,去渣。将 2个洁净口罩浸泡其中,温度适宜后,将口罩覆盖神阙、关元穴 15 分钟。然后重新将口罩浸泡药汁,再敷于肺俞、大椎两穴 15 分钟。每天 1 次。【说明】本方适用于气虚自汗。

方 6

【组成】黄芪、白术、防风、党参各 5g,五倍子、五味子各 10g。【用法】上药共研为细末,米醋调外敷脐中。外盖纱布,胶布固定。每天 1 次。【说明】本方适用于表卫不固、气虚自汗。

(二)盗汗

方 1

【组成】黄柏 30g。【用法】将黄柏研为细末,装瓶备用。用时取药末 6g,用唾液调和为丸,纳入患者脐窝内,盖以纱布,胶布固定。每 2 天换药 1 次,汗止方可停药。【说明】本方适用于阴虚火旺型盗汗。症见夜寐盗汗,五心烦热,舌红少苔,脉细数。治宜滋阴降火。黄柏味苦性寒,有降虚火、坚肾阴之功。

方 2

【组成】五倍子 30g。【用法】将五倍子碾成细末,贮瓶备用。每晚临睡前取药末 3～6g,用唾液调和成糊状,敷于患者脐窝内,用纱布覆盖,胶布固定。每晚临睡前换药 1 次,5 次为 1 个疗程。【说明】本方适用于自汗、盗汗。五倍子性味酸平,无毒,有收敛作用。《本草纲目》载:"治自汗盗汗:五倍子研末,津调填脐中,缚定。"通常用药 3 次,可以收效。

方 3

【组成】五倍子、枯矾各 30g。【用法】将上药共碾成细末,贮瓶备用。用时取药末适量,用温开水调和成糊状,贴敷于患者脐孔内,纱布覆盖,胶布固定。每天换药 1 次,8～10 次为 1 个疗程。【说明】本方适用于自汗、盗汗。通常 1 个疗程可收效。

方 4

【组成】五味子 10g,朱砂 2g。【用法】将五味子和朱砂共研为细末,过筛,装瓶备用。用时取药末 2g,以凉开水调成糊状,临睡前敷于患者脐孔内,盖以纱布,胶布固定。每晚临睡前换药 1 次,10 次为 1 个疗程。【说明】本方适用于肺结核病盗汗。

方 5

【组成】盗汗膏:五倍子(蜜炙)、枯矾各等份,人乳适量。【用法】前 2 味药混合粉碎为末,过筛,加入人乳调和成膏。每穴取药膏 15g,选取神阙、气海、肾俞贴敷。每天换药 1 次,10～15 天即效。【说明】本方适用于盗汗。

方 6

【组成】乌梅 10 枚,生地黄 10g,浮小麦 15g,大枣 5 枚,白芷 9g,黄芪、透骨草各 12g。【用法】加水 600ml 煎上方,待药汁约 300ml,去渣,将口罩浸于药内,温度适中敷盖于神阙、气海穴约 15 分钟。后重新浸药汁敷于肺俞、心俞两穴 15 分钟。每天 1 次。【说明】本方适用于阴虚盗汗。

方 7

【组成】五味子、五倍子各 100g。【用法】上 2 味共研细末,加入 75% 乙醇适量调成糊状,使用时将厚糊剂适量放在塑料薄膜或不透水蜡纸上贴在肚脐正中,以胶布固定。24 小时换药 1 次。【说明】本方适用于盗汗。

虚　劳

虚劳亦称虚损、劳损,是由多种原因所致,以脏腑亏损、气血阴阳不足为主要病机的多种慢性衰弱证候的总称。

本病主要由于先天禀赋不足,体质虚弱,后天失养,病久体虚,失于调理,劳倦内伤,久虚不复所引起。

现代医学许多慢性疾病过程中出现的各种虚损证候,均可参考本篇进行施治。

方 1

【组成】牛肚 1 个,黄芪 250g,党参、白术、当归各 187g,熟地黄、半夏、香附、麦冬各 125g,茯苓、五味子、白芍、益智、补骨脂、核桃肉、陈皮、肉桂、甘草各 62g,砂仁、木香各 22g,干姜 15g,大枣 10 枚,麻油、黄丹各适量。【用法】用麻油先熬牛肚,去渣,除黄丹外,再入其余药物,至枯黄色后,过滤去渣。再熬油至滴水成珠时离火,徐徐加入黄丹,并用力搅拌,收膏。倒入冷水中浸泡 3～5 天去火毒。每天换水 1 次。然后取出膏药置水浴上溶化,摊涂纸上或布上,每贴重 20～30g,贴于患者肚脐及膻中穴。每 3 天更换 1 次。【说明】本方有补益元气之功,适用于元气不足。症见少气懒言,神倦乏力,或有头晕目眩,自汗,活动后诸症加重,舌质淡,脉细弱。方中若加入黄柏、知母、龟甲胶各 62g,则疗效更佳。膻中穴位于前正中线上,两乳头之间。

方 2

【组成】龙骨、蛇骨、狗骨、木香、雄黄、朱砂、乳香、没药、丁香、胡椒、夜明砂、五灵脂、小茴香、雄鼠粪、附子、青盐各等量,麝香 0.5g。【用法】除麝香另研细末外,其余药物共碾成细末,过筛,装瓶密封备用。用时先将麝香纳入患者脐孔中央,再取药末填满脐孔,点燃艾条隔药悬灸 30 分钟,灸后用纱布覆盖,胶布固定。每 3～5 天重复 1 次,病愈为止。【说明】本方适用于诸种虚损、阴虚、血虚、阳衰、气弱等。

方 3

【组成】川乌、乳香、没药、川续断、雄鼠粪各 6g，麝香 0.3g。【用法】除麝香另研细末另用外，其余药物共碾成细末，贮瓶备用。用时先将麝香纳入患者脐孔中，再取药末填满患者脐孔，盖以薄槐树皮，上放艾炷，点燃灸之。至患者腹中作响，大便泻下涎物为止。每 3 天 1 次。【说明】本方适用于虚劳，骨蒸劳热，咳嗽吐血，舌红少苔，脉细数。灸后服米汤，吃白粥，饮少量黄酒，以助药力。

方 4

【组成】鲜百部根 60g，糯米饭、米酒各适量。【用法】先将百部根捣烂如膏状，直接敷于患者脐孔上，再将糯米饭用米酒调和如泥状，盖于百部膏面上，外以纱布覆盖，胶布固定。每天换药 1 次。【说明】本方适用于黄胖，又称食劳黄、脾积黄肿、脱力黄、虚劳，指因宿有食积，脾胃虚弱，劳伤过度，湿热虫积所致肤色发黄，但眼目不黄，面浮足肿，口淡口苦，腹胀泄泻，或呕吐黄水，嗜食生米、茶叶、土炭等病证，相当于现代医学的钩虫病、营养不良以及其他慢性疾病所引起的贫血病证。通常敷药 1 次或 2 次后，患者口中感觉有酒气味时，病情则逐渐减轻。

脚　　气

脚气又称脚弱，是指两脚麻木，软弱无力，或肿胀，或枯萎的一种疾病。因本病先起于腿脚，故称为脚气。

本病发生的原因，主要是外感湿邪风毒，或恣食肥甘厚味，过食辛辣，湿热内生，流注于脚而形成。临床上常见的有干脚气病和湿脚气病 2 种类型。

现代医学维生素 B_1 缺乏症可参考辨证施治。

方 1

【组成】活田螺 10 个，食盐适量。【用法】将田螺去壳和食盐共捣烂如膏状，敷于患者脐孔上，盖以纱布，胶布固定。每天换药 1 次。【说明】本方适用于干脚气病。症见足胫无力，麻木酸痛，挛急,脚不肿而日见枯瘦,食少,小便热赤,舌红,脉弦数。

方 2

【组成】吴茱萸、木瓜、槟榔、大黄各 10g,行水膏 1 贴。【用法】将前 4 味药研成细末,装瓶备用。用时取药末 10g,用水调成膏状,敷于患者脐孔内,外用行水膏封贴。每 2～3 天更换 1 次。【说明】本方适用于湿脚气。症见足胫肿大,麻木重着,软弱无力,小便不利,苔白腻,脉濡缓。

方 3

【组成】苍术、黄柏各 30g,行水膏药适量。【用法】将苍术和黄柏碾成细末,贮瓶备用。用时将行水膏药置水浴上溶化,加入适量药末,搅匀,摊涂厚纸或布上,每贴重 20～30g,贴于患者脐部及痛处。每 2～3 天更换 1 次。【说明】本方适用于湿脚气。

方 4

【组成】煅甘遂、煅牵牛子各 15g,荞麦面适量。【用法】将以上诸药混合共研为细末,贮瓶备用。用时取药末 10g,用水制成药饼,在锅内蒸熟后贴于患者脐孔上,盖以敷料,胶布固定。每天换药 1 次。【说明】本方适用于湿脚气。方中甘遂苦寒有毒,切不可入口,以免引起不良反应。

方 5

【组成】麝香、轻粉各 0.3g,葱白 1 根,活田螺(去壳)3 个。【用法】上方除麝香另研外,其余药物混合共捣烂如膏状。先取麝香纳入患者脐孔内,继取药膏盖之,用纱布覆盖,胶布固定。每 2 天换药 1 次,病愈为度。【说明】本方适用于湿脚气。

蓄　血

蓄血,一是指外感热病,邪热入里,与血相搏,而致瘀热蓄积于内的病证;二是泛指多种瘀血郁积于体内的证候。临床上可分为蓄血上焦、蓄血中焦和蓄血下焦 3 种类型。

方 1

【组成】生地黄 60g,白芍、黄芩、黄柏、栀子、甘草各 30g,牡丹皮、牛角各 15g,麻油 300ml,黄丹 210g,生石膏 120g。【用法】上药除黄丹、生石膏外,其余药物浸入麻油中半天,移入锅中,用文火煎熬,至枯黄色后,过滤去渣。再熬油至滴水成珠时离火,徐徐加入黄丹和生石膏,并用力搅拌至白烟冒尽,收膏。倒入冷水中浸泡 3～5 天去火毒。每天换水 1 次。然后取出膏药晾干置阴凉处贮存。用时将膏药置水浴上溶化后,摊涂厚纸或布上,每贴重 20～30g,贴于患者脐部。每 3 天更换 1 次。【说明】本方适用于蓄血,即外感热病,邪热入里。症见小腹胀痛,或寒或热,昼日明了,夜则谵语,甚则发狂,呼叫打骂。

方 2

【组成】苏木、当归、大黄、赤芍、桃仁、五灵脂、红花各 6g,清阳膏药适量。【用法】上方除清阳膏药外,其余药物共研为细末,贮瓶备用。用时将清阳膏药置水浴上溶化后,加入适量药末,搅匀,分摊于布上,每贴重 20～30g,分别贴于患者肚脐及小腹部。每 3 天更换 1 次。【说明】本方适用于蓄血下焦。症见小腹满,小便利,大便易而色黑,脉沉紧。

阴 证 伤 寒

阴证伤寒系指病邪直中阴经的虚寒证。临床上分为寒中太阴、寒中少阴、寒中厥阴 3 类。

方 1

【组成】干姜、白术各 30g,散阴膏 1 贴。【用法】将干姜和白术共研为细末,装瓶备用。用时取药末 10g,以温开水调如膏状,敷于患者脐窝内,外用散阴膏封贴。每 3 天更换 1 次。【说明】本方适用于寒中太阴。症见四肢厥冷,腹痛,或呕吐泄泻,口淡不渴,舌质淡,脉弱。

方 2

【组成】吴茱萸、硫黄、蛇床子、大蒜各适量。【用法】将前 3 味药共碾为细末,同大蒜共捣烂如膏状,涂于患者脐部,盖以纱布,胶布固定,再用热水袋熨于肚脐处。每天换药热熨 1 次。【说明】本方适用于寒中太阴。

方 3

【组成】吴茱萸 75g,黄酒适量。【用法】将吴茱萸用黄酒拌匀,置锅内蒸热,分作 3 份,用布包裹,分别敷于患者肚脐及双侧足心,外用绷带包扎固定。每天换药 1 次或 2 次。【说明】本方适用于寒中太阴。

方 4

【组成】胡椒、枯矾、黄丹各 3g,丁香 1.5g,陈醋适量。【用法】将方中前 4 味药碾成细末,以陈醋调如膏状,填入患者脐孔内,盖以纱布,胶布固定。每天换药 1 次。【说明】本方适用于寒中太阴。

方 5

【组成】干姜、附子各 15g,散阴膏药适量。【用法】将干姜和附子研为细末,贮瓶备用。用时将散阴膏药置水浴上溶化,加入适量药末搅匀,摊涂于布上,每贴重 20～30g,贴于患者脐部。每 3 天更换 1 次。【说明】本方适用于寒中少阴。症见四肢厥冷,引衣自盖,静卧少言,舌质淡,苔白,脉沉微。

方 6

【组成】附子、花椒壳、食盐、面粉、生姜汁各适量。【用法】将方中前 4 味药共研成细末,用生姜汁调和如膏状,纳入患者脐窝内,盖以纱布,胶布固定。每天换药 1 次。【说明】本方适用于寒中少阴。

方 7

【组成】干姜、附子、川乌、高良姜、吴茱萸、肉桂各适量。【用法】将以上诸药共碾成细末,以陈醋调成泥状,敷于患者脐孔上,盖以纱布,胶布固定。每天换药 1 次。【说明】本方适用于寒中少阴。

方 8

【组成】当归、干姜、附子各等量,散阴膏 2 贴。【用法】将当归、干姜和附子共碾为细末,在锅内炒热,取适量药末填满患者脐窝,外用散阴膏封贴,同时将另一贴散阴膏贴于小腹部,再将剩余药末用布包裹,趁热熨于腹部,药冷则再炒再熨。【说明】本方适用于寒中厥阴。症见四肢厥冷,面部、口唇、指甲青紫,口吐涎沫,苔白,脉弦紧。

结　　胸

结胸系指病邪结于胸中,而出现心下痛,按之硬满的病证。多因太阳病攻下太早,以致表邪内陷,与胸中原有水饮结聚,或因太阳内传阳明,阳明实热与腹中原有水饮互结而成。一般将其分为大结胸、小结胸、热实结胸、寒实结胸、血结胸等进行施治。

方 1

【组成】大黄、芒硝、甘遂、枳实各 6g,蜂蜜适量,清阳膏 2 贴。【用法】将方中前 4 味药共碾为细末,贮瓶备用。用时取药末 3g,以蜂蜜调和成膏状,涂于患者脐孔内,外用清阳膏封贴,同时将另一贴清阳膏贴于胃脘部。每 2～3 天换药 1 次。【说明】本方适用于热实结胸及小结胸。热实结胸症见脘腹满硬痛,发热烦渴,懊㤬,昏闷,口干便闭,脉沉滑;水结胸症见胞胁闷痛,按之汩汩有声,心下怔忡,头汗出,甚者胸脘脐腹硬满疼痛,手不可按,口渴舌燥,日晡潮热,脉沉紧。

方 2

【组成】生大黄、芒硝、葶苈子、杏仁各 3g。【用法】上药共研细粉,用水调糊敷脐,常法固定。【说明】本方适用于结胸,脘腹硬满,大便秘结者。

胸　　痹

方 1

【组成】石菖蒲、生山楂、川芎、赤芍、党参、葶苈子各 100g,郁金 150g。【用法】前 6 味药共用 4000ml 水浸 2 个小时,煎 30 分钟,取 2 次煎取液混合浓缩,加郁金烘干,压粉,每次取 0.2g,放入脐中,上压一干棉球,胶布固定。24 小时换药 1 次。【说明】本方适用于冠心病胸痹。

方 2

【组成】檀香、细辛各等份。【用法】将上 2 味药研粉,用酒调成糊状敷在脐部。【说明】本方适用于冠心病心绞痛。

方 3

【组成】山楂浸膏 20g,甘草浸膏 8g,葛根浸膏 10g,白芍 270g,厚朴 100g,鸡血藤挥发油 6ml,细辛挥发油 1ml,乳香、没药醇液 70ml,冰片少许,黄酒适量。【用法】将白芍、厚朴研细末,上加余药混匀后阴干。先将脐部洗净,擦干,然后取药末 0.2g,用黄酒调匀成糊状,放于脐眼内,上用胶布覆盖。2 天换药 1 次,7～10天为 1 个疗程。【说明】本方适用于心绞痛。

颜 面 斑 块

颜面斑包括雀斑、色素痣(斑)、寿斑、黄褐斑等。雀斑为淡褐、深褐或日晒后呈淡黑色的针头至黄豆大的色素性斑点;色素痣通常出现于青年期以前,有的到中年以后才显著,初发时扁平似雀斑,有的痣以后逐渐高起呈乳头状、圆顶状;寿斑见于中老年人,为扁平的棕色或暗棕色边缘清楚的色素沉着斑,呈圆形、卵圆形或不规则形,散在分布,虽然避免日晒也不消退;黄褐斑,多见于妊娠或绝经期妇女,为对称分布的淡褐色斑疹,有时相互融合呈蝴蝶翼状,又称蝴蝶斑。雀斑、色素痣、寿斑、黄褐斑,一般均无自觉症状。多由于禀赋不足,肾水亏虚或阳明蕴热,肝旺血燥,以致气血不和,面失所荣。

方 1

【组成】白芷、白芍、白附子各适量。【用法】研粉,制成药袋缚于脐部,夜间取下,白昼佩戴。【说明】本方可润泽肌肤,增白悦颜,善治黄褐斑、痤疮。

方 2

【组成】山楂、葛根、鸡血藤、穿山甲（代）、厚朴、乳香、没药各100g,甘草、桂枝各30g,白芍150g,冰片15g。【用法】山楂、葛根、甘草、白芍,共水煎2次浓缩成膏;鸡血藤、穿山甲、厚朴、桂枝,共研细粉;乳香、没药、冰片,共溶于95％乙醇200ml,除去不溶物,再烘干为末。以上3方混合,瓶中密贮备用。用时每次取药粉0.2g填脐内,外用胶布贴固。3～7天换药1次。【说明】本方适用于瘀阻所致颜面色斑、黄褐斑。

方 3

【组成】乳香、没药、穿山甲、葛根、山楂、厚朴、鸡血藤各100g,桂枝、甘草各30g,细辛、冰片各15g,白芍150g。【用法】将山楂、葛根、甘草、白芍共煎2次,浓缩成膏;乳香、没药共溶于95％乙醇中;其余诸药(冰片除外)共研细粉;将药膏和乳没醇液混合烘干,研细粉,合诸药末加冰片混匀放瓶中密贮备用,用时取药粉200mg敷于脐窝中,上盖软纸,再用药棉压紧,外以胶布固定。3～7天换药1次,一般治疗3～7次。【说明】本方适用于面部色斑。

方 4

【组成】珍珠数颗或珍珠层粉15g。【用法】磨粉,以水调成糊状敷于脐中。每周更换1次,每月敷1～2次。【说明】珍珠为润肤美容上品,有良好的增白祛斑之功,故可用于颜面色斑。

方 5

【组成】①山楂、葛根各100g,甘草30g,白芍150g,共水煎2次,合并煎液浓缩成膏。②鸡血藤、穿山甲、厚朴各100g,桂枝30g,共研细粉。③乳香、没药各100g,冰片15g,共溶于95％乙醇200ml中,除去不溶物,再烘干为末。以上三方混合,瓶中密贮备用。【用法】每次取药粉200mg填脐内,外用胶布贴固。3～7日换药1次。【说明】方中山楂、穿山甲、乳香、没药活血祛瘀;白芍、鸡血藤养血和阴;厚朴化湿;甘草、桂枝通阳;冰片清热。诸药合用有活血养血、温阳化湿之功,故可治瘀阻所致的黄褐斑。

银屑病

方

【组成】赤芍 10g,生地黄、葛根各 30g,升麻、大风子、丹参、甘草、水牛角粉各 9g,冰片 6g。【用法】上药共研细末,每次适量填脐,外贴肤疾宁胶布。每天换药 1 次,7 次为 1 个疗程。【说明】本方适用于银屑病。

皮肤瘙痒症

皮肤瘙痒症是指皮肤剧烈瘙痒而无任何原发性皮损,多由湿热蕴于肌肤,不得疏泄,或由血燥生风所致。瘙痒往往为阵发性,日轻夜重,有时难以忍受,以致搔抓而产生搔痕、血痂,日久皮肤出现肥厚、苔藓化、色素沉着等。

方 1

【组成】地肤子、红花、僵蚕、蝉蜕各 9g。【用法】上药共研细末,每次 1～2g,水调成糊敷脐。【说明】本方适用于皮肤瘙痒症。

方 2

【组成】红花、桃仁、杏仁、生栀子各等量,冰片适量。【用法】将前 4 味药研末,加入冰片,用凡士林或蜂蜜调成糊状。使用时共摊成 3cm×3cm×1cm 大小饼块,直接贴脐上,再用敷料覆盖固定。每天 1 次。【说明】本方适用于皮肤瘙痒症。

方 3

【组成】地肤子、红花、僵蚕、蝉蜕各 9g。【用法】上药共研末备用。每次取药粉 1～2g,水调为糊,敷于脐部,外用纱布包扎。【说明】方中僵蚕、蝉蜕、地肤子祛风止痒;红花活血祛风。诸药合用共奏祛风活血止痒之功,故可治皮肤瘙痒。

荨 麻 疹

荨麻疹是一种常见多发的皮肤病。约 20% 的人在一生中有患荨麻疹的病史。荨麻疹是皮肤黏膜血管扩张、通透性增加而产生的一种瘙痒性、局限性,暂时性真皮或黏膜的水肿反应。临床以瘙痒性风团骤然发生并迅速消退,愈后不留痕迹为主要特征。中医学"瘾疹""风瘙瘾疹"与之相似。

方 1

【组成】红花、桃仁、杏仁、生栀子各 15g,冰片 5g。【用法】上药共研末,每次取 1g,蜂蜜调敷脐部。每天换药 1 次。【说明】本方适用于荨麻疹瘙痒、便秘。

方 2

【组成】银柴胡、胡黄连、防风、浮萍、乌梅、甘草各等量。【用法】上药共研为末,每次适量填脐,常法固定。每天换药 1 次。【说明】本方适用于荨麻疹。

方 3

【组成】防风 15g,苦参、氯苯那敏各 30g。【用法】将上药分别研成细末,分装贮瓶备用。临用时取苦参、防风、氯苯那敏(扑尔敏)各 10g,混合均匀,填入脐窝,以纱布覆盖,胶布固定。每天 1 次,10 天为 1 个疗程,连续用至愈为止。【说明】本方适用于荨麻疹。

针　　眼

方

【组成】食盐适量。【用法】将食盐研细末,填脐,常规方法固定。【说明】本方可散结消肿,适用于睑腺炎(麦粒肿,又称针眼)。

咽　　痛

方

【组成】防风、黄芪、肉桂各适量。【用法】上药共研细末,每次 0.5g,填脐,外盖胶布固定。【说明】本方适用于肾气虚所致慢性咽炎。

牙　痛

方

【组成】生石膏 15g,牡丹皮 4g,黄连 5g,细辛、升麻、大黄各 3g,生地黄 6g。【用法】上药共研末,每次 6g,水调成糊,敷脐。每天换药 1 次。【说明】本方适用于胃火牙痛。

痔

凡肛门内外有小肉突出的称为痔核,因痔核出现肿痛、瘙痒、流水、出血等症,通称痔。本症多因久坐久立或嗜食辛辣,或久痢、胎产,或长期便秘,或七情郁结等,均可导致瘀血浊气壅滞肛肠而发病。根据发病部位可分为内痔、外痔、混合痔。内痔者,生于肛门内,便时出血,血色鲜红或暗红,痔核脱出,便后复位,后期常不能自行复位。若不能及时复位,因嵌顿或感染,均可发生剧痛、肿胀、糜烂、坏死。外痔者,生于肛门外,发生皮瓣,逐渐增大,光滑质硬,自觉肛门有异物感,疼痛较轻或不痛,不出血,发炎时方觉肿痛。混合痔者,生于肛门内、外,兼有内、外痔的合并症状。

方 1

【组成】清阳膏 2 贴。【用法】温化后分别贴于脐部及长强穴。每 3 天换药 1 次。【说明】本方适用于痔疮出血,肛门灼痛。

方 2

【组成】柑树叶、桃树叶、薄荷各 30g。【用法】将以上 3 种药的嫩叶捣烂如泥,用布包后敷肚脐眼。【说明】方用柑树叶解毒消肿;桃树叶清利湿热;薄荷疏风清热。诸药合用有清热利湿、解毒疏风之功,故可治湿热下注所致的痔疮、黏膜表面糜烂肿痛。

方 3

【组成】生蜘蛛数个。【用法】捣烂,搭脐上。【说明】蜘蛛苦寒有毒,以毒攻毒而消肿,故可治痔疮脱肛糜烂肿痛之证。

瘿

瘿以颈部肿大为主症,俗称"大脖子",多由情志抑郁气结不化、气滞血瘀、津液凝聚成痰,气痰瘀三者互结于颈部经络而成。临床表现为颈部肿大,甚至颈脖肿大,皮宽不紧,皮色不变,胸膈胀闷,心悸,气短,手指颤动,五心烦热,面赤多汗,眼球突出,急躁易怒,形体消瘦,脉弦滑。

方 1

【组成】昆布、海藻、黄药子、夏枯草、丹参、生牡蛎、三棱、莪术各 30g,麝香末 3g,面粉适量。【用法】前 8 味药共研粗末,水煎 2 遍浓缩熬膏,每次 15g,加面粉适量制成圆饼约铜钱大。先将麝香末 0.5g,填脐中,上置药饼,胶布固定。每 2 天换药 1 次,3 个月为 1 个疗程。【说明】本方适用于痰气互结、脉络瘀阻所致瘿瘤。

方 2

【组成】黄药子 20g,蛤蟆胆 5 个,米醋适量。【用法】将黄药子研末过筛,继将活蛤蟆胆穿破取汁,加入黄药子末调匀,再加米醋适量调成膏,分 2 份分别敷于脐中及颈部瘿块上,纱布盖之,胶布固定。每天 1 次,10 天为 1 个疗程。【说明】本方选用毒药来以毒攻毒,散结消肿。方中黄药子是化痰消瘿要药。本方虽药简而力强,故善治瘿瘤初起、瘤体肿硬之症。若同时每天用海带 30g,红糖 15g,水煎服,则效更佳。

方 3

【组成】①麻油 500ml,浙贝母、红花各 10g,蓖麻仁 20 粒,五铢钱 2 枚,蜘蛛 6 只,头发 1 小团,红丹 15g;②乳香、没药、儿茶、麝香各 1.2g。【用法】首先将方①中诸药除红丹另研末外放入麻油浸泡 1 天,入锅,文武火煎熬至药炸枯,去渣取油熬至滴水成珠时,徐徐加入红丹,不断搅拌。继取方②诸药共研末掺入方①药油中拌匀离火冷却收膏备用。用时取药膏约蚕豆大 1 小团摊于一块白布或蜡纸上,贴于脐上,纱布束紧固定。每 3 天换药 1 次,至瘿瘤消失为止。【说明】本方具有活血散结、解毒消肿之功,故善治血滞不畅,久积成瘿之症。症见瘤体坚硬,推之不移,常伴有明显疼痛,甚至瘿瘤表面有青筋盘曲。

奔 豚

方1

【组成】吴茱萸、陈皮、黑附子各 30g,肉桂 10g,丁香 6g。【用法】上药共研细末,姜汁调成糊,敷神阙、关元、肾俞穴,常规固定。每天换药 1 次。【说明】本方适用于奔豚气。

方2

【组成】干姜、附子、桂心、吴茱萸、橘核、川楝子、小茴香各等份。【用法】上药共研细末,敷于脐部,热熨之。【说明】本方适用于奔豚气。

晕 动 病

乘车、船或飞机时,因摇摆、颠簸、旋转或加速等刺激,使前庭功能紊乱而致的一系列自主神经功能失调症状,称为晕动病或称运动病。临床表现有恶心、呕吐、头晕、乏力、心搏加速、面色苍白、冷汗,甚至虚脱,重者可出现四肢冰冷、血压下降、心动过缓,甚至失水及酸中毒。疲劳、失眠或素有慢性疾病者常易发生本病。

方1

【组成】风油精。【用法】将风油精数滴入肚脐眼,外用伤湿止痛膏或胶布封固。【说明】风油精有清凉祛风醒脑之功,故可用于晕车、晕船的防治。

方2

【组成】生姜 1 片,伤湿止痛膏 1 张。【用法】将生姜片放肚脐内,伤湿止痛膏固定,乘车船前 30 分钟贴。【说明】生姜为止呕圣药,辅以伤湿止痛膏之祛风活血止痛则疗效更加显著,故可治晕车、晕船引起的恶心、呕吐、头痛之证。单用伤湿止痛膏 1 张敷脐也有效。伤湿止痛膏用丁香、肉桂、白芷、乳香等芳香药物制成,既可温下元,又能辟秽浊,从而提高适应能力,起到防治晕车、晕船的作用。

养 生 保 健

中医养生是在阴阳五行、脏腑经络、气一元论、天人相应及整体恒动观等理论指导下,提出的形神共养、协调阴阳、谨慎起居、和调脏腑、养气保精、气血通调、扶正祛邪、综合调理,因人、因时、因地摄生等原则,其手段与方法更是丰富多彩,别具特色。

方 1

【组成】人参、白术、茯苓、炙甘草各等量。【用法】上药共研细末,取适量和水调成糊状,敷脐。【说明】本方适用于久病气虚者。

方 2

【组成】人参1支。【用法】上药研细末,取少许蜜或水调成糊敷脐。【说明】本方适用于久病体虚、肺虚声微、脾虚食少者。

方 3

【组成】大附子(去蒂)30g,鹿茸(酥炙)、茯苓(人乳拌蒸)、川椒、莲肉各1.8g。【用法】将附子放童便内浸1昼夜,炙干,再与全药共研细末,用人乳调成饼状,如银圆大小,将药饼针刺30个孔,放脐内。【说明】有保健强壮,去病延年作用。

方 4

【组成】刺五加30g,鼠粪40g。【用法】上药共研末备用。每次取药末3g填脐中,上放艾炷,点燃灸之,连灸2~4个艾炷。【说明】方中刺五加为扶正良药,有强身健体、提高机体免疫力的作用;辅以鼠粪活血化瘀则效力更强。故可治慢性虚弱性疾病。

方 5

【组成】当归、熟地黄、川芎、白芍各等量。【用法】上药共研细末,和水调成糊状,敷脐。【说明】四药相伍补而不滞,调补营血,故可治血虚萎黄、心悸健忘、舌淡、唇甲苍白之症。

方 6

【组成】雄鼠粪（两头尖）30g，麝香 0.6g。【用法】将 2 味药各自碾成细末，瓶贮备用。先取麝香 0.2g，纳入脐中，将鼠粪末填满脐眼，外盖以槐树皮（预先穿孔多个）盖在脐孔内鼠粪末上，再取如黄豆大艾炷放在槐树皮上，反复频灸，直至患者自觉热气透身，微微出汗为度。3 天 1 次，坚持灸至患者年龄的壮数。【说明】本方以活血为本，旨在散积消滞，升清降浊。瘀浊消散则生化无阻，百脉通行则诸窍得濡，故善治瘀阻日久、百疾诸生、虚劳内损、抵抗力低下之症。

方 7

【组成】大附子 1 个，甘草、硫黄各 62g，麝香 1g，白酒 1000ml。【用法】附子切片，用纱布包裹，再加甘草末和硫黄末，共浸入酒中半日，用文武火煮，酒干为度，弃甘草、硫黄不用，附子与麝香共捣烂制成 2 丸，阴干备用。取 1 丸纳入脐内。7 天换药 1 次。【说明】本方具有补肾助阳、通经活血作用，通过补火振阳、通利百脉以达温煦气血、益寿延年之效，故可用于体虚阳衰、动作迟缓、未老先衰之症。

方 8

【组成】红参、海马各 5 份，鹿茸 3 份，炙甘草、吴茱萸各 1 份。【用法】上药共为细末，配以香油、凡士林等软膏基质调制成膏，先用热毛巾将肚脐擦拭干净，然后敷贴温肾健脾贴膏，胶布敷盖。若用热水袋局部热敷，可增强疗效。【说明】本方集温热之品于一体，具有温壮元阳、补精益气的作用，经常应用能够增强体质，抗老防衰，预防疾病，故有保健养生之效。

第3章 外科疾病

肝　痈

肝痈,初起表现为右胁胀痛,拒按,不能右侧睡卧,恶寒发热或持续高热不退。如脓肿破溃则可咳吐或下利脓血,脓呈咖啡色带臭秽。多因肝郁化火、气滞血瘀致聚而成痈。初起时治宜清肝泻火;成脓时佐以排脓;脓溃后治宜清泄肝肠。

现代医学的肝脓肿、化脓性胆囊炎及胆管炎等可参考以下治疗方。

方1

【组成】蜈蚣2条,雄黄12g,鸡蛋清适量。【用法】将蜈蚣、雄黄共研末,加鸡蛋清调成糊,取适量涂布于脐中、期门穴,纱布盖之,胶布固定。每日涂3～4次,5天为1个疗程。【说明】方用蜈蚣、雄黄解毒散结,开窍定惊;鸡蛋清清热消肿。三药合用作用显著,故善治肝痈已成、大便脓血、身热、抽搐甚至神昏不清之证。

方2

【组成】五神膏1张,败酱草、蚤休、龙胆草各30g。【用法】先将败酱草、蚤休和龙胆草填入脐中,再将摊于牛皮纸(或橡皮膏)中央约厚1.5cm的五神膏贴在脐眼上,绷布带束紧固定。每日换药1次。【说明】复方五神膏以活血消肿、清热解毒的五神膏为基础,配合清肝泻火排脓消痈的败酱草、蚤休、龙胆草,以期清肝解毒、消肿排脓之效,故善治肝痈已成、高热、胁痛之证。贴药后会出现轻度腹泻,是药效反应,无须治疗,停药后其泻可止。

方 3

【组成】蛤蟆胆 2～3 个,冰片 0.5g,麝香 0.3g。【用法】将活蛤蟆 3 个剖腹取胆,刺破取胆汁盛入杯中,次将冰片、麝香共研末,将药末掺入胆汁调匀涂于脐孔及期门穴上,每日涂 3～5 次,干后再涂,涂药后再用纱布盖上,胶布固定。【说明】方用蛤蟆胆清热解毒;冰片、麝香解毒消肿,开窍止痛。三药相合,功专力宏,故善治肝痈肿痛、烦躁不安甚至丧失意识。本方可作急救用。

方 4

【组成】活蛤蟆 2 个,滑石末 12g,甘草末 2g。【用法】先杀死蛤蟆,去掉其内脏物,次将滑石末与甘草末混合拌匀,即成六一散,撒布于蛤蟆腹壁内,再把蛤蟆腹罨敷在脐中和期门穴上,纱布带束紧固定之。每日换药 1 次。【说明】蛤蟆性寒有毒而攻于里毒,此乃中医“以毒攻毒”之义,合以清热利湿的六散同用,可明显增强药效。故善治肝痈化脓、高热、胁痛、神志不安、二便不利、舌红之证。治疗期间,禁食发物。

方 5

【组成】仙人掌(去刺)60g,蚤休 60g。【用法】先将蚤休研末,次把仙人掌捣烂如泥,两者混合拌成膏,分作 2 份,分别贴于脐孔和期门穴上,胶布固定。每日换药 1～2 次。【说明】本方选用苦寒的仙人掌与蚤休于一方,共奏清热泻火解毒、排脓消肿止痛之效,故善治肝痈初起、高热、右胁肋疼痛、面红目赤、大便干结、舌红、苔黄之证。

胃 痈

胃痈,又名胃脘痈。初起中脘部隐痛微肿,恶寒发热,继而局部坚硬,剧痛难忍,身热不退,甚则呕吐,泻下臭秽脓血。病因多由《医学入门》所言:“饮食七情火郁,复被外感寒气所隔,使热浊之气填塞胃脘。”初期治宜通腑泄热,行瘀散结;脓成期治宜化瘀排脓,清热解毒。

方 1

【组成】蚤休 15g,生大黄 15g,鸡蛋清适量。【用法】前 2 药共研末过筛后,以鸡蛋清调如糊,涂敷于脐中、中脘穴上。每日涂 2～3 次,干后即换,频换频敷。涂药后外以纱布盖之,胶布固定。【说明】本方具有清热解毒、消肿止痛作用,故善治热毒蕴积胃络所致的胃痛疼痛、口渴思饮、大便干结之证。

方 2

【组成】活蛤蟆 2 个,雄黄 10g,冰片 6g。【用法】将蛤蟆杀死去内脏,再把雄黄、冰片共研末和匀,撒入 2 只蛤蟆腹壁内,分别覆盖于脐中、中脘穴上,外以绷布束紧固定。每日换药 1 次。【说明】方用活蛤蟆、雄黄攻毒消痈,功专力宏为主药,合以冰片消肿止痛、清热通络增强消痈力量。故善治胃痈已溃、中上腹疼痛、拒按、身热、口干、舌红之证。治疗期间宜饮流食,忌食酒肉之类。

肠　　痈

肠痈以右少腹疼痛为主证,多由饮食不节或饭后急奔或受寒化热导致湿热积滞,肠腑壅热,气血瘀阻,酿成肠痈。其初起脘部或绕脐作痛,继则移至右下腹,痛处不移,按之痛剧,腹皮微紧,右腿屈而难伸,伴有发热恶寒、恶心呕吐、便秘或泄泻,苔黄腻,脉滑数。甚则腹痛剧烈拒按,腹皮拘急,局部可触及肿块。

方 1

【组成】滑石粉 6 份,甘草粉 1 份。【用法】将上药混合拌匀填于脐中,外加五神膏覆盖,胶布固定。每日换药 1 次,7 日为 1 个疗程。【说明】六散具有清热利湿作用,配合活血消肿、解毒消肿的五神膏同用,则善治肠痈初起,右下腹及脐周疼痛、身热、口干渴、大便秘结、小便短赤之证。

方 2

【组成】杏仁 30g,玄参 15g,蛇蜕、蜂房、乱发各 7.5g,麻油 80ml,黄丹 20g。【用法】上药熬成药膏备用。将药膏贴脐部,以泻为度。【说明】具有活血消肿、清热解毒之功,故可治内脏生痈、身热口干、大便秘结、苔黄燥、舌红、脉数者。

方 3

【组成】生大黄 30g,鸡蛋清 2 个。【用法】将生大黄研末,加鸡蛋清 2 个和匀涂于脐孔及脐周。每日涂 2~3 次。【说明】本方选用苦寒攻下、泻火解毒、活血消痈的生大黄为主,以清除大肠瘀毒内结,故善治肠痈初起、腹痛拒按、大便秘结之症。

方 4

【组成】鲜雾水葛(吮脓头)30g,生木芙蓉叶 30g,绿豆粉 15g,蜂蜜适量。【用法】诸药共捣烂加蜂蜜调成膏敷在脐上,绷布或宽布带束紧。每日换药 2~3 次。【说明】本方具有清热解毒、排脓消痈之功,故善治肠痈已成、脓肿溃疡、右下腹疼痛剧烈、高热、口干、苔黄燥、舌红之证。若能配合内服大黄、红藤、白花蛇舌草等水煎液,则疗效更加显著。治疗期间忌食公鸡、牛肉、羊肉、狗肉及酒类。

肠 梗 阻

肠梗阻是肠道传导阻滞不通的一种外科常见急腹症,严重时常危及生命。主要症状是腹痛、腹胀、呕吐、不排便、不排气。

中医学认为,肠梗阻属腑实证,由于寒热内结,或饮食所伤、七情劳累、跌仆闪挫、虫积湿滞等使腑气不运,地道不通,糟粕内停所致。

方 1

【组成】莱菔子 60g,石菖蒲 60g,鲜橘叶 100g,葱白 30g。【用法】将莱菔子研末,其他 3 味捣烂,备用。将上面药物一起放入锅内,加适量白酒炒热,装入纱布袋,趁热熨敷脐中及脐周。反复多次,直至肛门排气为止。【说明】方用莱菔子破气通便;石菖蒲、鲜橘叶行气消胀;葱白振阳通腑。合用共奏宣通腑气、破气消胀之功,故可治肠梗阻、腹胀疼痛、大便不通之证。

方2

【组成】阿魏 0.6g,丁香 0.3g,麝香 0.06g。【用法】丁香研末,同阿魏、麝香和匀。放于脐上,外用大膏药贴,并用热水袋熨。【说明】方用阿魏破癥消积;麝香活血通窍;丁香温脏行滞。三药配合具有较显著的活血行气、消积止痛功效,气血畅通,则肠套叠、肠梗阻得以缓解,故善治肠梗阻引起的少腹剧痛、唇甲发青、肢体逆冷之证。

方3

【组成】白芥子适量。【用法】研为细末,用开水调成膏。敷神阙穴和阿是穴,贴前,洗净皮肤,涂一层麻油,然后再敷药,待皮肤发赤有烧灼感时去掉。每日 2 次。【说明】白芥子辛温除寒,具有温里散结止痛作用,肠道寒凝温散则蠕动复常,梗阻缓解,故善治阴寒内结型肠道梗阻症。

方4

【组成】大葱、胡椒、枯矾各适量。【用法】上药共捣烂,热敷脐腹部。【说明】方用大葱、胡椒温里散寒,消积止痛;枯矾降浊利水,合用具有温里降浊、消积止痛功效,故善治单纯性肠梗阻所致的腹痛、腹胀、肠声漉漉之证。

方5

【用法】生大蒜 120g,芒硝 30g,生大黄 60g,醋 60ml。【组成】大蒜、芒硝共捣为糊膏;大黄研成粉,用醋调成糊状。先将大蒜、芒硝外敷神阙及阿是穴,敷前,用 2～4 层油纱布作垫,2 小时后去掉蒜泥,并用温水洗净蒜汁,然后,将大黄醋糊敷 6 小时。【说明】方用大黄、芒硝清热攻下、软坚通便为主,辅以大蒜解毒消积,陈醋散瘀攻积。综合具有攻积通便作用,故善治肠梗阻、腹坚硬作痛、大便秘结、舌苔黄燥之证。

方6

【组成】莱菔子、枳实、木香各 30g,葱头 50g,食盐 300g,白酒 20g。【用法】将莱菔子、枳实和木香共碾为粗末,与食盐混合均匀,在铁锅内炒热,趁热加入葱头(切碎),以白酒拌匀,用布包裹,趁热熨于肚脐处,药冷后再炒再熨,持续 30～60 分钟。每日 2～3次。【说明】方用莱菔子、枳实破气消积,通便导滞;木香辛香理气,除胀消满;葱头、食盐温里通窍,散阴止痛;白酒治血通脉,散瘀破结。合用共奏破气消胀、攻结通闭之功,故善治肠梗阻。

方 7

【组成】艾叶 10g,花椒 10g,酒药子 1 粒,莪术 6g,芒硝 15g,韭菜蔸 10 个,鲜葱蔸 10 个,鲜苦楝根皮 25g,橘叶 30g。【用法】前 5味药研细末;后 4 味药切碎,诸药混合,加酒炒热外敷神阙。【说明】具有杀虫止痛之功,故可治蛔虫性肠梗阻,时作时止,疼痛难忍。

方 8

【组成】雄黄 3～10g,研细末。【用法】上药用鸡蛋清调为糊状,敷脐部,外用纱布包扎。若在患者腹部摸到条索样团块,可用热水袋在此处热熨之,则会收到更好的疗效。【说明】方中雄黄为有毒之品,能以毒攻毒,杀灭蛔虫;鸡蛋清清热解毒以缓和雄黄之毒性。合用有杀虫解毒之功,故可治蛔虫性肠梗阻。

方 9

【组成】小茴香 75g,吴茱萸、干姜、公丁香各 60g,肉桂、生硫黄各 30g,荜茇 25g,山栀子 20g。【用法】上药共研细末,敷脐。【说明】方用肉桂、硫黄温脾暖肾、祛寒止痛;公丁香、小茴香温中散寒,行气止痛;吴茱萸、干姜、荜茇温里祛寒;山栀清热通利,以防上药温热太过。综合具有温里散寒、除胀止痛之功,故可治寒客肠胃所致的肠梗阻。

方 10

【组成】苍术、白芷、细辛、牙皂各 50g,丁香、肉桂各 10g,葱白泥 1 撮。【用法】上药研细末,混合,敷脐部。【说明】诸药合用共奏祛寒湿、除胀满之功,故可治寒湿阻滞所致的肠梗阻。

方 11

【组成】麝香 0.3g,生姜、紫苏各 120g,大葱 500g,陈醋

250ml,普通膏药或胶布 1 张。【用法】生姜、紫苏研为细末,与大葱共捣一起,陈醋炒热。先将麝香(研细末)纳入神阙穴,外盖普通膏药或胶布;再把余药敷神阙及阿是穴。【说明】方中麝香辛香走窜、活血通窍、散结止痛为主,辅以紫苏温中行滞;生姜、大葱祛寒通阳;陈醋散瘀消积。综合具有活血消积、温中行滞之功,故可治瘀滞寒凝所致的肠梗阻。

第4章 妇科疾病

第一节 月 经 病

月 经 过 少

月经周期基本正常,而经量很少,甚或点滴即净,称为月经过少。

本病多由寒邪客于胞宫,以致经脉阻滞,或因失血之后阴血亏损,或肾精不足,房劳多产,冲任亏损,血海不盈等所致。

方1

【组成】肉桂、当归、五灵脂、莪术、青皮、威灵仙、川芎、酒白芍、红花、台乌药、香附、苍术、厚朴、郁金、半夏、丁香、木通、醋炒大黄、炒蚕沙、吴茱萸、黄连(同炒)各3g,巴豆霜1.5g。【用法】将以上各药混合在一起,研碎成为细末,用筛子过筛后,装入瓶内密封备用。月经前10天,取上药末30g与蜂蜜适量调和制成药饼3个,分别把药饼贴在上腹部、脐眼、脐下3个穴位上,外以纱布覆盖,胶布固定。每天换药1次,10天为1个疗程。于第2个月经期前再如法贴药1次,连续3个月经期,共进行3个疗程。【说明】本方适用于寒凝血滞型月经过少,或点滴即止,色黯红,手足不温,苔白腻或白润,脉沉紧。

方2

【组成】当归100g,川芎50g,白芍、益母草、红花、柴胡、茯神、续断、牛膝、杜仲各 25g,香附、陈皮、牡丹皮、白术各 20g,熟地黄、甘草、蕲艾叶、泽兰各 12.5g。【用法】上药用香油 1500ml 炸枯去渣,加黄丹 600g 收膏。另掺入人参、沉香各 25g,鹿茸 20g,肉桂 15g,研细,搅匀。每张重 25g,贴肚脐或腰部。【说明】本方适用于血虚、肾虚型月经过少,色淡红或色鲜红,面色萎黄,腰膝酸痛,心悸眩晕,舌质淡红,脉细弱或沉细。本方还治疗带下、腹痛等。

方 3

【组成】制乳香、制没药、赤芍、川牛膝、丹参、山楂、广木香、红花各 15g,冰片(另研)1g,生姜汁(或黄酒)适量。【用法】以上各种药物(冰片除外)混合一起,共研碎成细末,用筛子过筛,贮瓶密封,备用。于每月经前或月经期内施治,每次取药末 30g,用生姜汁(或黄酒)适量调和拌匀,制成稠糊状,把药糊分别涂在患者脐中穴和子宫穴上。外以纱布盖上,胶布固定。每天 1 次,10 天为 1 个疗程。【说明】本方适用于血瘀型月经不调,月经过少,或量少行而不畅,经色紫黯有血块,小腹胀痛,舌质紫黯或有瘀点,脉沉弦或沉涩。本方还治疗血瘀型痛经、月经后期等。子宫穴在下腹部,当脐中下 4 寸,中极旁开 3 寸。

方 4

【组成】桃仁、红花、当归、香附、白芍、肉桂、吴茱萸、小茴香、郁金、枳壳、乌药、五灵脂、蚕沙、蒲黄、熟地黄各等份。【用法】共研细末,酒调敷脐,外用纱布,胶布固定。每 2 天 1 换。【说明】本方适用于气郁血瘀型月经过少,月经后期,痛经等。

月 经 后 期

月经周期延后 8～9 天,甚至每隔 40～50 天一行者,称为月经后期,如偶然延迟 1 次,而无其他症状的,则不属月经后期范畴。

本病的发病原因,多为经行时过食寒凉生冷,冒雨涉水,寒邪侵袭,客于胞中,影响冲任,血为寒凝,经脉不畅,或因久病、大病或长期慢性失血,以致冲任不足,血海不充,经水不能按期来潮,或血瘀气血运行不畅,冲任受阻等。

方 1

【组成】乌药、白芷、木通、当归、赤芍、大黄、续断、椿根皮、川牛膝、杜仲、附子、锁阳、巴戟天、艾叶、香附、肉桂、益母草、金樱子、血竭、乳香、没药、孩儿茶、植物油、黄丹各适量。【用法】将上药熬成膏,用时洗净脐部,加温化开贴敷。【说明】本方主治血寒型月经后期,量少,色暗红,小腹冷痛,得热则减,面色苍白,舌淡苔薄白,脉沉紧。本方还适用于子宫寒性痛经,或男子阳亢虚损、精寒不固所致的阳痿、遗精、不育等。

方 2

【组成】当归、川附子、小茴香、高良姜、川芎、木香各 500g。【用法】上药用香油 7500ml 炸枯去渣,熬至滴水成珠,入黄丹 5000g 搅匀,收膏。另配细料青毛鹿茸 40g,肉桂 50g,沉香 40g,混合研成细粉。每 800g 膏药兑细料 15g,搅匀摊贴。大张药重 35g,小张药重 22.5g。用时微火化开贴脐上。【说明】本方养血、散寒、止痛。适用于月经后期,色淡白,面色萎黄,心悸眩晕以及妇女宫寒腹痛带下等。

方 3

【组成】乳香、没药、血竭、沉香、丁香各 15g,青盐、五灵脂、两头尖各 18g,麝香 1g。【用法】上药除麝香外共研细末混匀,备用。用时先取麝香 0.2g 放入脐眼,再取药末 15g 撒布麝香上,盖以槐皮,槐皮上预先钻一小洞,穴周围用面圈住,以艾绒捏炷,放槐皮上点燃灸之。每天 1 次。【说明】本方主治血瘀型月经不调,月经后期,脐腹疼痛,经色黯红,有血块,瘀块排出后则腹痛减轻。本方也可应用于血瘀型月经过少、痛经、癥瘕等。

方 4

【组成】白胡椒、郁金、炒乳香、炒没药、莪术各 9g,血竭花 12g,麝香 2g,猪膀胱 1 个,大曲酒 1000ml。【用法】将前 7 味药共为细末和酒一起装入猪膀胱内,用线扎口。将猪膀胱敷于痞块处用带束上,如无痞块者,束于肚脐上,7 天后去掉。轻者 1 次,重者 2 次即愈。【说明】本方主治血瘀型月经不调、月经后期、月经过少、痛经、腹内有痞块等。

经行先后无定期

月经不按周期来潮,时而先期,或时而后期,称为经行先后无定期,亦称经乱或月经愆期。

本病的发病机制,主要是气血不调,冲任功能紊乱,以致血海蓄溢失常,临床上因肝郁以致肝气逆乱,血随气行,气乱则血乱,血海不宁;或因平素肾气不足,或因房事不节,生育过多,冲任受损,以致肾气失守,闭藏失职;或因素体虚弱,或大病久病,经行、产后失血过多,或饮食劳倦,失其生化统摄之功,冲任受损。

方 1

【组成】当归、川芎各 15g,白芍、肉苁蓉、炒五灵脂、炒延胡索、白芷、苍术、白术、台乌药、小茴香、香附、青皮、陈皮、半夏各 9g,柴胡 6g,黄连、炒吴茱萸各 3g。【用法】诸药混合碾为粗末,贮瓶备用。用药末适量以黄酒炒热,白布袋子包裹,热熨脐孔及四周,熨后将药末敷在患者脐孔上,外以胶布固定。每天熨药 1 次,至月经正常停药。【说明】本方适用于气滞血瘀型月经紊乱,经行先后无定期,经量或多或少,经行不畅,色紫稠黏,胸乳胀闷不舒,时欲叹息,或少腹胀痛等,舌质暗或有瘀点,脉涩。

方 2

【组成】鲜益母草 200g,党参、当归、香附(制)、丹参、熟地黄、白术、五灵脂(炒)、生地黄各 100g,陈皮、青皮、乌药、柴胡、牡丹皮、地骨皮、川芎、酒芍、半夏、麦冬、黄芩、杜仲、续断、延胡索、红花、川楝子、苍术各 50g,没药、远志肉、枳壳(炒)、吴茱萸、黄连、厚朴、小茴香、木通、木香、肉桂、甘草各 25g,炮姜 15g,雄乌鸡骨(竹刀破腹去毛杂或用全副骨亦可)1 只。【用法】麻油熬,黄丹收,牛胶 100g 蒸化搅匀,贴脐。每天 1 次,至月经准期停药。【说明】本方适用于血虚型经水不调,月经先后不定期,血色淡红,量涩少,面色萎黄,心悸乏力,舌质淡,脉弱。

方 3

【组成】乳香、没药、血竭、丁香、沉香各 15g,桃仁、蒲黄、五灵脂、两头尖各 18g,麝香(另研)1g。【用法】诸药除麝香另研外,其余药物混合研碎为末,过筛备用。先取麝香 0.2g,纳入脐孔穴中央,再取药末 15g,撒布于脐中麝香上面,盖以槐皮,槐皮上预先钻一小洞,脐周用面粉圈住,以艾绒炷放于槐皮上点燃之。每天 1次,贴至月经准期为止。【说明】主治妇女月经不调,先后不定期,脐腹疼痛,有血块,瘀块排出则痛减,舌质黯或有瘀点,脉涩等血瘀证。

方 4

【组成】鹿茸 3g,川芎、干姜、肉桂心、白芍、红花各 6g,当归9g。【用法】将以上药物共碾为细粉末,贮瓶密封备用。每次取药末 3～5g,填纳入脐孔内,外以镇江膏药贴在脐孔上,再以胶布固定之。7 天换药 1 次,3 次为 1 个疗程。【说明】本方适用于肾阳虚月经不调,提前、推后或先后不定期,月经量少,色淡,头晕耳鸣,腰膝酸软等。本方还可防治妇女习惯性流产。

方 5

【组成】当归、熟地黄、益母草、川芎各 30g,阿胶、桑寄生、白术、延胡索、白芍、砂仁壳、艾叶、附子、茯苓各 15g,生蒲黄、炙甘草各 7.5g,香油 1000ml,黄丹 180g。【用法】除黄丹外,其余药物放入香油中加热煎炸,待药物炸枯,过滤去药渣;再煎熬香油至滴水成珠时,离火徐徐加入黄丹收膏备用。用时取药膏 30g 摊在纱布棉垫上,以药膏贴在患者脐孔穴上,外以胶布固定。2 天换药 1次,10 天为 1 个疗程。【说明】本方主治月经先后不定期,或提前,或错后来潮,伴少腹胀痛,月经色暗不鲜,有血块。

月 经 先 期

月经周期提前 8～9 天,甚至 15 天一潮者,称为月经先期。如偶然提前 1 次,而无其他症状的,不属月经先期范畴。

引起本病发生的原因,多由阴虚阳盛或肝郁化火,素体蕴热,使冲任受热,迫使经血先期而下;或见劳倦过度,饮食失调,以致脾虚气弱,统摄无权,故使月经先期来潮。

方 1

【组成】当归 30g,川芎 15g,白芍、肉苁蓉、炒五灵脂、炒延胡索、白芷、苍术、白术、台乌药、小茴香、陈皮各 9g,炒黄连、炒吴茱萸各 3g,柴胡、黄芩、牡丹皮、地骨皮各 6g。【用法】将以上药混合共研成细末,用陈醋或米饭调和药末,放入锅中炒至极热,用厚白布包裹制成 1 个药熨袋,备用。用时嘱患者仰卧床上,裸衣露脐,取药熨袋趁热置于患者脐上下熨之,熨后把药熨袋罨敷在脐窝上,外以宽布带或绷带束紧固,待药冷却之后,把药再炒热,再如法敷熨。每天 1 次,直至月经正常为度。【说明】本方主治月经不调,血热型月经先期、量多,色深红或紫,舌红,脉滑有力等。

方 2

【组成】党参、黄芪、白术各 12g,干姜、甘草各 6g。【用法】上药共研细末敷脐中,外用纱布覆盖,胶布固定。3 天换药 1 次,敷至月经正常为止。【说明】本方适用于气虚型月经先期,量多,色淡红,质稀薄,肢体倦怠,舌质淡,脉弱无力。

痛 经

妇女行经期间或行经前后,发生小腹疼痛、腰酸,甚至影响工作及学习者,称为痛经。

痛经多因精神因素,肝失条达,以致气机不畅,血行受阻,或久住湿地或经期冒雨涉水,或过食生冷,寒湿客于胞宫,血为寒凝,经行不畅,或平素体虚,气血不足,经行以后,血海空虚,胞脉失养所致。

(一)瘀血内停

方 1

【组成】益母草、丹参、桃仁、红花、牡丹皮、木通各 40g,当归、川芎、木香、香附、小茴香、蒲公英各 60g。【用法】将上药共研为末,分为 3 份。使用时用 1 份加入米醋拌匀,以润而不渗为宜,装入事先做成的布袋内。布袋大小以患者合体为好,上至脐,下至耻骨,左右达附件。然后放锅内蒸至透热,熨敷在肚脐、少腹。药袋上加用热水袋,以助热保温,温度以热而不烫为佳。每袋药用 2 天,每天早、晚各 1 小时。3 份共用 6 天,为 1 个疗程。用药从行经前 1 天开始,经期不停药。【说明】本方适用于瘀血型痛经。症见经前或行经时小腹疼痛,拒按,经量少或行而不畅,经色紫黯有血块,血块排出后则痛减,舌质黯或有瘀点,脉沉涩。

方 2

【组成】乳香、没药、白芍、川牛膝、丹参、山楂、木香、红花各等量,冰片(另研)1g,姜汁或黄酒适量。【用法】除冰片另研外,其余药物共碾为细末,贮瓶密封,备用。临用时取药末 10～15g,加入冰片 1.2g 拌匀,以姜汁(或黄酒)适量调和成糊状,以药糊涂布于患者脐窝中,外用胶布固定之。每 2 天换药 1 次,连续涂药 10 次为 1 个疗程。【说明】本方适用于血瘀型痛经,并治瘀血型月经过少、月经后期等。

方 3

【组成】山楂、葛根、乳香、没药、穿山甲、川厚朴各 100g,白芍 150g,甘草、桂枝各 30g,细辛挥发油、鸡血藤挥发油、冰片各适量。【用法】先将山楂、葛根、白芍、甘草共水煎 2 次,煎液浓缩成稠状,加入溶于适量 95% 乙醇的乳香、没药液,烘干后,与穿山甲、川厚朴、桂枝共研细末,再加适量的细辛挥发油、鸡血藤挥发油和冰片,充分混合,过 100 目筛,贮藏待用。经前 3～5 天,用温水洗擦脐部后,取上药 0.2～0.25g,气滞血瘀型用食醋调糊,寒湿凝滞型用姜汁或酒调糊,敷于脐中,外用胶布固定之。待经来痛止或经期第 3 天去药。【说明】此方适用于血瘀型痛经。不适于血虚型痛经。

方 4

【组成】乳香、没药各 15g。【用法】将上药混合碾为细末,备用。于月经前取药 5g,调黄酒制成药饼如 5 分硬币稍厚大,贴在患者脐孔上,外用胶布固定。每天换药 1 次。【说明】本方适用于妇女瘀血型痛经。不论月经前后或来潮时痛均可治疗。

方 5

【组成】当归、吴茱萸、乳香、没药、肉桂、细辛各 50g,樟脑 30g。【用法】先将当归、吴茱萸、肉桂、细辛研末水煎 2 次,煎液浓缩成稠状,加入溶于适量 95% 乙醇的乳香、没药液,烘干后研细末加入樟脑末备用。行经前 3 天取药粉 1 包(3g),用黄酒数滴拌成糯糊状,外敷脐中,用护伤膏固定,药干调换 1 次,经行 3 天后取下。每月 1 次,连续使用,治愈或仅有微痛为止。【说明】本方具有活血化瘀、温经止痛的功效。适用于瘀血阻滞,冲任虚寒的痛经。

方 6

【组成】羌活、防风、柴胡、黄芩、青皮、川芎、细辛、半夏、知母、贝母、苍术、厚朴、威灵仙、枳实、槟榔、炮穿山甲、白芍、桂枝各 3g。另备当归、红花、胡椒、蚕沙各等量,备用。【用法】先将前 18 味药混合,共为细末,贮瓶备用,再取当归、红花、胡椒、蚕沙放入锅内炒至热极,以厚毛巾包裹炒热药物,扎成 1 个熨袋,候用。用时取制备的药末 15～30g 调黄酒如膏状,把药膏敷在患者脐孔中央,外加纱布固扎,或用胶布固定。然后再取制备熨袋置于患者脐上熨之。每天换药 1 次,10 天为 1 个疗程。【说明】本方主治寒凝、湿阻、气滞、血瘀等多种原因所致的痛经。

(二)气滞血瘀

方 1

【组成】全当归、大川芎、制香附、赤芍、桃仁、生蒲黄各 9g,延胡索、上等肉桂各 12g,琥珀末 1.5g。【用法】上药研末。在经前 1～2 天或行经时取 3g,用 30％乙醇调和。湿敷于脐部,外衬护创胶或用纱布、橡皮膏固定。每天换 1 次(夏天可换 2 次)。连续敷疗 3～4 天为 1 个疗程。【说明】本方适用于血瘀型痛经,有理气止痛的功能。血虚型痛经者不宜使用。

方 2

【组成】五灵脂、蒲黄、香附、丹参、台乌药各等量。【用法】将上药加工碾碎为细末,贮瓶封好备用。用时取药末适量,调热酒适量成厚膏状,把药膏摊于纱布贴敷患者脐孔上,外用胶布固定。每天换药 1 次,病愈停药。【说明】此方适用于气滞血瘀型痛经。除血瘀证候外,伴有少腹胀痛,急躁易怒,善太息,乳房胀痛不舒或腰骶部疼痛等。

(三)寒凝血瘀

方 1

【组成】香附、乳香、没药、细辛、延胡索各等量。【用法】将以上诸药混合共研为细末,用筛子筛过,贮入瓶内,封存备用。每次月经来潮之前贴药,取药末 15～25g,以米酒适量调拌和匀,制成小圆形药饼 1 个,把药饼贴在患者脐孔(神阙)穴上,外用胶布固定。每次贴 3～5 天换 1 次。贴药期间忌食生冷、辛辣之食物。【说明】本方具有温经散寒之效,主治寒凝血瘀型痛经。除一般血瘀症状外,伴有手足不温、少腹怕冷等症。

方 2

【组成】附子 3g,全当归 9g,肉桂、白芍、红花、川芎、干姜各 6g。【用法】诸药共研为细末,贮瓶密封备用。于月经前取药末 15～20g 填入患者脐孔穴中央,外用橡皮膏或暖脐膏贴紧固定。每天换药 1 次,通常贴药 2～3 次即可奏效。如仍未能止痛,再续贴敷,直至病愈。【说明】本方具有温肾通阳、活血止痛之效,用于肾阳不足、寒凝血瘀型痛经。症见经前或行经期中,小腹冷痛,痛连腰骶,腰膝酸软,手足不温等,舌质淡暗,脉沉紧或涩。

方 3

【组成】肉桂、吴茱萸、小茴香各等量。【用法】上药共为细末，以白酒适量炒热敷脐部。每次 30～60 分钟，每天 1 次。【说明】本方主治妇女虚寒性痛经。症见经期或经后小腹冷痛，得热痛减，遇寒加剧，喜按喜暖，经期愆后，量少色淡，带下清稀，腰脊酸痛，背寒肢冷，小便清长，舌质淡嫩，舌苔薄白，脉沉弱。

方 4

【组成】石菖蒲、白芷各 30g，公丁香 10g，食盐 500g。【用法】先将前 3 味药碾成细末，次将食盐炒至热极，再将药末倒入拌炒片刻，旋即取起，装入白色袋中，扎紧袋口备用。嘱患者仰卧床上，取药袋热熨脐部及痛处，待药袋不烫时，将药袋敷脐上，覆被静卧片刻即愈。倘若 1 次未愈，可再炒热，继续熨敷 1 次。【说明】本方主治虚寒型妇女月经前、后或来潮时少腹疼痛。

方 5

【组成】白芷 9g，丁香 5g，制乳香、制没药各 7g。【用法】研细末，和匀，贮瓶密封。每天取适量，醋调，敷脐上，外覆塑料薄膜，再加纱布固定。每天换药 1 次，直至痛止。【说明】本方适用于寒凝血瘀型痛经。

方 6

【组成】白芷 8g，炒蒲黄 10g，五灵脂、青盐各 15g。【用法】上药共为细末。用药时取药末 3g 放脐眼中，上盖生姜 1 片，艾火灸之，以脐内有热感为度。每次 5～10 分钟，每天 1 次，在经前 5～7 天开始，月经结束即停止。【说明】本方适用于寒凝血瘀型痛经。若气滞、血虚之痛经，又非本方所宜。

(四)气血虚弱

方 1

【组成】党参、白术各 12g，炙甘草 10g，干姜、当归各 6g。【用法】上药共研细末敷脐中，外用纱布覆盖，胶布固定。3 天换药 1 次，轻者 3 次可愈。【说明】本方适用于气血虚弱型痛经。症见经来量少色淡,质稀薄,经后小腹隐隐作痛,神疲乏力,面色苍白,舌质淡,脉虚细等。

方 2

【组成】白芷、小茴香、红花、延胡索各 4g,细辛、肉桂各 3g,当归 5g,益母草 6g,乳香、没药、樟脑末各 10g。【用法】先将白芷、小茴香、当归、细辛、肉桂、红花、延胡索、益母草等药水煎 2 次,取汤液浓缩成稠糊状;再将乳香、没药溶于 95％乙醇溶液中。然后取药糊混合于适量 95％乙醇的乳香、没药液,焙干后研为细末,加入樟脑末调匀即成。每次取药末 9g,用黄酒数滴拌成糊状,将药糊敷于脐中穴(神阙)上,外用伤湿止痛膏固定,干后再换 1 次。一般连续用 3～6 次即可病愈。【说明】本方适用于气血不足、寒凝血瘀胞宫所致的痛经、闭经、产后腹痛、人工流产后腹痛。

闭　　经

女性年逾 18 岁月经尚未来潮,或月经周期建立后又停止 3 个月以上者称为闭经。前者称原发性闭经,后者称继发性闭经。妊娠期、哺乳期、绝经以后的"停经",均为生理现象,不属闭经范畴。

本节所述为功能失调所致的闭经。至于先天性无子宫、无卵巢、阴道闭锁等器质性病变所致的闭经,非药物治疗所能解决的,均不在此节详述。因生殖器结核引起的闭经,可参考有关章节。

本病多因痰湿内阻,脾阳失运,痰湿壅滞,经络受阻,胞脉不通,或因精神上过度紧张和刺激,或生活环境突然变化,使肝气郁结,气机不利,血瘀不行,或经期冒雨涉水,感受风寒,或过食生冷及寒凉药物,血为寒凝,气机不畅,瘀阻冲任,或气血不足,血海空虚,冲任失养,或肝肾不足,机体发育不良,肾气虚衰,天癸未充,或多产房劳,肝肾受损,精血不足,冲任失养,因而致成闭经。

(一)痰湿阻滞

方 1

【组成】苍术、芒硝、肉桂各 9g,陈皮 12g,甘草 6g,当归 30g,

益母草、人参各 5g,川牛膝 18g。【用法】上药共为细末,装瓶密封备用。用时取药末适量,以黄酒调成泥状,做成如薄型男表大小饼状,贴在脐眼上,外以纱布覆盖,胶布固定。2 天换药 1 次,连续敷至病愈为止。【说明】用于妇女原发性闭经或继发性痰湿阻滞型闭经。症见月经停闭,形体肥胖,胸闷欲呕,神疲倦怠,带下量多,苔白腻,脉滑。

方 2

【组成】茺蔚子、晚蚕沙各 300g,大曲酒 100ml。【用法】先将茺蔚子、晚蚕沙各 150g 放入砂锅内炒热,再以大曲酒 100ml 洒入拌炒片刻,将炒热的药末装入白布袋中,扎紧袋口即成熨药袋备用。用时取熨袋趁温热在患者脐孔部持续熨之。至袋中药冷,再取另一半蚕沙和茺蔚子炒大曲酒再熨脐部。连续熨 2 次后,覆被静卧半天,月经即可通下。【说明】主治妇女闭经,伴有腰腹胀痛,头晕,周身乏力等。

(二)寒凝血瘀

方 1

【组成】白芷、小茴香、延胡索、红花各 4g,细辛、肉桂各 3g,当归 5g,益母草 6g,乳香、没药、樟脑末各 10g。【用法】先将白芷、小茴香、红花、细辛、肉桂、当归、益母草、延胡索等药水煎 2 次,取汤液浓缩成稠糊状,再将乳香、没药溶于 95% 乙醇溶液中;然后取药糊混合适量 95% 乙醇的乳香、没药液,焙干后研为细末,加入樟脑末调匀即成。每次取药末 9g,用黄酒数滴拌成糊状,将药糊敷于脐中穴(神阙)上,外用伤湿止痛膏固定,干后再换 1 次。一般连续用 3～6 次即可病愈。【说明】主治寒凝血瘀型闭经。症见月经数月不行,少腹冷痛,喜暖喜按,手足不温,舌质紫黯,或边有瘀点。此外,本方还适用于寒凝血瘀所致的痛经、产后腹痛、人工流产后腹痛。若效果不佳者,可加用本方(去樟脑)内服,会相得益彰。

方 2

【组成】鲜臭梧桐皮 2500g,阿魏 90g。【用法】先将梧桐皮煎熬去渣取汁,再入阿魏熬成膏,涂在布上贴脐部2～3天可以下血。如腹内仍有硬块者,再贴1张。【说明】本方主治瘀血经闭。症见月经数月不行,腹内痞块,舌质紫黯或有瘀点,脉涩。

(三)瘀血阻滞

方

【组成】益母草120g,月季花60g。【用法】将上2味药放在砂锅中,加清水2500ml煎浓汁,捞去药渣,仍放在文火上炖之,保持药汁温热备用。患者仰卧床上,以厚毛巾2条泡在药汁内轮流取起,拧去药汁,热敷脐眼及下少腹部,以少腹内有温热舒适感为佳。通常敷药后4～6小时月经即通。如1次未能通者,可再敷1次。但敷药过程中,宜注意腹部保暖,以免受凉伤风。【说明】本方适用于瘀血型闭经。

(四)气血虚弱

方

【组成】党参、白术、当归、熟地黄、白芍、川芎各等量。【用法】上药共为细末,用时以黄酒适量调和成膏状备用。用时将脐部洗净擦干,再取药膏敷贴于脐眼上,外以纱布覆盖,胶布固定。2天换药1次,连续敷至病愈为止。【说明】本方适用于气血虚弱型闭经。症见月经由量少,色淡而渐至经闭,面色苍白或萎黄,神疲乏力,唇舌色淡,脉细弱无力。

(五)肝肾两虚

方

【组成】山茱萸15g,当归、怀牛膝、菟丝子各12g,熟地黄、枸杞子各10g,川芎、白芍、益母草各20g。【用法】上药焙干,共研为细末备用。用时嘱患者将脐部洗净擦干,取药末适量,用黄酒调成糊状,敷贴于患者肚脐上,外以纱布覆盖,胶布固定。2天换药1次,连续敷至病愈为止。【说明】本方适用于肝肾两虚型经闭。症见月经初潮较迟,行后又出现经闭,面色晦暗,腰膝酸软,头晕耳鸣等,舌质淡,脉沉细。

崩　漏

崩漏是指妇女不规则的阴道出血。一般以来势急、出血量多的为"崩";来势缓、出血量少或淋漓不净的为"漏"。崩与漏症状表现虽然不同,但其发病机制是相同的,在疾病演变过程中,常可相互转化,所以两者关系密切,故而通常崩漏并称。

本病的病因病机多为肾气不足,或早产、早婚、房劳伤肾,以致冲任不固;或因思虑过度或劳极伤脾,中气虚衰,以致脾不统血,血海不固;或因经期产后,余血不尽,即行房事,损伤冲任;或月经期间,感受外邪,影响胞脉,以致瘀血未去,新血不得归经;或因平素体质阳盛,过食辛辣助阳之品;或肝火内炽,阳气亢盛,阴血失守,热迫血行,引起崩漏。

崩漏是概括阴道出血而言,如功能性子宫出血、女性生殖器炎症及肿瘤等疾病所出现的阴道出血,都属崩漏范畴。本节着重治疗的是功能性子宫出血,功能性子宫出血是指卵巢功能失调所引起的子宫出血,其他原因引起的阴道出血,将在其他章节阐述。

(一)肾虚不固

方

【组成】益智、沙苑子各 30g,艾叶 6g。【用法】上药共为细末,醋调如泥,敷于肚脐部,纱布覆盖,胶布固定。每天换药 4 次。【说明】本方适用于肾阳不足、肾气不固所致的崩漏。症见阴道出血,淋漓不断,色淡质薄,面色晦暗,腰膝酸软,畏寒肢冷,大便溏薄,舌质淡,苔薄白,脉沉细。若五心烦热,大便干,舌质红,属肾阴虚者,加生地黄、牡丹皮各 15g。

(二)血热旺行

方

【组成】生地黄、地骨皮各 15g,黄芩、黑栀子、炙龟甲、煅牡蛎各 12g,牡丹皮 10g。【用法】上药共研细末,醋调如泥,敷于肚脐部,纱布覆盖,胶布固定。每天换药 4 次。【说明】本方主治血热型崩漏。症见出血量多,色深红,面赤口干,舌质红,苔黄或少苔,脉洪数或滑数。

(三)瘀血阻滞

方

【组成】当归、川芎、肉桂、炙甘草各 15g,蒲黄、乳香、没药、五灵脂各 7.5g,赤芍 3g,益母草 10g,血竭(另研)1.5g。【用法】上药(除血竭外)共碾为细末,贮瓶备用。血竭另研备用。临用时取药末适量(20～30g)与血竭 0.5g 混合拌匀,加入热酒调和成厚膏,将药膏贴在患者脐孔上,外以纱布覆盖,胶布固定之。每天换药 1 次,至出血干净方可停药。【说明】本方适用于血瘀型崩漏。症见淋漓不断,夹有瘀块,少腹疼痛拒按,腹中或有包块。

(四)脾虚失摄

方

【组成】党参、白术、黑炮姜、海螵蛸各 15g,甘草 6g。【用法】上药共为细末,醋调如泥,敷于肚脐部,纱布覆盖,胶布固定。每天换药 1 次。【说明】本方主治脾虚型崩漏。症见阴道出血,淋漓不断,色淡质稀,面色苍白,气短乏力,纳差脘闷,大便溏,舌体有齿痕,脉细弱。

经 行 吐 衄

经行吐衄是指月经将临潮时,或月经期出现吐血、衄血,每伴月经周期而发作之证。常因肝郁化火、迫血上溢,或阴虚内热,虚火无制,迫血妄行,导致血热气逆,经血妄行。治疗以清热降逆、引血下行为主,若证属肝经郁火,伴有烦躁易怒、两胁胀痛者,加强疏肝清热;证属阴虚火旺,伴有手足心热、潮热、头晕者,加强滋阴清热。

方

【组成】黄柏、牡丹皮、山栀子、广郁金各 15g,大蒜适量。【用法】上药共捣烂做饼状,敷贴肚脐部及足心涌泉后。【说明】具有凉血止血之功。适用于血热妄行所致的经行吐衄病证。

第二节　妊　娠　病

流　产

子宫内妊娠在 28 周以前中断者,称流产。发生在 12 周以前的,称早期流产;发生在 12～28 周的,称晚期流产。连续 3 次以上自然流产者,称为习惯性流产,中医学称为滑胎。

本病概括的是中医学的胎动不安、胎漏和滑胎。

上病发生的原因,多由气血不足,气虚不足以载胎,血虚不足以养胎,胎孕不固;或肾气不足,冲任不固,胎失所系;或阴虚生内热,热扰冲任故致上病发生。

有西医手术指征者,不属此治疗范畴。

方 1

【组成】杜仲、补骨脂各等份。【用法】上药共为细末,贮瓶备用,用时取适量水调敷脐,纱布覆盖,胶布固定。每天换药 1 次,贴至病愈。【说明】主治肾虚型胎动不安,阴道出血,腰膝酸软,小腹下坠,头晕耳鸣,肢体疲倦,胃纳不佳,小便频数,舌淡苔白润,脉沉弱略滑。

方 2

【组成】菟丝子饼 1 块,艾炷(如黄豆大)适量。【用法】取菟丝子饼研末备用。患者仰卧床上,取菟丝子末填满脐窝略高出肚皮1～2cm,旋取艾炷置药末上点燃灸之,按年岁计,每岁灸 1 壮。每天灸 1 次或 2 次,灸足岁数之艾炷(壮数为止)。【说明】本方适用于肾虚型习惯性流产(滑胎)。

方3

【组成】阿胶、艾叶各10g。【用法】先将阿胶烊化,再把艾叶焙干研末,然后将艾叶末倒入阿胶液中调和均匀,制成糊状备用。用时取药糊直接涂敷于患妇脐中(神阙)穴上,盖以纱布,胶布固定,再以热水袋置脐上面熨之。每天1次或2次。【说明】本方适用于血虚型先兆流产(滑胎)。症见阴道少量出血,色淡红,面色不荣,舌质淡,脉虚滑。

方4

【组成】大黄、芒硝、板蓝根、浮萍、海蛤粉各6g,黄酒适量。【用法】将以上药物碾为细末,加入黄酒调和成糊状,备用。用时取药糊摊布于患者的肚脐窝上,纱布盖上,胶布固定。隔天换药1次。【说明】本方主治妇人妊娠后,阴道下血,胎动不安,有滑胎之兆。

方5

【组成】益母草(烧存性)、莲蓬房(烧存性)、艾叶各15g,食醋适量。【用法】将以上药物共碾为细末,以食醋调和如泥状,备用。用时取药泥30g,敷贴于患者脐孔上,外以纱布覆盖,胶布贴紧固定之。每天换药1次。【说明】主治习惯性流产。症见妊娠后阴道下血淋漓不断,少腹坠胀,有习惯性流产之孕妇宜用之。

方6

【组成】井底泥、伏龙肝、青黛各等量。【用法】先将井底泥、伏龙肝混合碾碎为末,加入青黛共碾均匀,温水掺和调成膏状备用。用时取药适量敷贴于患者脐孔,外以纱布覆盖,胶布固定。每天换药1次,连敷5~7天为1个疗程。【说明】主治胎动不安,阴道下血不断,小腹坠胀。

方7

【组成】白苎麻根内皮30g。【用法】捣烂敷于脐部,胎安后即去药。【说明】主治胎动漏红。

方 8

【组成】葱白根、蜂蜜适量。【用法】上药共捣烂敷脐中。【说明】主治先兆流产。

妊 娠 恶 阻

妊娠早期出现晨吐、恶心、厌食,是妊娠常有的反应,经一段时期即可逐渐恢复,无须治疗。若呕吐反复发作,甚至完全不能进食者,称为妊娠恶阻,又称妊娠呕吐。

本病多由平素胃气虚弱,受孕之后,冲气上逆犯胃,胃失和降,或素有痰饮,怀孕之后,冲脉之气挟痰湿上逆,或见平素肝阳较盛,孕后肝血益虚,肝旺犯胃所致。

若呕吐较剧,出现电解质紊乱、代谢性酸中毒,宜补液治疗。

方 1

【组成】半夏 20g,丁香、白术、党参各 15g,生姜 30g。【用法】将前 4 味药共为细末,生姜煎浓汁调为糊状,取适量涂于脐部,胶布固定。连敷 1~3 天。【说明】本方适用于脾胃虚寒型妊娠恶阻。症见妊娠 2~3 个月,呕恶厌食,或食后即吐,神疲嗜睡,四肢倦怠,畏寒怕冷,舌质淡,苔薄白,脉缓滑无力。

方 2

【组成】半夏 15g,砂仁、白豆蔻各 3g,生姜汁 1 小杯。【用法】将前 3 味药碾成细末,以姜汁调和药末如稠糊状备用。先用生姜片擦患者脐孔发热,再取药糊涂敷于脐孔上,外以纱布覆盖,胶布固定。每天涂药 3~5 次,干后再涂,频换频涂药,疗效颇佳。【说明】本方适用于痰湿型妊娠恶阻。症见呕吐痰涎,胸闷不思食,口淡不欲饮,四肢疲乏,舌胖苔白或白腻,脉滑。

方 3

【组成】刀豆子 5 个,白豆蔻 3g,生姜汁、生紫苏叶汁、生萝卜汁各 1 小杯。【用法】先将刀豆子、白豆蔻共碾碎成细末,再取姜汁、紫苏叶汁、萝卜汁与药末拌和调匀,捣成厚膏状,备用。用时取药膏加黄酒适量炒热,趁热将药膏敷贴于患者脐孔上,外以纱布覆盖,胶布贴紧。每天换药 1 次或 2 次。通常敷药 1～2 次后呕吐即缓解。如未愈,再敷至病愈为止。【说明】本方主治痰湿型妊娠恶阻。症见呕吐不休,恶心厌食,甚则进食难下。

方 4

【组成】黄连 12g,吴茱萸 6g,紫苏叶汁 1 小杯,刀豆子 5 个。【用法】将黄连、吴茱萸、刀豆子共研细末,再取紫苏叶汁与药末拌和调匀,调成厚膏状,备用。用时取药膏适量,将患者脐部洗净,敷贴膏药于脐孔上,外以纱布覆盖,胶布固定。每天换药 2 次或 3 次,直至病愈为止。【说明】本方适用于肝热型妊娠恶阻。症见呕吐酸水或苦水,食入即吐,胸胁胀闷,头昏或胀,烦渴口苦,大便干,尿黄,舌质红,苔黄,脉弦数或滑实。

方 5

【组成】鲜生姜汁 1 小杯,刀豆壳(烧灰存性)10g,米醋适量。【用法】将刀豆壳烧灰研为细末,将姜汁加入刀豆壳灰中调和,掺入米醋适量制成膏备用。取药膏如大枣大 1 块,贴于患者脐孔上,盖以纱布,胶布固定。每天贴膏 1～3 次。【说明】本方主治妊娠呕吐。如配合用生姜、红糖各 5g,煎汤内服,其效更佳。

方 6

【组成】雄黄、五倍子各 30g,枯矾 15g,葱头 5 个,肉桂 3g,公丁香 2g,白酒适量。【用法】将诸药研末共捣烂,加白酒适量调和,软硬适度,制成圆形小药饼备用。用时取药饼 1 个贴于患者脐中(神阙)穴,压紧,胶布固定。再用艾条隔药悬灸 15～20 分钟。每天 1 次或 2 次。【说明】本方适用于妊娠剧吐不止。

胎 萎 不 长

妊娠 5～6 个月,其腹形明显小于正常妊娠月份称胎萎不长。

本病多因孕妇素体虚弱,或有宿疾,气血化源不足,或胎漏下血时间过长,气血暗损,气血无以养胎,或因先天禀赋不足,肾精虚损,不能聚精养胎所致。本病属现代医学的胎儿宫内发育迟缓。

方 1

【组成】党参、白术、当归、枸杞子、白芍、黄芪各 30g,甘草 10g。【用法】上药共为细末,水调涂敷于脐上。每天 1 换,直至病愈。【说明】本方适用于气血不足型胎萎不长。症见妊娠 5～6 个月,胎儿虽存活,但腹形明显小于正常月份,面色萎黄或㿠白,头晕短气,疲倦懒言,舌淡,苔少,脉细弱无力。

方 2

【组成】杜仲、补骨脂各 30g,菟丝子 15g,枸杞子 20g。【用法】上药共研细末,水调涂敷于脐上。每天 1 换,直至病愈。【说明】本方适用于肾虚型胎萎不长。症见妊娠 4～6 个月,胎儿不长,腹形明显小于正常月份,头晕耳鸣,腰膝酸软,舌质淡,苔薄白,脉沉细。

妊娠小便不通

妊娠期间,小便不通甚至小腹胀急而痛以致心烦不得卧者,称为妊娠小便不通。

本病多由素体虚弱,中气不足,孕后胎居母腹赖气以载,胎儿渐大则中气素虚无力举胎,以致胎重下坠压迫膀胱,膀胱气化不利,水道不通,溺不得出,或肾气不足,系胞无力,胎元下坠,压迫膀胱,州都之官气化不利,或湿热内侵,内蕴脬中,膀胱气化失司,水道不通所致。

方 1

【组成】党参、白术各 15g,升麻 20g,葱白适量。【用法】将前 3 味药研为细末,备用。用时取适量与葱白共捣为厚膏状,敷贴于患者脐孔上,外以纱布覆盖,胶布固定。隔 12 小时换药 1 次,通常敷药 2 次或 3 次小便即通下。【说明】本方适用于气虚型妊娠小便不通。症见面色㿠白,眩晕气短,神疲纳差,舌淡脉弱。

方 2

【组成】食盐 30g,艾绒适量。【用法】将艾绒捏成黄豆大艾炷

21 壮,取食盐备用。孕妇仰卧,将食盐填入患者脐孔穴,再取艾炷置于食盐上面点燃灸之。连续灸 21 壮。如果小便仍不通,再灸至小便通利为度。【说明】主治肾阳不足型妊娠小便不通。症见心烦不安,气短急促,面足浮肿,头晕,四肢不温,腰膝酸软,舌质淡,苔白润,脉沉滑无力。

方 3

【组成】冬葵子、滑石、栀子各等份,葱汁 1 小杯。【用法】将前 3 味药共为细末,用时取适量葱汁调成厚膏状,贴脐中穴,纱布覆盖,胶布固定。每天换药 2 次,小便立通。【说明】本方适用于湿热型妊娠小便不通。症见小便短黄,小腹胀痛,坐卧不宁,头重眩晕,胸闷口苦,舌质红,苔黄腻,脉滑数。

方 4

【组成】鲜连须葱白 15 根,食盐 15g,田螺(去壳)5 个。【用法】将上 3 味药共捣融烂如厚膏状,备用。用时取药膏敷贴于患者脐孔上,外以纱布覆盖,胶布固定。隔 12 小时换药 1 次。通常敷药 2 次或 3 次小便即通下。【说明】本方主治妊娠后小便癃闭不通,心烦内热,少腹胀急。

方 5

【组成】甘遂 15g,甘草 10g。【用法】将甘遂研为细末,备用。甘草煎汤,待服。用时取甘遂末 15g,加水调成膏状,敷于患者脐孔内,以纱布覆盖,胶布固定,继之将甘草煎汤汁服下。此法敷药后片刻,小便即通如泉涌,诚为救急之良方。【说明】本方主治妊娠小便不通,寒热皆可治之。甘遂与甘草药性相反,甘遂只供外敷用,不作内服。两药不能混在一起,否则会引起中毒。

子肿(妊娠水肿)

妊娠期间,肢体面目或全身发生肿胀、水肿者,称为子肿,又称妊娠肿胀,也称妊娠水肿、胎水等。

本病多由素体脾气不足,或忧思伤脾,胎居母腹,阻碍脾运,水湿不化外溢于肌肤以致肢体面目浮肿;或因孕妇素体不足、多产、房劳伤肾,命火不足,孕后阴血下聚以养胎,阴聚于下碍于肾阳的敷布,膀胱气机失司以致水饮内停,外泛肌腠发为子肿。

方 1

【组成】白术、茯苓各 30g,砂仁、陈皮各 15g,葱白、鲜生姜各适量。【用法】将前 4 味药共研为细末,每次取药末 5g,同生姜 5 片,葱白 3 根,共捣成膏状备用。用时膏药加凉开水适量,调如糊状,将药糊敷在孕妇肚脐上,外以纱布覆盖,胶布固定。每天换药 2 次或 3 次,直至病愈为止。【说明】本方适用于脾虚型子肿。症见肤色淡黄或㿠白,皮薄而光亮,按之凹陷,精神疲乏,气短懒言,脘腹臌胀,食少便溏,小便短少,舌质胖,苔白腻,脉缓滑无力。

方 2

【组成】地龙、甘遂、猪苓、硼砂、肉桂、附子、白术各 10g,姜汁、食醋各适量。【用法】取上药前 7 味碾为细末,加姜汁、食醋适量调和如厚膏,备用。用时取药膏敷于孕妇脐孔上,外以纱布覆盖,胶布贴牢固定之。每天换药 1 次。敷药后静卧片刻,即小便次数增多,水肿即渐消。【说明】本方适用于肾阳虚型子肿。症见头面或下肢浮肿,小便短少,面色晦暗,头晕耳鸣,心悸气短,腰膝软弱,肢冷畏寒,苔白润舌质淡或边尖有齿痕,脉沉细无力或沉迟而弱。

方 3

【组成】商陆 100g,公丁香 2g,葱白、鲜生姜各适量。【用法】将商陆研为细末,过筛,每次取药末 3～5g,与葱白 2 茎,捣成膏备用。用时取药膏 5g,以凉开水适量,调如糊状,将药糊敷在孕妇肚脐孔上,盖以纱布,胶布固定。每天换药 1 次。一般 7 天为 1 个疗程。【说明】主治妊娠脚肿。在使用本方时,其中商陆有小毒,用量以小剂量为宜。如用量过大,或用药时间过长,可出现眩晕、呕吐,但不妨碍治疗。停药后,这种不良反应就会消失。

方 4

【组成】大田螺(去壳)4 个,大蒜瓣(去皮)5 个,车前子 10g。

【用法】先将车前子另碾为细末,加入田螺,大蒜共捣融如泥,捏成古铜钱大圆形药饼备用。用时取药饼 1 个烘热,敷贴于孕妇脐孔上,以纱布盖之,胶布贴紧。每天换药 1 次。通常敷 1 次或 2 次后小便增多,浮肿逐渐消失。【说明】本方主治子肿。症见头目浮肿,或下肢浮肿,小便短少,气短心悸,腰膝酸软。

子　　痫

妊娠后期(21 孕周以后)或正值分娩时,或偶于分娩后 1～2 天,忽然发生颈项强直,目睛直视,牙关紧闭,口吐白沫,四肢抽搐,眩晕倒仆,不省人事或少时自醒,醒后复发,甚或昏迷不醒,反复发作者,称为子痫,又名子冒、子晕。

引起本病的原因:妊娠后期,胎儿渐大需更多阴血以养,体内阴血内亏,肝失其养,肝阳暴张,阳化风动,且阴亏于下,君火失济,心火内动,炼液成痰,是以风火痰邪,走窜经络,内蒙心神上扰清窍。

现代医学妊娠高血压综合征多参考本节辨证论治。

方 1

【组成】马钱子(制)、僵蚕、胆南星、白矾各等量,艾叶(鲜)、生姜各适量。【用法】取制马钱子研为细末,与诸药共研为极细末,过筛,然后以鲜艾叶、生姜和诸药末混合捣融如膏备用。用时取药膏如枣大 2 块,分别贴在患者脐中(神阙)穴、会阴穴上,药上放预制的艾绒炷,点燃灸之。按患者年龄,1 岁灸 1 壮。每天 1 次。【说明】本方适用于痰热型子痫。症见突然倒仆,不省人事,颜面青紫,目睛直视,牙关紧闭,继而手足抽搐,口吐白沫,喉中痰鸣,须臾抽搐停止,逐渐转醒,醒后复发,舌红,苔黄腻,脉弦动或弦数。

方 2

【组成】芫花(醋浸 1 天)25g,胆南星 5g,明雄黄、白矾、白胡椒各 3g,生姜汁 1 小杯。【用法】将上药混合研成细粉末,贮瓶密封备用。临用时取药末 15～30g,加入生姜汁调和如泥,捏成圆形药丸如龙眼大,将药丸纳入患者脐孔穴中,以手按紧之,外以纱布覆盖,胶布固定。每天换药 1 次,连贴纳药至控制发作为止。【说明】主治子痫。症见突然昏倒,不省人事,牙关紧闭,手足抽搐,角弓反张,两目上视等。

方 3

【组成】丹参、硼砂各 1g,苯妥英钠 0.25g。【用法】上药共碾为细末,备用。将药末分成 10 等份,每次取 1/10 填入患者脐孔穴中,外以纱布覆盖,胶布贴牢固定之。每天换药 1 次,连续用药至控制发作。【说明】本方主治子痫。症见妊娠后期或分娩时突然昏倒,不省人事,全身痉挛,角弓反张,手足抽搐,牙关紧闭,两目上视,移时自醒。一般用药 5 次后,便可控制发作。

子淋(妊娠淋证)

妊娠期间出现尿频尿急,淋漓不断,点滴涩痛,小腹拘急等症状,称为子淋,亦称妊娠淋证或妊娠小便难。

本病多因素体阳旺,孕后阴血下聚以养胎而失于上承,心火失济则阳亢,心火偏亢移热于小肠,或因过食辛辣,蕴生内热,热积膀胱,气化失司,或湿热之邪内侵犯于膀胱,气化不利,或因过服苦寒之剂,或因饮食失节,思虑伤脾,中虚气弱则津液不布,水道失于通调,膀胱失于制约所致。

方 1

【组成】栀子 10g,鲜地黄、鲜麦冬、玄参各 15g,大蒜适量,盐少许。【用法】上药捣烂如膏状,用时取适量,贴脐,外用纱布覆盖,胶布固定。每天换药 2 次,贴至病愈为止。【说明】本方适用于心火偏亢型子淋。症见尿频数,艰涩而痛,小腹拘急,尿少色深黄,面赤心烦,口舌生疮,舌尖红,苔黄而干,脉细滑而数。

方 2

【组成】滑石 120g。【用法】将滑石研细末,水调为糊状,敷脐及关元穴,上盖纱布,胶布固定,干后换药。【说明】本方适用于湿热型子淋。症见妊娠期间突然尿频数,艰涩不利,灼热疼痛,尿赤黄,舌质红,苔黄腻,脉滑数或弦数。

方 3

【组成】活田螺(连壳)1 个或 2 个,滑石末 120g。【用法】将上药共捣至融烂,加温开水适量调成糊状,备用。用时取药糊 30g,涂敷在患者脐孔穴上,外以纱布覆盖,胶布固定。如药糊干后再换再涂。每天涂药 3 次或 4 次。【说明】本方适用于湿热型子淋。

方 4

【组成】生四季葱白 12 根,食盐 12g。【用法】将葱白和食盐共捣至膏状,备用。用时取药膏摊布在胶布中间,贴敷于患者脐眼上。每天换药 1 次,连续贴药至尿通为止。【说明】主治子淋。症见小便淋漓不利,尿道涩痛,尿黄,脉濡滑。

第三节 产 科 病

产 后 血 晕

妇人新产后突然发生头晕目眩,不能坐起,或心下满闷,恶心呕吐,或痰涌气急,甚则神昏口噤,不省人事,称为产后血晕,亦称产后血运。

本病多因产妇素体气血亏虚,复因产程过长或产后失血过多,以致营阴下夺,孤阳上冒,气随血脱,心无所养,或因产时体虚,感受寒邪,余血浊液为寒邪凝滞,当下不下而成瘀阻,血瘀气逆,并走于上,扰乱心神所致。

若病情危重,神志昏迷,冷汗淋漓,脉微欲绝者,应中西医结合抢救。

方 1

【组成】人参、百草霜各 9g,鹿茸 0.5g,童便适量。【用法】将人参、鹿茸分别研为细末,百草霜备用。用时先将鹿茸纳入脐中穴。再将人参、百草霜掺匀,用童便调成糊状,敷贴在鹿茸上,纱布覆盖,胶布固定之。【说明】本方适用于血虚气脱型产后血晕。症见产后阴道出血量多,突然出现头晕目眩,面色苍白,心悸,渐至昏不识人,甚而四肢厥冷,冷汗淋漓,舌淡无苔,脉微欲绝。

方 2

【组成】人参、当归各 9g,血竭 0.5g,黄酒适量。【用法】先将前 2 味药研为细末,黄酒调成糊状备用,血竭研为极细末。用时先将血竭填入脐孔穴,再将药糊覆盖于血竭上,外盖纱布,胶布固定。2～4 个小时换药 1 次。【说明】本方适用于血瘀型产后血晕。症见产后阴道出血量少,伴见小腹阵痛拒按,心下满闷,气粗喘促,进而不省人事,两手握拳,牙关紧闭,面色、唇、舌紫黯,脉涩。

方 3

【组成】葱白、蜂蜜各适量。【用法】上药共捣烂敷脐。【说明】主治产后血晕。

产 后 腹 痛

分娩后发生与产褥有关的小腹疼痛,称为产后腹痛。

胎盘娩出以后,由于子宫收缩复旧,常有阵发性腹痛发生,称为儿枕痛,一般持续 3～5 天即可自然消失,不须治疗。若腹痛过期仍不消失,或因分娩次数递增而腹痛加重者,则应视为产后腹痛。

本病多因产时失血过多,或产前素体血虚,加之产时耗血,致产后胞脉空虚失荣,或产后体虚,血室正开,风寒之邪乘虚入侵胞脉,血为寒凝,气机被阻所致。

方 1

【组成】党参、当归、川芎各 10g,甘草 6g,黄酒适量。【用法】上药共为细末,每次 10g,黄酒调成糊状,敷贴于患者脐部,以纱布覆盖,胶布固定之。每天换药 1 次,直至病愈为止。【说明】本方适用于血虚型产后腹痛。症见产后小腹隐痛或腹中疼痛,喜温喜按,小腹柔软无块,恶露量少色淡,头晕目眩,舌质淡,苔薄白,脉细弱。

方 2

【组成】艾绒适量。【用法】将艾绒铺脐部,以纱布覆盖,放上热水袋即可。【说明】本方适用于寒凝型产后腹痛。症见痛有冷感,得热稍减,面色青白,四肢不温,恶露量少,色紫黯有块,涩滞不畅,舌质黯,脉沉紧。

方 3

【组成】陈蕲艾 600g。【用法】将上药焙干,捣敷脐上,以绢覆住,熨斗熨之,则痛自止。【说明】本方适用于产后腹痛。

方 4

【组成】生蒲黄、五灵脂各 10g。【用法】上药共研粗末,洒入酒少许,炒热,装布袋中,趁热熨脐部。每次熨 20 分钟,每天 1 次或 2 次。【说明】本方适用于产后瘀阻腹痛。症见恶露不尽,舌有瘀斑,脉涩。

方 5

【组成】枳壳、生白芍、肉桂、生甘草各等份。【用法】上药共研粉,每次 30g,醋调成膏敷脐,常法固定,外用热水袋热敷。【说明】本方适用于产后宫缩不良所致的腹痛。

产后小便不通

产后小便点滴而下,甚至闭塞不通,小腹胀急疼痛者,称为产后小便不通。

本病以产后 3 天内多见,亦可发生在产褥期中。症虽为不能解出尿,或仅有点滴尿排出,但以膀胱内本有尿潴留为其特点,故必伴有小腹胀急疼痛或溺时淋漓涩痛之苦,亦有产后小便淋闭之称。若产后尿少或无尿是因尿生成障碍,则非本节讨论范围。

本病多因素体虚弱,复因生产劳力伤气,或失血过多,气随血耗致脾肺气虚,不能通调水道,膀胱气化不及,或因元气不足,复因分娩损伤肾气,以致膀胱失于肾阳温煦,或因滞产逼胯,膀胱受压过久致气血瘀阻,瘀血阻滞致膀胱气化不利所致。

方 1

【组成】麝香 0.15g,皂角 3g,大葱适量。【用法】上药捣烂,炒热熨脐。【说明】本方适用于肾阳虚型产后小便不通。症见小腹胀痛,面色晦暗,神疲乏力,腰膝酸软,舌质淡,苔白,脉沉迟。

方 2

【组成】食盐(炒)适量,麝香 0.2g,葱白 1 段。【用法】将食盐、麝香研细填脐中,葱白切如手指厚,置盐上,用艾灸之,觉热气入腹,难忍则止,尿即通。【说明】本方适用于产后肾阳虚损、气血阻滞(小腹刺痛,面色青黯)所致的小便不通。

方 3

【组成】田螺 10 个,滑石 10g,麝香 0.1g。【用法】上药捣烂敷脐,外用纱布覆盖,胶布固定,放上热水袋即可。【说明】本方具有化瘀软坚,开窍通阳功能,适用于产后瘀血阻滞,阳气不通所致的小便不通。

方 4

【组成】大蒜 2 枚,蝼蛄 2 只。【用法】上药捣烂油纱布包裹压成饼贴脐,外用胶布固定之。【说明】本方适用于产后血瘀所致的小便不通。

方 5

【组成】葱白 12g,食盐适量。【用法】将盐填平肚脐凹,然后将鲜葱白捣烂放在盐上,以艾炷放葱上,灸至觉暖气入腹内难忍为止,小便即通。【说明】主治产后小便不通。

方 6

【组成】磁石、商陆各 5g,麝香 0.1g。【用法】前 2 味药研极细末,加麝香调匀,分为 2 份,摊放脐中、关元穴,覆盖胶布。【说明】本方适用于产后尿闭。

方 7

【组成】生姜 30g,淡豆豉 9g,盐 6g,连须葱 1 棵。【用法】上药共捣如泥填脐中。【说明】本方适用于产后尿少、尿闭。

方 8

【组成】益智、分心木、五味子各等量。【用法】上药共研细粉，每次 5g，白酒调膏敷脐，常规方法固定。【说明】本方适用于产后排尿异常。

方 9

【组成】细辛 2g。【用法】上药研细末，敷脐。【说明】本方适用于产后癃闭。

产后小便频数、失禁

产后小便次数增多，甚至日夜数十次，或产后不能约束排尿而自遗。前者称产后尿频数，后者称产后尿失禁。

产后尿频数与失禁，临床表现虽不同，然两者皆与分娩或产伤有关。

本病多因素体虚弱，肺气不足，复因产程过长，耗气过多，或失血过多，气随血耗，肺气益虚，气虚不足以制下，膀胱失于约束，或因元气素虚，因难产复伤气血，致使肾气更虚，开阖失司，阳气不足，膀胱失于温煦所致。

方 1

【组成】党参、白术各 30g，当归 15g，川芎、柴胡、升麻各 10g。【用法】将以上药物加水煎熬，去渣浓缩成稠厚药膏，备用。临用时取药膏适量摊于蜡纸或纱布中间，贴在患者脐孔穴及脐下 1.5寸气海穴上，外以胶布固定之。2 天换药 1 次，连续贴药至病情痊愈为止。【说明】本方适用于气虚型产后尿频数、失禁。症见尿液清长，面色无华，倦怠乏力，小腹坠胀，舌质淡，苔薄白，脉缓弱。

方 2

【组成】吴茱萸、益智、小茴香各 15g，肉桂、麦面粉各 10g，白酒适量。【用法】将前 4 味药共碾成粉末，再加麦面粉拌匀，用热酒调和，做成药饼 1 个，备用。用时将药饼敷于患者脐孔上，外加纱布覆盖,胶布固定,待敷处发痒则去掉。通常用 1 剂即可正常。
【说明】本方适用于肾阳虚型产后尿频数或失禁。症见尿清长,面
色晦暗,腰酸,怕冷,舌质淡,苔薄白而润,脉沉迟无力。

方 3

【组成】肉桂、附子各 15g,母丁香、公丁香各 10g,黄酒适量。
【用法】将上 4 味药共碾成细末,以黄酒调匀,制成圆形小饼如古
铜钱大,稍厚,备用。用时取药饼烘热,贴于患者脐孔上,外以纱布
盖上,胶布固定。2 天换药 1 次。【说明】本方适用于肾阳虚型产
后尿频数。

方 4

【组成】吴茱萸、附子、桑螵蛸(烧炭存性)、肉桂、小茴香各
10～15g,黄酒适量。【用法】诸药共研细末,过筛,加黄酒调和如
糊状,备用。临用时取药糊 30g 涂满产妇脐窝,外以纱布盖上,再
以胶布固定,待脐部发痒即可去掉敷药。通常敷 3 次或 4 次可愈。
【说明】本方适用于肾阳虚型产后尿频数。

方 5

【组成】肉桂 30g,丁香 10g。【用法】上药共研细末,黄酒适量
调匀做饼,贴神阙穴,纱布包扎,胶布固定。每 2 天换药 1 次。【说
明】本方适用于肾阳虚型产后尿频数、失禁。

产后大便困难

产后饮食如常,数日不解大便,或排便时干燥疼痛,难以解出
者,称产后大便困难,又称产后便秘。

本病多因产前血虚,产时或产后失血过多,血水俱下,或产后
多汗,致血液、阴液亏损不能濡润肠道,或因素体气虚,气虚则大肠
传导无力,不能运送大便,或因素体阳盛,产后血水俱下,阴液益
亏,内灼津液,肠道失于滋润所致。

方 1

【组成】鲜生地黄 30g,鲜麦冬 15g,活田螺 5～7 个。【用法】

先将活田螺去壳,取田螺肉和生地黄、麦冬共捣成厚膏状,备用。用时取药膏贴敷在产妇脐孔穴上,外用纱布覆盖,胶布固定。每天换药1次或2次,连贴3~4天为1个疗程。【说明】本方适用于血虚津亏型产后大便干燥,或数日不解,腹无胀痛,伴面色萎黄,皮肤不润,心悸失眠,舌质淡,苔薄白,脉细。

方2

【组成】黄芪、党参各15g,升麻9g,葱白5根,生姜汁1小杯,淡豆豉15粒。【用法】先将党参、黄芪、升麻共研为末,用时取10g,和葱白、生姜汁、淡豆豉共捣成厚泥状,软硬适中,捏成药饼备用。用时取药饼蒸热,趁热敷贴于产妇脐孔上,外以纱布覆盖,胶布固定。每天换药1次或2次。【说明】本方适用于气虚型产后大便数日不解,时有便意,临厕则乏力,大便不坚,汗出短气,舌质淡,苔薄白,脉虚缓。

方3

【组成】甘遂3g,食盐(炒)5g,麝香0.3g,陈艾叶适量。【用法】将前3味药物混合研为细末,调和拌匀,为1次量,备用。用时将药末填入患者脐窝中,略高出肚皮,以艾叶揉碎做成圆形艾炷如黄豆大,放置于药面上,点燃灸之。一般灸5~7壮即可通下大便。【说明】本方适用于火邪燥结型产后大便困难。症见大便数日不解,尿黄赤,内热口干,脘中痞闷,腹部胀痛,舌质红,苔黄,脉数有力。

产 后 痉

产褥期中突然出现项背强直,四肢抽搐甚至牙关紧闭,角弓反张,称为产后痉,亦称产后发痉蓐风。

本病是由产时失血过多,津液耗损,或素体血虚,因孕重虚,加之产伤出血,营血亏乏所致。心主血脉,肝主筋,血虚津伤,则筋脉失养,肝风内动而发为产后痉。若因于产时接生不慎,局部创伤,伤口不洁,邪毒乘虚由创口入侵督脉,播散于经络之间,以致经脉拘急而发痉,此时应中西医结合治疗。

方1

【组成】天麻、川芎、当归、姜黄、熟地黄各等量,陈醋适量。【用法】将以上药物碾为细末,贮瓶备用。临用时取药末 15～30g,加入陈醋适量调和成厚膏。将药膏敷贴于患者脐孔上,覆盖纱布,再以胶布固定之。每天换药 1 次。【说明】本方适用于血虚感寒型产后痉症。症见产褥期中,骤然发痉,头项强直,牙关紧闭,四肢抽搐,恶寒发热,面色苍白或萎黄,舌质淡红,无苔,脉虚细。

方2

【组成】全蝎、僵蚕、蜈蚣各 12g,胆南星 10g,鲜竹沥适量。【用法】将前 4 味药共研成细末,备用。用时取药末 10g,加入鲜竹沥适量调成糊状,敷贴在患者脐孔穴上。每天 2 次,直至病愈停药。【说明】本方适用于感染邪毒型产后痉。症见头项强痛,发热恶寒,牙关紧闭,口角抽动,面呈苦笑,继而项背强直,角弓反张,舌质正常,苔薄白,脉浮而弦。若每次用本药 5g,每天 2 次内服,则效果更佳。

方3

【组成】食盐 15～30g,麦麸 60～90g,米醋适量。【用法】将食盐炒热,放置待温,再将麦麸加米醋炒热,布包扎成熨袋备用。用时取炒过放温的食盐,填入产妇脐中(神阙)穴、气海穴,纱布扎牢,再将醋炒的麦麸布包放在穴位熨之,气通即苏醒。【说明】本方主治产后痉。气海穴在下腹部,前正中线上,当脐中下 1.5 寸。

产后恶露不绝

胎盘娩出后,经阴道排出子宫内的余血浊液超过 3 周仍淋漓不断者,称为恶露不绝,亦称恶露不止或恶露不尽。

本病多因素体虚弱,或孕后脾虚而致气血不足,复因产失血耗气,使脾气益虚,气虚不能统摄冲脉之血,或因产后胞脉空虚,寒邪客于冲任,血为寒凝,或七情伤气,气郁而血滞,血滞留为瘀,瘀血不去,新血不得归经所致。

方1

【组成】黄芪、党参、白术各 15g,升麻、龙骨(飞)各 10g,甘草 6g,米醋适量。【用法】将上药共为细末,装入瓶中,备用。临用时取药末 15～30g,米醋调成糊状,敷贴于患妇的脐孔穴,外以纱布覆盖,胶布固定。每天换药 1 次,直至病愈为止。【说明】本方适用于脾不摄血型产后恶露不绝。症见出血量多,色淡红,无臭味,面色㿠白,神疲乏力,小腹空坠,食少便溏,舌质淡红,苔薄白,脉细弱。

方2

【组成】当归、川芎、肉桂、炙甘草各 15g,蒲黄、乳香、没药、五灵脂各 7.5g,赤芍 3g,血竭(另研)1.5g,热酒适量。【用法】上药除血竭另研外,其余药共碾为细末,贮瓶备用,血竭另研备用。用时取药末 15～30g,与血竭 0.5g 混合拌匀,加入热酒调和成厚膏,将药膏敷贴于患者脐孔上,外以纱布覆盖,胶布固定。隔 3 天换药 1 次,至恶露干净方可停药。【说明】本方适用于血瘀型恶露不绝 3 周不止,淋漓量少,色黯有块,小腹疼痛拒按,块下痛减,舌质紫黯或有瘀点,脉沉涩。

方3

【组成】附子、肉桂、母丁香各 10g,五灵脂、蒲黄、茜草根各 15g,黄酒适量。【用法】将上药物混合研为细末,过筛后,装入瓶中密封备用。临用时取药末 15～30g,以黄酒适量煮热,加入药末调和成厚膏,以此膏贴患者脐孔(神阙穴)和子宫穴上,外以纱布覆盖,胶布固定。每 3 天换药 1 次。【说明】本方适用于寒凝血瘀型产后恶露不绝。症见少腹冷痛,喜热熨,四肢厥冷,舌质紫黯或有瘀点,脉沉紧或沉涩。

方4

【组成】百草霜适量。【用法】上药以烧酒调匀敷脐上。【说明】本方适用于产后体虚恶露不绝者。

方 5

【组成】伏龙肝 100g。【用法】上药研末,醋调敷脐。【说明】本方适用于产后体虚、恶露不绝者。

产 后 感 冒

方 1

【组成】川芎、当归、天麻、羌活、熟地黄各 10g。【用法】上药共研细末,每次 10g,醋调敷脐部,常法固定。每天换药 1 次。【说明】本方适用于产后感冒,发热头痛。

方 2

【组成】荆芥穗、薄荷叶、紫苏叶各 10g,板蓝根、当归各 15g。【用法】上药共研细末,每次 5g,填脐中,常法固定。每天换药 1 次。【说明】本方适用于产后感冒,发热,咽喉肿痛,苔薄脉浮者。

第四节 其 他 疾 病

输卵管阻塞

输卵管因某种原因造成不通,称为输卵管阻塞。

本病多因湿热下注,阻滞气机,气机不通,血行受阻,而致气滞血瘀,或因感受寒邪,寒邪凝滞,冲任受损所致。

方

【组成】虎杖、石菖蒲、王不留行各 60g,当归、山慈菇、穿山甲、肉苁蓉各 30g,生半夏、细辛、生附子各 15g,生马钱子 10g。【用法】将上药煎 3 次,熬液成浓缩状,再把此方(没药、乳香、琥珀各 30g,肉桂、蟾酥各 15g)为末加入拌匀,烘干后研末。用时取上药末 5g 加白酒、蜂蜜适量,麝香少许,再加入风油精 3 滴或 4 滴调匀成膏备用。用肥皂水洗净脐眼,乙醇消毒后,将药膏放入脐眼内推开,再用消毒纱布外敷,胶布固定。然后用红外线灯(250A)照射 20

分钟(灯距 30～40cm)。患者每天用热水袋外敷脐部 1～2 小时以增加药物的吸收能力。【说明】本方适用于寒凝血瘀型输卵管阻塞。症见痛经或闭经、月经不调,或不孕,下腹冷痛,喜暖,时感下腹有条状物,舌质紫黯或有瘀点,脉沉紧或沉涩。本病亦可参考月经病、不孕症治疗。

带 下 病

带下病是指带下量多,或色、质、气味发生异常的一类疾病,是妇科领域中仅次于月经病的常见病,为妇科四大病症之一。

本病多因饮食不节或思虑伤脾,脾虚失运,水湿内停,湿邪下注伤及任带,致任脉失固,带脉失约,或因后天不足或年老肾衰,致肾阳不足,蒸腾失司,或肾虚精关不固,精关下滑,或因脾虚湿盛,郁久化热,湿热下注,损及任带所致。

方 1

【组成】党参、补骨脂、白术各 10g,甘草 3g,炮姜、炮附子各 9g。【用法】上药共为细末,用米醋适量炒热装布袋内敷肚脐,冷后再炒,再敷。每天 1 次或 2 次,每次 30 分钟,7 天为 1 个疗程。【说明】本方适用于脾肾阳虚型带下病。症见带下量多,色白,如涕如唾,绵绵不绝,无臭,腰腹冷痛,纳少便溏,神疲倦怠,面色萎黄或㿠白,舌质正常或淡,苔白,脉缓弱。

方 2

【组成】醋炙白鸡冠花、酒炒红花、荷叶、白术、茯苓各 3g,净黄土(或伏龙肝)30g,车前子 15g,白酒适量。【用法】先将净黄土入锅内炒至墨褐色,继之将诸药研碎成粉末并倒入黄土中同炒片刻,旋以白酒适量注入烹之,待半干时取出,做成 1 个药饼备用。用时取药饼烘热,温敷患者脐窝内,外以纱布覆盖,胶布固定。每天换药 1 次,通常敷脐 5～7 天可痊愈。【说明】本方适用于脾虚湿盛型带下病。症见带下量多,色白,质黏稠,神疲乏力,胸脘痞闷,纳少便溏,或见形体肥胖,苔白腻,脉弦滑。

方3

【组成】醋炒白鸡冠花、土炒白术、茯苓、红花、荷叶炭、黄柏、虎杖各3g,陈壁土30g,白酒适量。【用法】先将陈壁土放入锅内炒成褐色,次将余7种药物研成细末,再把药末放入炒过的壁土中同炒片刻,旋以白酒适量倒入烹之,待半干时取出,做成1个药饼备用。用时把药饼温热敷于患者脐孔上,外以纱布覆盖,再加胶布固定。每天换药1次,5~7天为1个疗程。【说明】本方适用于脾虚湿热型带下病。症见带下量多,色黄稠,有臭味,神疲倦怠,纳少便溏,腹胀足肿,阴部多见灼热瘙痒,尿多短黄,舌质红,苔黄厚腻,脉滑数。

方4

【组成】芡实、桑螵蛸各30g,白芷20g。【用法】上药研为细末,用米醋调成糊状,取适量敷于脐部,胶布固定。每天更换1次,连用5~7天为1个疗程。【说明】本方适用于肾虚型带下病。症见带下量多,色白质清稀如水,有冷感,久下不止,腰膝酸软,小腹不温,或畏寒,大便溏,尿频清长或夜尿增多,苔白,脉沉迟。

方5

【组成】食盐、艾叶、米醋适量。【用法】先将食盐、艾叶研为细末,加入米醋适量,炒热装入白布袋中,制成熨袋备用。用时取炒热的盐艾药袋置于患者脐部熨之,待温后将药物温敷在脐孔上,外以纱布扎紧固定。每天熨敷1次,直至病愈为止。【说明】本方适用于妇女白带过多,色黄白相兼,恶臭,阴道瘙痒及灼痛。

方6

【组成】丁香、广木香各3g,吴茱萸4.5g,肉桂1.5g。【用法】上药研末敷脐。每2天换药1次。【说明】本方适用于带多清稀。

方7

【组成】当归、川芎、桃仁、小茴香、红花、桂枝、白芍、败酱草、香附各20g,乌药、山慈菇各30g,刘寄奴、白花蛇舌草各40g,制乳香、制没药各15g。【用法】上药水煎取液,调成药泥,敷于脐腹部。

每次 20 分钟,每天 1 次,10 次为 1 个疗程。【说明】本方适用于慢性盆腔炎、宫颈炎、阴道炎所致的带下病。

方 8

【组成】炒白芥子、白鸡冠花(醋炙)、白果仁、白胡椒、白术各 3g,伏龙肝 30g,车前子 15g。【用法】先将伏龙肝炒褐黑色。诸药研末,倒入伏龙肝同炒片刻,注入适量白酒,做成 2 个药饼,温敷于神阙、隐白穴上,外以纱布覆盖,胶布固定。每 7 天贴药 1 次。敷贴 24 小时后去药。【说明】本方适用于带下病。

子 宫 脱 垂

子宫脱垂是指子宫从正常解剖位置向下移位,甚至完全脱出阴道口外。本病常发生于劳动妇女,以产后损伤为多见。

本病多由分娩时用力太过,或产后劳动过早,致劳倦伤脾,气虚下陷,收摄无权,或因分娩时处理不当,损伤胞络,胞络失系,或产育过多,房事所伤,肾气亏虚,冲任不固,或素体虚弱,老年久病,便秘努责,失于固摄所致。

(一)气虚下陷

方 1

【组成】升麻、黄芪、柴胡、党参各 10g,麝香 0.3g,枳壳 15g,陈醋适量。【用法】除麝香另研外,诸药混合研成细末,以醋调和为膏状,备用。患者平卧床上,取麝香 0.15g 纳入脐孔穴中央,再将药膏敷在脐窝上,外以纱布覆盖,胶布固定。每 3 天换药 1 次,10 次为 1 个疗程。【说明】本方适用于气虚型子宫脱垂。症见子宫脱垂,甚或脱出阴道口外,卧或收入,劳则坠出更甚,自觉小腹下坠,神疲气短,心悸乏力,舌质淡,苔薄白,脉细弱。

方 2

【组成】升麻、枳壳各等量,小茴香、丁香、黄酒各适量。【用法】将诸药共研为细末,以黄酒调和如膏备用。用时将药膏如蚕豆大 2 块,以 1 块贴敷患者脐中(神阙)穴,另一块贴于子宫穴上,盖以纱布,胶布固定。每 2 天换药 1 次,至病愈方可停药。【说明】本方适用于妇女多种原因所致的子宫脱垂。

方 3

【组成】枳壳、升麻各 15g,五倍子、小茴香各 10g,青盐 6g,麝香 0.3g。【用法】除麝香另研外,其余诸药混合研为细末,过筛备用。用时先取麝香 0.15g 纳入患者脐孔内,继取药末撒于麝香上面,盖以槐皮。再用荞麦面粉加温水调成糊(调之糊膏),将药糊圈脐 1 周,把预先制备的艾炷放在槐皮上,点燃灸之。每天 1 次,坚持常灸,至病愈才可停药。【说明】本方主治妇女子宫下垂,也治脱肛。

(二)肝肾不足

方 1

【组成】党参、桑寄生、杜仲、枳壳、蓖麻子各 30g。【用法】共研细末,醋调糊状,取适量敷脐部,外用胶布固定。每天 1 换,连用 5~7 天。【说明】本方适用于肾虚型子宫脱垂。症见自觉小腹下坠,尿频数,或头晕耳鸣,或腰膝酸软,舌质淡红,脉沉弱。

方 2

【组成】何首乌 30g,公鸡 1 只。【用法】杀鸡,去毛及内脏。把何首乌研为细末,外包纱布,放入鸡腹腔内,置锅内煮至鸡肉离骨,取出药末,肉中加盐及调料,将肉和汤分次吃完,再把鸡骨研末和药末调匀,用油或水调成膏贴肚脐,外以纱布及胶布固定。【说明】本方适用于Ⅰ度、Ⅱ度子宫脱垂。病程短、无并发症者效果较好。

方 3

【组成】蓖麻仁 10g。【用法】蓖麻仁醋炒研细,以等量热饭捣和成饼,敷脐部胶布固定。每天敷药 1 次,以子宫复位,疗效巩固为度。【说明】主治阴挺(子宫脱垂)。

(三)脾胃虚弱

方1

【组成】五倍子、蓖麻仁各 12g,麝香 0.1g,胡椒、雄黄各 3g。
【用法】将药物研细末,调拌面粉或鸡蛋清、姜汁,外敷肚脐,纱布包扎固定。【说明】主治子宫脱垂。肾虚,配五味子 12g,升麻 6g;气虚,配桑寄生 20g,鸡血藤 30g。

方2

【组成】蓖麻仁 45g,雄黄 4.5g。【用法】上药共捣烂成膏,其中一半贴百会穴上,另一半贴脐中神阙穴上,以纱布包裹。连用 2～3 天。【说明】本方主治子宫脱垂。百会穴在头部,当前发际正中直上 5 寸,或两耳尖连线的中点处。

方3

【组成】蓖麻仁 30g,胡椒 3g。【用法】上药共为细末,米醋浸湿,炒热包脐部,1 周后除去。【说明】本方主治子宫脱垂。

方4

【组成】蓖麻仁 30g,麝香 0.3g。【用法】上药捣烂后敷贴百会穴及脐部,收效后即去药。【说明】本方主治子宫脱垂。

方5

【组成】五倍子 10g。【用法】上药焙干研细,掺黑膏药中贴脐。【说明】本方主治子宫脱垂。

癥　瘕

癥瘕本是泛指赘生或积聚于人体的各种包块。癥与瘕其义本不同,以包块坚硬不移者为癥,推之能移者为瘕,两者合称为癥瘕。

本节讨论的癥瘕,仅指女性生殖器官包块。

本病多因新产,经行不慎,或寒邪凝滞不行,或热邪煎熬成块,或气滞日久,由气及血,致腹中之血积结成块,逐日增大变硬而成;或因饮食不节,或肝郁犯脾,以致运化失职,水谷精微不能输布,反下注而为痰浊,痰浊停滞,血行受阻,痰浊与气血搏结,积结而有形,变生癥瘕。

方 1

【组成】苏木 18g,土鳖虫(烤熟)2g,干漆、牛膝(酒炒)、猪牙皂各 15g,白胡椒 9g,三棱(酒炒)、肉桂、莪术(酒炒)、木香、鸡骨炭、京丹(炒)各 30g,白硇砂、细辛各 12g,麝香 1.5g,香油 1000ml。【用法】将上药分别炮制共为细末,用文火熬油至油滴水成珠时加入药末,约煎 20 分钟后再下黄丹,以油提出成绵不断为度。用布 1 块,取膏药 60g,用温水温软后,摊在布上,将肚脐用黄酒洗之贴膏药,保留 15 天。如不愈再贴,效果极佳。【说明】本方主治寒凝血瘀型癥瘕。症见包块坚硬,固定不移,疼痛拒按,可伴闭经、痛经、月经过多、月经延长、崩证、漏证,或面色晦暗,肌肤甲错,口干不欲饮,少腹喜热熨,畏寒,舌边瘀点,脉象沉涩或沉紧。

方 2

【组成】大蒜、香附、大黄、川乌、三棱、当归、莪术、穿山甲、白芷、使君子、厚朴、蓖麻仁、木鳖子、草乌、蜣螂、胡黄连、阿魏各 100g,乳香、没药、芦荟、血竭各 15g,樟脑、雄黄、肉桂各 75g。【用法】①配制:按处方上药炮制合格,称量配齐。乳香、没药、芦荟、血竭、阿魏、樟脑、雄黄、肉桂 8 味单包。②炸料:将大蒜等 16 味酌予碎断。另取麻油 12L,置于铁锅内,将大蒜等倒入炸至枯黄色时,捞出残渣,取油过滤,即为药油。③下丹:分火上下丹、离火下丹 2 种。④炼油:根据下丹方式不同要求,依法炼油。⑤去火毒:将上述药膏搅匀放入冷水中搅成 500～1500g 的 1 块,将水控净,再放入冷水中浸泡 10～15 天,每天换水 1 次。⑥研兑细料:将雄黄轧为细粉,乳香、没药、芦荟、血竭、阿魏、肉桂 6 味,共轧为细粉置乳钵内,依法与乳香等 6 味细粉研匀后,再将上列樟脑适当研细,同雄黄、乳香等细粉和匀过罗,即成细料。取膏油 12kg,加热熔化,待爆音停止,水气去尽,凉温,兑入细料搅匀。上药 1 料,约制膏药 12.5kg,公差率±20％。⑦摊膏、用法:将膏药油分摊于布褙上,微凉,然后向内折,加盖戳记,用时温热化开,贴于肚脐上及患处。【说明】本方适用于血瘀气滞型癥瘕。症见积块坚硬,固定不移,疼痛拒按,伴痛经、闭经、崩漏,小腹胀痛,舌质紫黯或有瘀点,脉弦或沉涩。本方外用敷患处可治疗肝脾大等症。

方 3

【组成】活甲鱼、鲜苋菜各 500g,莪术、三棱各 50g,乳香、没药各 155g,肉桂 27g,沉香 25g,麝香 12g。 【用法】①配料:同方 2。②炸料:先将莪术、三棱酌予捣碎块,另取麻油 12L,置铁锅内加热,将活甲鱼同苋菜共入锅内,炸至将焦时,将甲鱼取出切碎,再置入锅中,同时将莪术、三棱入锅内共炸,至全部炸枯,捞出残渣,取油过滤,即为药油。③炼油:同方 2。④下丹:同方 2。⑤去火毒:同方 2。⑥研兑细料:将乳香、没药、沉香、肉桂 4 味共轧为细粉,和匀过 80~100 目细罗。再将麝香置乳钵内研细,与乳香等细粉陆续配研和匀过罗即成细料。再取膏油用微火熔化,待爆音止,水气去净,凉温,兑入细料,搅匀。上药 1 料,约制膏药油 1.3kg,公差率±20%。⑦摊膏、用法:同方 2。【说明】本方适用于气滞瘀积型癥瘕、积聚痞块等。

上环后腹痛

正常育龄妇女,上环后一般不引起小腹疼痛。若出现隐痛,不须作特殊治疗,2~3 天可自行缓解。如腹痛剧烈,称为上环后腹痛。

本病多由素体下焦湿热,阻滞胞宫,或精神紧张,情志不畅,气机被阻所致。

方 1

【组成】血竭、乳香、没药各 3g,香附末 4g,大黄、冰片各 1g,葱白 15g。【用法】共捣如泥,取半量贴肚脐上,上覆牛皮纸,纱布胶布固定。贴 10 天后换 1 次,20 天为 1 个疗程,可连用 3 个疗程。【说明】本方适用于湿热瘀滞型上环后腹痛。症见上环后小腹疼痛,痛处胀痛拒按,有灼热感,舌质黯红,苔黄腻,脉弦滑。

方 2

【组成】七厘散适量。【用法】用七厘散适量,于月经第 1 天起外敷脐孔或痛区,外贴香桂活血膏。【说明】本方适用于子宫内膜异位症,尤其是异位的子宫内膜移植在脐部或腹壁下者。

方 3

【组成】透骨草、紫花地丁各 15g,血竭、土鳖虫、当归、艾叶、白芷、花椒、乳香、没药、防风、千年健各 10g,细辛 5g。【用法】将上药干燥、研粉,过 60 目筛,将药粉装入布袋,封口,将药袋置于脐部,以布裹紧,防止移动。7 天换药 1 次,2 次为 1 个疗程。【说明】本方适用于输卵管结扎术后慢性盆腔疼痛。配合灌肠方:红藤、蒲公英、黄芩、败酱草、鸭跖草、丹参、蒲黄各适量,加水 1000ml 煎煮,40℃左右保留灌肠,10 天为 1 个疗程。

不　孕　症

凡是在生育年龄的夫妇,婚后同居 3 年以上未避孕而不受孕者,称原发不孕症。如分娩或流产后 3 年以上不孕者,称为继发不孕症。

本病多由情志不畅,肝气郁结,气机不利,以致冲任失调,影响受孕;或因体质肥胖,痰湿内生,气机不畅,冲任受阻,或下元虚寒,不能温煦子宫以致不孕。

若属现代医学的卵巢先天发育极度不良,肿瘤,卵巢组织破坏,卵巢损伤或手术切除,X 线过度照射等,以及女子输卵管阻塞、畸形,女子生殖道畸形,先天性无阴道、子宫,处女膜无孔等则另当别论。

方 1

【组成】炮附子、巴戟天、肉苁蓉、当归、穿山甲、山茱萸、胡芦巴、川芎、干姜、细辛、黄芪、肉桂、红花、延胡索、石莲子、白术、党参、熟地黄、牡丹皮、补骨脂、木鳖子、菟丝子、血竭、龙骨、鳖甲各6g,麝香 0.6g,铅丹适量,香油 250ml。【用法】将上药全部(除麝香外)浸入油锅中2～5小时,至浸透为止,然后取出。把油锅放在炉火上烧热至70℃左右,缓缓将药加入。当煎至药物全部枯焦变黑冒白烟为度,捞出药渣,用细筛上铺过滤纸滤过,放于器皿中静置,待凉后再滤过,弃去沉淀于底层的杂质,进行熬制。火势要掌握适当,初用猛火,后用文火,直熬至滴水成珠(油滴入冷水中能凝成团珠不散)为度,方可下铅丹。同时,用鲜柳枝或槐枝不断搅沸油,使铅丹均匀入锅,容易熔化,并喷细水数口,以防沸油外溢。视油锅中冒乌黑色烟时,即可停火。再继续搅拌片刻,趁热倒入已备好的数块2寸见方白布上,折叠备用。临用时再融化,并掺入麝香,调匀摊于布上,即可使用。患者待经期过2～3天即可将所备之调经膏药3贴分别贴于肚脐(神阙穴)和双侧肾俞穴。然后以宽布带束之,以防止滑脱,直至下次月经来潮前1～2天揭下,待经期过后,去旧更新再敷。【说明】本方适用于肝郁气滞(月经先后不定,经行不畅,或痛经,量多少不一,色紫黯或有小血块,经前乳房胀痛,或有精神抑郁,易怒)、痰湿内阻(经期延后,色淡量少质薄,白带增多,形体肥胖,胸闷腹胀,舌淡,苔白腻)。有热无瘀原因的不孕者不宜选用。虚寒不孕效佳。

方2

【组成】食盐30g,川椒、熟附子各15g,生姜片5～10片,艾炷(如黄豆大)21壮。【用法】先将食盐另研细末待用;次将川椒、附子共研为细末,另备用。用时先取食盐15～30g填入患者脐孔内,取艾炷置于食盐上点燃灸7壮,继之去掉脐中食盐,再以川椒、附子末填入脐孔中,以生姜片盖于脐上,将艾炷置于脐上灸之,连续灸14壮。每天填药灸1次,7天为1个疗程。【说明】本方适用于下元虚寒型不孕症。症见婚后不孕,经期尚准或后期而至,量偏少,色黯有块,少腹冷痛,或阴户寒冷,不能受孕者。

方3

【组成】五灵脂、白芷、食盐各6g,麝香0.3g,面粉适量,艾炷(如黄豆大)适量。【用法】将以上药物混合研为细末,贮瓶密封备用。临用时取面粉加水调和制成面条,以之围绕脐孔四周,取药末填满脐中,以艾炷点燃置于药末上灸之。连续灸至患者脐中有温暖感觉即停灸。每隔 3 天填药灸 1 次,10 次为 1 个疗程。【说明】本方适用于下元子宫寒冷,久婚无子,冲任不调。

乳　　癖

乳癖是指乳房出现形状、大小、数量不一的硬结肿块,又名乳栗、奶癖,为乳中结核之一。乳癖是妇女的常见病,各年龄组均可发生,包括现代医学乳腺小叶增生和乳房纤维腺瘤。

方 1

【组成】蒲公英、木香、当归、白芷、薄荷、栀子各 30g,紫花地丁、瓜蒌、黄芪、郁金各 18g,麝香 4g。【用法】上药研末,每次 0.4g 填脐,上置干棉球,胶布固定。每 3 天换药 1 次,8 次为 1 个疗程,一般治疗 3 个疗程。【说明】本方适用于乳腺增生症。

方 2

【组成】炒当归、黄连、黄药子、蒲公英、玄参各 22.5g,甘草、芒硝、大黄各 30g。【用法】上药研细末,用鸡子白调为膏,于生绢上涂贴,取效为度。【说明】清热解毒,止痛消肿。适用于肝郁痰结所致的妇人乳生结核,疼痛。

方 3

【组成】川乌 10g,草乌 6g,蟾酥 3g,蜂蜜适量。【用法】诸药共研为极细末,密封备用。用时每次取 2.5g,以蜂蜜调膏敷于脐孔及乳核上,纱布盖之,胶布固定。每日 1 次。【说明】方用川乌、草乌辛热温通以消散乳中结核;蟾酥以毒攻毒,消肿止痛。合而用之共奏消肿散结、通络止痛之功,故善治妇女乳房结块、胀痛明显之证。

方 4

【组成】山慈菇、蚤休各 15g,蟾酥 5g,陈米醋适量。【用法】诸药共研末,过筛后米醋适量调成膏,取适量分别敷于脐孔、乳核上,胶布固定。每日 1 次,10 天为 1 个疗程。【说明】方用山慈菇、蚤休清热解毒、消痈散结;蟾酥攻毒消肿。合用共奏解毒消肿之功,故善治热毒壅滞所致的乳房结块、坚硬疼痛、形寒发热之证。

方 5

【组成】①丹药:硫黄粉 30g,朱砂、雄黄各 12g;②丹座药:法夏、南星各 30g,木香、两头尖各 18g,蜂蜜适量。【用法】①丹药:将硫黄粉放铜勺中微火烊化,和入雄黄、朱砂调匀,趁热注在平盆上冷却成片状。②丹座:将上述丹座药共研末,蜂蜜调为膏状,捏成中心凹陷如栗子大丹座。将丹座置于脐中,乳核表面放稳,取瓜子大丹药片,放在丹座凹陷中点燃,以皮肤有灼热感为度,熄火用油纸和纱布外敷 2 小时。每日 1 次。【说明】本法选用解毒散结、消肿止痛药于丹座药方中,以治乳腺纤维瘤。若能配合内服逍遥散合芍芎丸则疗效更佳。治疗期间忌食发物。

乳　痈

乳房患痛肿脓疡称为乳痈。中医学把乳痈分为三类:一是外吹乳痈,即在哺乳期因乳汁蓄积而发病;二是内吹乳痈,因胎气旺而上冲所致;三是非哺乳期乳痈,相当于现代医学的急性乳腺炎。临床上常分为初期、蕴脓期、溃脓期三期辨治。

方 1

【组成】白菊花 15g,蒲公英 60g。【用法】上药共捣烂敷脐,常法固定。每天换药 1 次。【说明】本方适用于急性乳腺炎。

方 2

【组成】生大黄、芒硝各等量。【用法】将上药研末,加少量凡士林,用开水调匀,摊于纱布上,贴于乳房红肿部位及神阙穴。每天换药 3～4 次。【说明】清热解毒,软坚散结。适用于急性乳腺炎,红肿热痛。

方 3

【组成】鲜仙人掌 100g。【用法】鲜仙人掌去刺,洗净捣碎成泥,以纱布敷料摊平,根据乳痈范围大小剪贴,外用胶布固定或敷于神阙穴。每天换药 1 次,连敷 3～5 天。【说明】清热解毒,行气活血。适用于乳腺炎初期,乳房肿胀疼痛,或有肿块。

妇 女 乳 缩

妇女乳缩是指两乳头无故内缩,可生来即是,也可因后天感邪以致络脉紧束、阳气内陷而成。治疗以祛邪疏经、托阳举陷为基本原则。

方 1

【组成】公鸡 1 只,麝香 3g。【用法】将鸡内外连毛破开,去肠杂,加麝香于鸡肚内,覆盖在肚脐上。【说明】有补精气、通经脉之功,故可治妇人脏腑虚衰、精气不足所致的乳缩证。

方 2

【组成】 公英、木香、当归、白芷、薄荷、栀子各 30g,地丁、瓜蒌、黄芪、郁金各 18g,麝香 4g。【用法】将上药研面,备用。每次用药前,先以 75％的乙醇将脐部清洗干净,待晾干后把乳脐散 0.4g 倾于脐部,随后用干棉球轻压散剂上按摩片刻,即用 4cm×4cm 大小的普通医用胶布密封紧贴脐上。每 3 日换药 1 次,8 次为 1 个疗程,一般治疗 3 个疗程。【说明】诸药合用共奏活血理气、解毒散结之功。故善治肝郁血瘀、热结壅滞所致的妇女乳缩。

第 5 章 儿 科 疾 病

脐湿、脐疮

脐带脱落前后，脐部湿润浸淫久而不干，称为脐湿。脐周皮肤红肿热痛或形成脓肿，称为脐疮。发生于脐带脱落之后者，称落脐疮。

本病多因断脐时剪扎、包裹所用的物品不洁，或沐浴洗濯，脐带为水湿所浸，或护理失宜，脐部受尿液浸渍，以致水湿侵入脐中，或解脱不慎，风冷浸入脐部，以致水湿、风冷诸邪壅聚搏结为患。湿重久不干，邪郁化热生腐侵蚀四周，皮肤红肿，甚则变青黑色而成疮。

（一）脐湿

方 1

【组成】荆芥 9g。【用法】上药煎汤洗脐，煨葱贴脐。【说明】本方主治小儿脐中流水。

方 2

【组成】黄柏 9g。【用法】上药研末敷脐。【说明】需另加鸡蛋 1 枚做成饼，冷后贴患处。主治小儿脐中流水。

方 3

【组成】车前子 4.5g。【用法】上药炒焦研细末，撒在脐上。【说明】主治小儿脐中流水。

方 4

【组成】五倍子 30g，生龙骨 12g。【用法】上药共研细末，冰片

0.1g 和上药共研盛瓶备用。用时以陈醋调成膏贴脐。【说明】主治新生儿脐带炎性渗水。

方 5

【组成】滑石粉 40g,白矾 10g。【用法】上药研和极匀。每用适量填脐眼中,外盖消毒纱布。每天 2 次敷药,脐中无渗出时停药。【说明】此方治疗脐部炎性渗水有良效。

方 6

【组成】五倍子 3g。【用法】上药炒深黄色研细末,撒在脐上。【说明】本方主治小儿脐中流水。

方 7

【组成】龙骨、黄柏、枯矾各 6g。【用法】上药共研细末,撒布脐上。【说明】主治小儿脐中红肿流水。

方 8

【组成】蚕茧壳 1 个。【用法】烧灰,敷于脐中即收敛。如无蚕茧壳,用绸缎丝织品一角烧灰用。【说明】主治小儿脐中流水。

方 9

【组成】脐带 1 根。【用法】将脐带烧存性,干扑于脐部。【说明】主治脐湿。

(二)脐疮

方 1

【组成】龙骨(煅)3g,黄连 4.5g,轻粉、白矾(煅)各 1.5g。【用法】上药研为末,干掺脐中。【说明】主治脐内疮。

方 2

【组成】车前子(微炒)、炉甘石各 3g。【用法】上药共研细末,敷肚脐中。【说明】主治小儿烂脐。

方 3

【组成】青黛 15g,冰片 2g。【用法】将 2 味药物混合一起,加工研成细末,筛后贮瓶,密封备用。临用时取药末适量,调香油拌匀,搅和成糊状,以药糊涂布在患儿脐孔上,外用纱布包扎固定。

每天换药 1 次。换药之前宜用温开水洗净脐部皮肤,并用消毒棉吸干水分,拭掉脓性分泌物。【说明】主治小儿脐疮,局部红肿,无脓液或分泌物。

方 4

【组成】苎麻 3～6g。【用法】烧灰存性撒在脐中。【说明】主治小儿烂脐。

方 5

【组成】蚕茧壳(烧灰)3g,龙骨(研末)9g。【用法】共研细末,调敷脐。【说明】主治小儿脐疮、脐肿。

方 6

【组成】生姜 120g,竹叶 1 把。【用法】上药共捣烂成泥状,敷患处。【说明】主治小儿脐部周围硬痛。

方 7

【组成】猪脊髓 8g,杏仁 15g。【用法】上药研敷患处。【说明】主治小儿脐疮、脐肿。

方 8

【组成】嫩蒜苗 5g,甘草 1g。【用法】上药共捣烂,敷脐。【说明】本方适用于小儿脐肿、脐烂。

方 9

【组成】黄连、金银花、煅龙骨各 10g。【用法】上药共研末,备用,每次适量,敷脐,常规固定。【说明】本方适用于脐疮。

脐 出 血

血从脐带创口处溢出或从脐底部渗出,称脐出血,亦称儿脐出血、脐中流血。出血发生的时间一般在断脐后,少数见于脐带脱落之后。脐出血可单独存在,也可与身体其他部位出血如呕血、咳血、肌衄、便血、尿血、阴道出血以及颅内出血同时存在。病因不同,出血量多少不同,其预后也不同。

本病多由断脐留得过短,扎脐线脱落;或断脐打结松而脱落;

或扎脐用线过紧,勒伤脐带血管而创口出血;或因孕期服药不当,致热毒蕴积传入胞胎,令胎儿受邪结于大肠、小肠,分娩后热毒妄行,迫血离经失于常道,脐属大肠,血外溢由脐而出;或因胎儿先天精气不足;或因早产脏腑功能不足,以致气不摄血,血失统摄离经外溢。

方 1

【组成】三七 30g,地榆、小蓟、茜草各 5g。【用法】上药共为极细粉末,取 0.3g 撒于脐部,先用消毒纱布覆盖,再用绷带包扎固定。每天 2 次或 3 次。【说明】本方适用于断脐不当或处理脐部不合理而引起脐出血。

方 2

【组成】枯矾、艾叶炭各等份。【用法】共为极细末,撒于脐部,外用消毒纱布敷料覆盖,绷带包扎固定。【说明】本方适用于断脐不当引起的脐出血。

方 3

【组成】白及、白矾各 100g,黄连、牡丹皮、黑栀子各 50g。【用法】上药共研成极细粉末,过 120 目筛,外撒患处。【说明】本方适用于血热型脐部溢血。症见面赤唇红,烦躁,睡眠不宁,或无任何症状突然脐出血,舌质红,指纹红紫。

方 4

【组成】黄芪、人参、白术、甘草各 10g,胎发(煅存性)6g,煅龙骨 4.5g。【用法】上药共研为细末,撒脐部,外用纱布包好固定之。每天换药 1 次。【说明】本方适用于气虚型脐出血。症见面色不华,哭声细弱,唇淡,苔薄白,舌质淡,指纹不显。

方 5

【组成】鸡内金适量。【用法】上药瓦上焙干研末,敷患处。【说明】主治小儿脐出血。

脐 突

脐突是指因小肠或腹腔脂膜突入脐中,致使脐部突起而肿大的一种疾病,属先天发育缺陷,为新生儿及婴儿脐部常见病之一。女婴比男婴多2倍或3倍。现代医学称脐疝。

本病多因先天禀赋不足,脐部薄弱,加之断脐之后,婴儿啼哭过多,或较长时间的努挣用力(如便秘),致使脐环松大,小肠、脂膜突入脐中,膨出隆出所致。

方 1

【组成】吴茱萸、苍术各 12g,丁香 3g,白胡椒 12 粒。【用法】上药文火焙干,研成细末,瓶装密封备用。外用时每次 3～4g,用麻油调成糊状,敷于脐疝上面,覆以消毒纱布,绷带固定。1～2 天换药 1 次。有局部发红等过敏反应者,可间隔 1～2 天再用,直至病愈为止。【说明】本方主治虚寒型脐突。症见面色㿠白,哭声低微,疝色青,局部冷,唇淡苔白,指纹不显。

方 2

【组成】淡豆豉 12g,赤小豆 20g,天南星 6g,白蔹 10g,芭蕉汁适量。【用法】将诸药混合研为细末,过筛后,与芭蕉汁调拌和匀,制成膏,备用。用时,取上药膏适量,直接敷在患儿脐孔上,外用纱布覆盖,再加胶布固定。每天换药 1 次,连敷 5～7 天即愈。【说明】本方适用于实热型脐突。症见脐突红、肿、热、痛,或伴见发热,烦躁,啼哭不休,唇红,舌赤,口开,指纹红紫。

方 3

【组成】露蜂房 6g。【用法】上药焙枯为末,蜜调敷脐上,上盖纱布,绷带包扎固定,24 小时除去。每天换药 1 次。【说明】主治小儿脐突。

方 4

【组成】白胡椒、淡豆豉各 7 粒,艾叶 7 片。【用法】上药共捣烂,加热饭一团和匀,敷脐上包扎,过 1 夜取去。轻者 1 次可愈,重者连敷 3 晚。【说明】主治脐突。

方 5

【组成】杏仁 6g。【用法】杏仁捣烂做饼,贴脐眼上,用束腰带裹紧。【说明】主治小儿脐突。本方用香油调敷也可治疗脐疮。

方 6

【组成】乌药适量。【用法】磨水敷脐上即收缩。【说明】主治小儿脐突。

方 7

【组成】牡蛎(煅)、生大黄各 15g,芒硝 3g。【用法】上药共研细末,用田螺浸水调匀药末,包裹肚脐。【说明】主治小儿脐突。

方 8

【组成】马鬃毛 1 撮,滑石粉 1 小撮,红糖少量。【用法】先将马鬃毛烧灰(存性)加入滑石拌匀研为细末,再加红糖捣融,温开水调成糊状,储备候用。患儿仰卧床上,以药糊上厚厚一层涂布脐突部位,纱布束紧,以手掌心往下轻轻压之。一般每天 1 次,连敷药2~3 天自愈。【说明】主治小儿脐突。

方 9

【组成】血余炭、枯白矾适量,蜜糖(蜂蜜)少量。【用法】将前 2味药混合研为细末,过筛后,以蜂蜜调和如膏备用。临用时取药膏适量,摊于 1 块纱布棉垫上,以膏贴于患者脐突部位上,以硬板纸轻轻往下压之。然后用纱布束紧固定。一般 3~4 天会自行消散。【说明】本方主治小儿脐突,表面光亮,犹如吹起之气泡,按之微有响声。本方为古代流传之妙方,经临床验证,其效卓著。

脐　风

脐风亦称撮口脐风,民间称四六风、七日风、锁口风,现在统称为新生儿破伤风。本病系因初生断脐用具不洁及助产人员双手不净,毒邪由脐带创口入经络侵脏腑,引起聚面撮口、四肢强直,阵阵抽搐的一种疾病。脐风多发于初生 7 天以内,7 天以外者相对较少(故称四六风、七日风)。发病越早证候越重,病死率越高;反之,发病越晚证候相对越轻,病死率也较低。

本病多因断脐不当,或结缚不紧,致外风侵脐中,客风乘虚而入,传之于心;蕴蓄其邪,复传于脾,致舌强唇青,手足微搐,口噤不能进乳;毒入肝肾,筋脉拘急,四肢抽搐,角弓反张而脐风作矣。宜用中药敷贴肚脐。若病情危重,宜中西医结合治疗。

方 1

【组成】天麻 10g,白附子、羌活、防风、白芷各 9g,地龙、僵蚕、天南星各 6g。【用法】上药共为细末,用时取适量加入蜂蜜调和如厚糊备用。让患儿仰卧,敷脐约一指厚,外以消毒纱布覆盖,胶布固定。每天换药 2 次,直至病愈。【说明】本方适用于风邪犯表型脐风。症见喷嚏多涕,烦躁不安,张口不利,吮乳口松,无寒热,苔薄白,舌质淡红,指纹红。

方 2

【组成】羚羊角(代,锉屑,略炒)3g,乱发(烧灰存性)一团,蜈蚣(赤足者,炙)1 条。【用法】上药共研为末,敷脐,以绢帕束紧,或用消毒绷带包裹。【说明】本方适用于热盛型脐风。症见发热不恶寒,抽搐阵作,牙关紧闭,口撮不乳,涎沫外溢,颈项强直,角弓反张,四肢强直,面色青紫,汗出淋漓,指纹青紫。

方 3

【组成】露蜂房 1 个,僵蚕 1 条,蜂蜜适量。【用法】将露蜂房烧灰与僵蚕共为细末,加入蜂蜜适量调和如厚糊备用。用时取药糊涂于患儿脐孔上,外以消毒纱布覆盖,胶布固定,片刻即奏效。【说明】主治小儿脐风。

方 4

【组成】活蛴螬 3 条,陈艾绒 3g,线香 3 枚。【用法】将蛴螬 1 条剪去头、尾两端,保留中间一段,旋取艾绒制成如豆大小状的艾炷若干备用。用时将蛴螬竖立在患儿脐孔上,取艾炷置于蛴螬上端点燃灸之(用线香点燃),灸完 1 壮,再换再灸,灸至蛴螬烧平脐时,另换 1 条。如法灸至 3 条蛴螬虫烧完为止。【说明】主治小儿脐风撮口。

方 5

【组成】枯矾、硼砂各 8g,朱砂 2g,冰片 0.2g。【用法】诸药混合研为细末,筛过后贮瓶备用。临用时取药末 2g 填入患婴肚脐窝内,盖以纱布,胶布固定。每天换药 2 次。【说明】主治小儿出生后有脐风先兆者,并有防治脐风作用。

方 6

【组成】活田螺 3 个,麝香 0.3g。【用法】将田螺捣烂,加入麝香共捣至极融,调如稠厚膏备用。用时取药膏适量摊于 2cm× 3cm 塑料布中间,敷于患婴肚脐上,外加胶布固定。每天换药 1 次或 2 次,至病愈为止。【说明】本方主治小儿脐风,手足抽搐,痉挛,口噤,大小便失禁。如缺少麝香者,可用公丁香代之。

方 7

【组成】僵蚕 3g。【用法】将僵蚕研细末调蜜涂脐部。【说明】主治新生儿脐风。

方 8

【组成】杏仁 3g。【用法】将杏仁捣烂敷于脐上。【说明】主治小儿肚脐红肿、牙关紧闭、痉挛等。

夜　　啼

小儿白天安静,入夜啼哭,或每夜定时哭者,称为夜啼,古称躯啼。本病应与其他疾病,如各种皮肤病、佝偻病、疝气、蛲虫病等引起的身体不适或瘙痒等出现的夜啼作鉴别;也应与护理不当引起的夜啼予以鉴别。

本病多因小儿脾常不足,喜温恶寒,腹中受寒,夜又属阴,寒邪凝滞,气机不通,或心火亢盛,积热上冲,邪热乘心,故见灯火愈啼;或因阴血亏虚,水不涵木,血不养肝,虚火内扰,热扰心神,虚烦不眠;或惊骇客邪,使心神不宁,神志不安,故夜啼作矣。

(一)脾虚胃弱

方 1

【组成】丁香、肉桂、吴茱萸各等量。【用法】上药共为细末,取适量药末置于普通膏药上贴于脐部。每晚 1 次,次晨去掉。【说明】主治小儿脾脏虚寒型夜啼。症见睡喜俯卧,屈腰而啼,下半夜尤甚,啼声低微,出气不温,面色青白,四肢欠温,食少便溏,唇舌淡白,指纹青白,腹中若得温熨抚摩,常可使夜啼稍缓。

方 2

【组成】丁香 3 粒。【用法】将丁香末同饭捣做饼,贴患儿肚脐。【说明】主治小儿脾脏虚寒型夜啼。

方 3

【组成】五倍子 30g。【用法】五倍子烧存性研末,用乳母口水调成饼,外用贴患儿脐部,以布缚定。【说明】主治小儿夜啼。

方 4

【组成】丁香 3 粒,钩藤 3g,蝉蜕 2g。【用法】上药共研末,水调为糊,敷脐,常法固定。【说明】本方适用于小儿夜啼,惊惕不安。

(二)心经积热

方 1

【组成】地龙 2 条或 3 条。【用法】捣烂敷在脐上,用纸盖好,1 夜即安。【说明】主治心经积热所致的小儿夜啼。

方 2

【组成】牛蒡子 3g。【用法】研末掺膏药上,贴患儿脐中。【说明】主治心经积热所致的小儿夜啼。

方 3

【组成】牛蒡子 50g,珍珠粉 2g,朱砂 3g。【用法】上药共为细末,每用 1g 填脐,常法固定。【说明】本方适用于小儿夜啼惊惕。

(三)阴血亏虚

方 1

【组成】朱砂 0.5g,五倍子 1.5g,黄连 3g,生地黄 10g,陈茶叶水适量。【用法】将前 4 味药共为细末,加陈茶叶水适量,捏成小饼状,外敷于脐中,用胶布固定。每晚更换 1 次。一般敷 2～6 次症状消失。【说明】本方适用于阴血亏虚型夜啼。症见夜啼,五心烦热,五液俱少,躁动少眠,大便干,舌质红,或舌尖红。

方 2

【组成】牛蹄甲适量。【用法】牛蹄甲研末贴脐中。【说明】本方适用于阴血亏虚所致的小儿夜啼。

方 3

【组成】酸枣仁、郁李仁各 5g。【用法】将 2 味药捣烂敷脐,外用伤湿止痛膏固定。每天 1 换,连续 3～5 天。【说明】可养肝安神,适用于阴血亏虚所致的小儿夜啼。

方 4

【组成】远志、合欢皮各 5g。【用法】将 2 味药捣烂,敷脐,用伤湿止痛膏固定。每天 1 换,连用 3～5 天。【说明】本方适用于阴血亏虚所致的小儿夜啼。

(四)食积胃肠

方 1

【组成】黑牵牛子 50g,米汤适量。【用法】将黑牵牛子研为细末,以米汤和药末拌之成糊状,贮存备用。用时取药糊适量涂满于患儿脐部,外以纱布覆盖,胶布固定之。每晚于睡前 1 小时涂药,连续涂药至痊愈为度。【说明】主治小儿食积型夜啼。症见小儿入夜啼哭不休或夜间定时啼哭,腹胀,吮乳,大便带不消化之物,舌质淡红,苔白腻。

方 2

【组成】陈茶叶 3g。【用法】陈茶叶研极细末,白酒调和,敷患儿脐部,上盖纱布垫,再用绷带包扎固定。【说明】凡多种原因引起的夜啼皆可应用。

方 3

【组成】焦山楂、鸡内金各等量。【用法】研细末,每次 10g 用米醋或清水调敷脐孔,敷料包扎,胶布固定。每天 1 换,连用 3～5 天。【说明】本方适用于小儿夜啼,可消积化食,和胃安神。

麻　疹

麻疹是由麻疹毒邪引起的时令出疹性急性传染病,临床上常以发热、咳嗽、鼻塞流涕、遍身布发红色斑疹为特征。

麻疹的主要病因是感受麻毒时邪所致,从口鼻而入,首犯肺胃二经,若治之不愈,可入里侵犯心包,出现神昏谵妄,或发惊厥,正气不支,损及心阳,而见亡阳证。整个发病过程,一般可分为疹前期、出疹期、收疹期 3 个阶段。

若病情危重,出现亡阳证,可中西医结合抢救。

方 1

【组成】鲜芫荽(香菜)、鲜紫苏叶、鲜葱白各等份。【用法】混合诸药捣至融烂,加入面粉少许,再捣至极融,调匀如膏状,备用。用时取药膏敷贴于肚脐和两足心(涌泉穴)上,用纱布固定。每天换药 1 次,一般敷药 2 次或 3 次即疹子透齐、热退。【说明】本方适用于麻疹前驱期。症见发热,咳嗽,喷嚏,流涕,咽部及眼结膜充血,怕光,眼泪汪汪,疲倦,纳呆,有时昏睡,症似重感冒,口腔颊黏膜接近臼齿处可发现微小灰白色的麻疹黏膜斑,或见麻疹隐现而出不透,烦躁不安,舌尖红,苔薄黄,指纹浮现。

方 2

【组成】鲜浮萍(红色者)、鲜芫荽(香菜)、鲜紫草各 30g,黄酒适量。【用法】除黄酒外,诸药混合捣烂,然后加黄酒适量炒热,以厚布包裹,制成 1 个熨袋备用。嘱患儿卧于床上,取炒热后放温之药袋置于患儿脐窝上反复熨之,并用熨药袋再熨脊椎骨两旁,从上而下反复熨 20 分钟。连熨 1 次或 2 次即可使疹子透发。【说明】本方适用于麻疹疹出不透,当出不出,或出而早没。

方 3

【组成】鲜浮萍、鲜金银花、鲜紫苏叶、鲜西河柳叶各 30g,芦根汁适量。【用法】上药共捣如泥状,用时嘱患儿仰卧位,取适量敷贴于肚脐上约 1cm 厚,纱布覆盖,胶布固定。每天换药 2 次,直至病愈。【说明】本方适用于出疹期。症见壮热持续,鼻流黄涕,咳嗽,口渴烦躁,皮疹循序遍身,疹色红润,舌质红,舌苔黄,脉数等。

方 4

【组成】黑牵牛子、白牵牛子各 50g,白矾 15g,面粉、米醋各适量。【用法】将黑牵牛子、白牵牛子和白矾分别研碎为细末,加入面粉调拌均匀,再掺入米醋适量调和如糊状。用时取药糊适量分别敷布于肚脐和两足心处,外以纱布盖上,胶布固定。每天换药 1 次,连敷 2～3 天则疹出透彻。【说明】本方主治小儿麻疹,疹发不透,患儿发热气促。

方 5

【组成】燕窝泥、鸡蛋清、生萝卜各适量。【用法】燕窝泥捣烂,鸡蛋清调敷脐部,生萝卜捣烂敷足心。【说明】本方适用于麻疹身热不退,腹满便燥之症。

方 6

【组成】防风、全蝎、生大黄、石膏、青黛各等量。【用法】上药共为末,蛋清调敷脐部。【说明】本方适用于麻疹麻毒蕴结而血热动风,神昏抽搐之症。

方 7

【组成】活鸡 1 只,雄黄、灯心草各适量。【用法】活鸡剖腹,纳雄黄、灯心草于鸡腹内,热敷胸脐。【说明】本方适用于体虚阳弱,麻毒内陷,疹出不畅,胸闷气急之症。

方 8

【组成】芒硝、冰片、雄黄各 3g。【用法】上药共研末,水调敷脐中。【说明】本方适用于疹发后腹痛剧烈,甚至神昏者。

水　　痘

　　水痘亦称水花、水疮,以发热,皮肤分批出现斑疹、丘疹、结痂为其特征。其形态如痘,色泽明净如水疱而名,是一种具有传染性的急性发疹性疾病。

　　本病一年四季都有发生,但多见于冬春两季。儿童时期任何年龄皆可发病,而以 1—4 岁为多,因其传染性很强,容易散发流行。水痘一般预后良好,愈后不留瘢痕,患病后可获终身免疫。

　　本病多因外感风温时毒,经口鼻而入,邪气侵肺,肺失肃降,水之上源不布,挟邪外透肌表,故有皮肤水痘布露。

　　方 1

　　【组成】鲜薄荷、鲜金银花、鲜浮萍、鲜紫苏叶、鲜芦根各 30g。【用法】上药共捣如泥。用时嘱患儿仰卧,取药泥适量,敷贴于患儿肚脐上约 1 厘米厚,外以纱布覆盖,胶布固定。每天换药 2 次,直至病愈为止。【说明】本方适用于邪在卫气之水痘。患儿发热轻微或无热,鼻塞流涕,偶有咳嗽及喷嚏,1～2 天出疹,疹色红润,疱浆清亮,根盘红晕不甚,点粒稀疏,以躯干为多,舌苔薄白,脉浮。

　　方 2

　　【组成】生大黄、生石膏、防风、全蝎、青黛各等量。【用法】诸药混合共研为细末,过筛,取鸡蛋清适量掺药末,调和成膏状,备用。临用时取药膏 30g,摊布在 2cm×3cm 塑料布中间,敷贴在患儿肚脐孔上,外盖纱布,再以胶布固定。每天换药 2 次,连敷 3～4 天即可奏效。【说明】本方适用于气营重症。患儿发热不恶寒,面赤唇红,口臭,口舌生疮,尿黄,水痘分布较密,根盘红晕较著,大便秘结,舌苔黄糙而干,脉洪数。

　　方 3

　　【组成】柏树鲜叶 30g,黑栀子 15g。【用法】上药共捣至极融烂,拌匀成膏状,备用。用时取药膏敷在患者脐孔上。外用纱布覆盖,胶布固定。每天换药 1 次,3～5 天为 1 个疗程。【说明】主治小儿出痘吐血、衄血。如无柏树桑寄生者,单用黑栀子亦可。

方 4

【组成】细茶叶适量。【用法】将细茶叶放入口中嚼烂,用纸包好备用。临用时取制备的茶包置于患儿脐孔内,以纱布或宽布束紧。每天换药 1 次。一般敷药 1 个小时左右,排尿可通畅。【说明】主治小儿水痘排尿不通。

方 5

【组成】生绿豆 10～15 粒,鸡蛋清 1 个。【用法】把生绿豆研为细末,掺鸡蛋清调拌成膏状,备用。临用时取药膏摊布于患儿肚脐上,外盖纱布,胶布固定。每天换药 1 次,至病愈停药。【说明】水痘出之后,喉闭失音,不思饮食,吐蛔虫或下泻恶血。

方 6

【组成】白颈蚯蚓(焙干)7 条,瓜蒌仁(去油)30 粒,杏仁(去尖)15 粒。【用法】先将蚯蚓研为细末,再把瓜蒌仁、杏仁与蚯蚓末捣匀调成稠膏,软坚适度,捏成圆形如古铜钱稍大略厚之药饼,备用。用时取药饼敷患儿脐孔,胶布固定之。【说明】主治小儿出血痘,痘出兼有大便带血,目赤,红肿,丹痧满目,紫黑不退。

方 7

【组成】生萝卜 1 个,铅粉 3g,燕子窝泥 15g,鸡蛋清 1 个。【用法】将以上诸药混合捣至融烂如泥状,再把鸡蛋清加入药泥拌匀,调成糊状,备用。用时取药糊适量直接涂敷在患儿脐窝上,盖以纱布,胶布固定。每天换药 1 次。连敷 3～4 天为 1 个疗程。【说明】本方适用于小儿痘疹,高热不退。涂药至高热退清之后,当撕去药物,否则会有不良反应。

方 8

【组成】生大黄、生石膏、防风、全蝎、青黛各等量。【用法】上药共研细末,蛋清调成膏状敷于脐孔,外盖纱布,胶布固定。每天换药 2 次,连敷 3～4 天。【说明】本方适用于水痘。症见发热不恶寒,面赤唇红,口臭,尿黄便秘,水痘分布较密,根盘红晕较著等。

胎　黄

　　胎黄亦称胎疸,是指初生婴儿生后周身皮肤、双目、尿都出现黄色为特征的一种病证。本证多由母体胎孕之时,湿热熏蒸于胞胎,或临产之时、出生后感受湿热邪毒所致。其中若黄色较淡,1周内不再加重者属生理性黄疸,可自行消失,一般不须治疗。属病理性者,黄疸迅速加重,亦可出现昏迷,此时须中西医结合治疗。

　　本病多因母体湿热,热传胞胎化为胎毒,瘀结在血而生后即为黄疸;或因外热邪毒,或因母血父精,传于胎中,使胎儿发育异常,胆府隧道不通,或有阻塞,气滞血瘀而发为本病。

　　方1

　　【组成】车前子10g,生栀子、黄芩各9g,生大黄8g,鲜茵陈汁1小杯。【用法】将前4味药共研为细末,过筛,与茵陈汁调拌成糊状,备用。用时取药糊直接填满婴儿肚脐孔,外加纱布覆盖,并加胶布固定。每天换药1～3次,勤贴换,直至黄疸尽退方可停药。【说明】本方适用于湿热型新生儿黄疸。症见面目皮肤颜色黄而较鲜明,湿重者皮肤黄色较暗,亦可有发热,烦躁,口渴,尿少色黄以及呕吐,便秘,腹胀,舌质红,苔黄,指纹青,脉数。

　　方2

　　【组成】赤小豆7粒,甜瓜蒂、丝瓜蒂各7个,鲜茵陈绞汁适量,白矾少许。【用法】除茵陈外,其余药物共研为细末,过筛后,与茵陈汁调拌成糊状,备用。用时取药糊直接填满婴儿脐孔穴,外加纱布覆盖,胶布固定。每天换药1次或2次,直至黄疸退尽方停药。【说明】本方适用于湿热型新生儿黄疸。

　　方3

　　【组成】鲜姜黄10g,鲜天胡荽、鲜田基黄各15g,米汤适量。【用法】将上3种鲜药捣融如泥状,以米汤调和如糊状,贮备候用。用时取药糊涂敷于患儿脐窝上,纱布覆盖,胶布固定。每天1次,至病愈为止。【说明】本方适用于新生儿湿热型黄疸。

方 4

【组成】水牛角粉 0.3g,黄连、栀子、天麻各 10g,鲜茵陈汁 1 小杯(干品也可用 10g)。【用法】将栀子、黄连、天麻共为细末,茵陈汁调成糊状,备用(用干品者清水调)。临用时取犀角粉(代) 0.15g 填于肚脐上,再将药糊盖在上面,外以纱布覆盖,胶布固定。每天换药 1 次或 2 次,直至病愈。【说明】本方适用于热毒壅盛型胎黄。症见面目皮肤发黄,多在生后较晚时间内出现,伴发热,烦躁喘促,拒食或呕吐,腹泻,皮肤有瘀斑,或抽搐,或昏迷,舌质红绛,苔黄,指纹紫。若有抽搐、昏迷者,配服安宫牛黄丸则效果更佳。

方 5

【组成】茵陈 30g,茯苓、猪苓、泽泻、车前子各 15g。【用法】上药共为细末。用时取适量用清水调成糊状,敷贴于患儿脐孔穴上。每天换药 1~3 次,至病愈方可停药。【说明】本方适用于脾湿型胎黄,患儿皮肤、面目发黄,日久不退,黄色较暗,神疲无力,纳少腹胀,大便稀薄,舌质淡,苔白腻,指纹色淡,脉缓。

方 6

【组成】青脊鲫鱼背肉 2 块,白矾 1g,砂仁 3g,白糖 5g。【用法】诸药共捣烂如膏状备用,用时取药膏贴在患婴脐窝孔穴上,外以柔软布带束紧。每天换药 1 次,通常敷药 2~3 天可奏效。【说明】本方主治新生儿面目、皮肤发黄,色如橙子,婴儿烦躁不安,啼哭不休,或呕吐。

新生儿二便不通

正常新生儿生后即可排泄大便,一般生后 24 小时内皆应排出黑绿色黏稠无臭味的胎便,生后 36 小时皆排尿。若 48 小时后仍无尿、便排出,称为新生儿二便不通。

本病多因热蕴大肠,肠道失于濡润,或因热伤阴津,水无源泉所致。宜用外敷贴脐治疗。

若肛门闭锁或尿道阻塞,应采取手术治疗,不在此治疗范围。

方 1

【组成】鲜生地黄 30g,生大黄、芒硝各 10g,藕汁、蜂蜜各适量。【用法】上药共捣至如泥状,备用。用时取适量,敷贴在患儿脐孔上,外以纱布覆盖,胶布固定。每天换药 2 次或 3 次,1 天即可使大小便通畅。【说明】本方适用于热结型二便不通,腹胀,烦躁,面赤唇红,苔黄腻,指纹红紫。

方 2

【组成】生葱白、淡豆豉、生姜各 10g,食盐 3g。【用法】将以上诸药混合共捣至极融烂调和成稠膏状,候用。用时取上药膏适量,直接敷在患儿脐中,外以纱布覆盖,胶布固定。每天换药 1 次,一般敷药 1～2 天大小便可通利。【说明】主治新生儿大小便不通。

方 3

【组成】大葱白 2 根,麝香(或公丁香)0.1g。【用法】先将生葱白捣烂如泥,次加入麝香(或公丁香)末拌匀再捣成稠膏状,文火炒热,待温备用。用时取药膏适量,趁微温时敷在患儿脐孔穴上。用时配合敷贴气海穴,其效更佳。【说明】本方主治新生儿大小便不通。

方 4

【组成】白矾末适量。【用法】填满脐中,以新汲水滴之,觉冷气透腹内,即自然通。脐平者,以纸围环之。【说明】主治新生儿二便不通。

方 5

【组成】淡豆豉 1 勺,田螺 19 个,葱白 1 束。【用法】上药共捣烂,用芭蕉汁调贴脐上。【说明】主治新生儿小便不通。

自 汗

自汗是指不用发汗药或不因气候炎热、衣被过厚、剧烈运动等其他刺激因素而昼夜动辄自然出汗者。

自汗内伤多因肺气不固、卫外不固所致。

方 1

【组成】黄芪、白术、防风、党参各 5g,五倍子、五味子各 10g。【用法】共为细末,米醋调外敷神阙穴。外用纱布覆盖,胶布固定。每天 1 次。【说明】本方适用于肺气虚弱型自汗。症见经常自汗,动则尤甚,气短,面色㿠白,唇淡,时时畏寒,肢体欠温,平素易感冒,舌质淡,苔薄白,脉象细弱无力。

方 2

【组成】五倍子适量。【用法】五倍子研末,津调填脐中,敷定,1 夜即止也。【说明】本方主治自汗、盗汗。

方 3

【组成】何首乌适量。【用法】何首乌为末,津调,封脐中。【说明】主治自汗不止。

<h2 style="text-align:center">盗　汗</h2>

盗汗亦称寝汗,睡时汗出,醒后即收,收后无恶寒,反觉烦热。多因阴虚热扰,心液不能收敛闭藏所致。

方 1

【组成】五倍子、五味子各 10g,生地黄、何首乌、百合、太子参各 5g。【用法】共为细末,米醋调成糊状,备用。用时取适量,敷贴于脐孔上,外以纱布覆盖,胶布固定。每天换药 1 次或 2 次,至病愈为止。【说明】本方适用于阴虚内热型盗汗症。症见盗汗频作,午后潮热,两颧发红,五心烦热,舌红少苔,脉细数。

方 2

【组成】生地黄、当归、黄连、黄柏、黄芩、黄芪各 5g,五倍子10g。【用法】共为细末,米醋调成糊状,备用。用时取适量,敷贴于肚脐上,外以纱布覆盖,胶布固定。每天换药 1 次,直至病愈方可停药。【说明】本方主治心火亢盛型盗汗症。症见睡则盗汗出,身热多烦,舌红溲赤,大便艰涩,脉象洪大有力。

方3

【组成】五倍子、赤石脂、没食子、煅龙骨、煅牡蛎各 100g,朱砂 5g。【用法】将前 5 味药共研细末,加朱砂 5g,和匀备用。6 个月至 1 岁患儿每次用 10g,1－5 岁患儿用 15g,5 岁以上患儿用 20g。用凉水、食醋各半调药成稀糊状,每晚临睡前敷肚脐,以纱布绷带固定,翌晨揭去。3～5 次为 1 个疗程。【说明】本方主治小儿顽固性盗汗。

方4

【组成】五倍子 1.5g,飞朱砂 0.3g。【用法】上药共为细末,以温水调成糊状,临睡时敷填脐窝(神阙穴),上盖纱布,次晨除掉。【说明】主治多种疾病引起的盗汗。脐部湿疹或破损者不用。

小 儿 咳 嗽

咳以声言,嗽以痰名,有声有痰谓之咳嗽,是儿科最为常见的肺系证候之一。

引起本病的原因分为内伤、外感两大类。外感多因寒邪,束于肌表,内犯于肺,致肺气不宣,或外感风热,肺失清肃,或燥热伤肺,失其濡润;内伤多因伤食,积滞化热,蕴湿成痰,痰热上蒸于肺,肺气阻遏,或火热灼肺,炼液为痰,阻遏气道,使肺之肃降无权,或肺阴不足,或肺气不足等所致。

方1

【组成】葱白、艾叶各 6g。【用法】上药共捣烂敷脐。【说明】本方适用于风寒型咳嗽。症见流涕,鼻塞,头身痛楚,恶寒无汗,舌苔薄白,脉浮紧,指纹浮红。

方2

【组成】鲜白毛夏枯草、鲜青蒿各 31g。【用法】上药共捣烂如泥,敷脐。如为干者,粉碎后用醋调和,敷脐。【说明】本方适用于风热型咳嗽。症见吐痰黏稠,口渴咽痛,舌苔薄黄,脉浮数,指纹浮而青紫。

方 3

【组成】麦冬、玉竹、北沙参、杏仁、浙贝母各 10g,栀子 9g,白蜜适量。【用法】前 6 味药共为细末,过筛后,备用。用时取适量白蜜调成糊状,敷贴于肚脐上,外以纱布覆盖,胶布固定。每天换药 1 次或 2 次,1 周为 1 个疗程。【说明】本方适用于燥热型咳嗽。症见干咳无痰,咳而不爽,鼻咽干燥,唇红,苔薄黄,脉数,指纹色青紫。

方 4

【组成】大黄、芒硝各 6g,莱菔子、鸡内金、厚朴各 9g。【用法】上药共为细末,用温开水调成糊状,备用。用时取药糊适量,敷贴于患儿肚脐上,外以纱布覆盖,胶布固定。每晚贴药 1 次,病愈为止。【说明】本方适用于伤食型咳嗽。症见吐乳食痰涎,胸腹胀满,不思乳食,吞酸,大便酸臭或秘结,睡卧不安,舌苔白厚、脉滑,指纹沉滞。

方 5

【组成】栀子、黄芩、桑白皮、大黄各 9g,百部、天冬各 10g。【用法】上药共为细末,用时取适量凉开水调成糊状,敷贴病儿肚脐上,纱布覆盖,胶布固定。每天换药 1 次,至病愈停药。【说明】本方适用于肺热型咳嗽。症见痰黄而稠,鼻咽干燥,烦渴便秘,面唇红赤,舌红苔黄厚,脉滑数,指纹青紫。

方 6

【组成】生地黄、百合、麦冬、五味子各 10g,人参 6g。【用法】上药共为细末,贮瓶备用。用时取适量凉开水调成糊状,敷贴于脐孔上,外以纱布覆盖,胶布固定。每天换药 1 次,至病愈为止。【说明】本方适用于阴虚型咳嗽。症见干咳无痰或少痰,午后夜间咳甚,面色潮红,五心烦热,唇燥舌红,苔少,脉细数,指纹紫滞。

方 7

【组成】黄芪 30g,防风、白术、苍术各 10g。【用法】上药共研细末,过筛后贮瓶备用。治时,2 岁以下用 2g,2—6 岁用 3～5g,将药加入少量淀粉,用温水调匀后,把药填敷脐部,盖上纱布,再以胶布固定。每晚贴 1 次,5 天为 1 个疗程。间隔 5 天,续用第 2 个疗程。连用 4 个疗程停止敷药,进行定期观察。【说明】本方适用于脾肺气虚型咳嗽。症见咳嗽无力,痰白清稀,食少便溏,少气懒言,舌淡苔白,脉细无力,指纹淡红。本方还可预防小儿呼吸道感染。

小 儿 哮 喘

小儿哮喘是一种发作性痰鸣气喘疾病,发作时以喉间有水鸣声、呼吸困难、不能平卧为其特征。

本病多因风寒束表,内闭于肺,痰为之动,致寒痰阻塞气道,肺气为之上逆,或素体阳盛,痰因热动,火炎痰生,痰热交阻,壅塞肺腑,或痰湿内蕴,上渍于肺,阻遏气道,痰气相击,上搏喉间所致。

方 1

【组成】朱砂、甘遂各 4.5g,白芥子 7.5g,轻粉 1.5g。【用法】将诸药混合研为细末,以碗 1 个盛温水适量,把香油数滴倒入水面上,然后取药末放于油面上,待药末沉下碗底后,滤去水取药末与蜂蜜少量和成膏状备用。用时取上药适量,填入患者脐孔穴中央,外以纱布覆盖,胶布固定。每天换药 1 次,10 天为 1 个疗程。【说明】本方适用于寒型哮喘。症见咳嗽气促,喉间痰鸣,痰涎清稀有沫,平素畏寒,受寒即发作,口不渴,二便自调,舌苔白,脉紧。

方 2

【组成】天竺黄、天南星各 10g,雄黄、朱砂各 1g,丁香 2g。【用法】诸药共研为细末,过筛后入瓶,密封备用。临用时取药末适量,填入患儿脐中穴,外以胶布固定。每天换药 1 次,10 天为 1 个疗程。【说明】本方主治风痰型哮喘。症见咳嗽气喘,吐痰带泡沫,喉间痰鸣,恶寒身冷,舌质淡,苔白,脉浮紧。

方 3

【组成】白牵牛子、黑牵牛子各等量(半生半炒热,各取头末

15g),生大黄 30g,槟榔、广木香各 7.5g,轻粉 0.3g,蜂蜜适量。【用法】诸药混合研为细末,过筛后与蜂蜜适量调和,软硬适度,做成圆饼,如 5 分硬币大略厚。用时取药饼 1 个,贴于患儿脐孔上,外以胶布固定。每天换药 1 次,连续贴 10 天为 1 个疗程。【说明】本方适用于痰热型哮喘。症见咳逆喘促,喉间哮鸣,胸满气粗,痰黄稠黏,烦渴面赤,二便不利,舌红,苔黄或腻,脉滑数。

方 4

【组成】麻黄 5g,白芥子 4g,砒石 0.3g,丁香 0.5g,半夏、桂枝各 3g。【用法】将诸药混合研为细末,贮瓶密封备用。用时取生姜 1 块切片擦于患儿脐窝上,趁湿时将药末填满肚脐。外加纱布盖上,胶布固定。每次敷药保留 2 小时后去掉。去药后用热毛巾擦净。每天 1 次,10 次为 1 个疗程。疗程间停药 5 天,再敷新的疗程。【说明】主治小儿寒喘久不愈。本病使用时若皮肤局部发生皮炎,可擦甲紫药水,休息几天后再行治疗。

方 5

【组成】白矾 60g,面粉适量,米醋 50ml,蜂蜜少量。【用法】先将白矾研为细末,与面粉拌匀,调米醋,拌制成稠膏状备用。用时取药膏 15g,贴敷于患儿脐孔穴上,外以纱布覆盖,胶布固定。每 2 天换药 1 次,连贴 10 天为 1 个疗程。【说明】本方适用于痰湿型哮喘。症见痰多,喉间痰声辘辘,胸膈满食,食少便溏,面黄唇淡,舌苔白滑,脉濡或滑。

小 儿 发 热

发热指体温高出正常标准,是儿科最为常见的症状之一。

引起发热的原因,分为内伤与外感两大类。外感常见的是风寒袭表,毛窍闭塞,阳气怫郁,正邪交争;或因风热之邪,伤于皮毛,卫阳相搏而发热。内伤小儿发热,多因乳食不节,食停中脘,结于胃肠,积滞日久而发热;或因气虚,或因阴虚均可致发热。

方 1

【组成】葱白(洗净)7 个,鸡蛋清半茶匙,白酒 10ml,食用面粉适量。【用法】葱白切细连同蛋清、白酒、面粉放入小碗内做成面饼,以不甚黏手为度。放在患儿肚脐上(冬季要略加温),再用绷带或手帕固定。待患儿喷嚏时,病情已大有好转。每天 1 次,连用 2～3 天。【说明】本方适用于外感风寒型发热。症见发热恶寒,无汗,头身疼痛,鼻塞不通,鼻流清涕,咳嗽痰稀,二便自调,脉浮紧,指纹浮红。

方 2

【组成】芥子末适量。【用法】将药填脐内,以热物隔衣熨之,取汗出妙。【说明】用于风寒型发热。

方 3

【组成】鲜薄荷、鲜青蒿、鲜菊花、嫩桑叶、鲜忍冬叶各适量。【用法】上药共捣烂如泥状,敷贴于肚脐上,外以纱布覆盖,胶布固定。每天换药 2 次,病愈后停药。【说明】本方适用于风热型发热。

方 4

【组成】生大黄、芒硝各 10g,青蒿、胡黄连各 9g,米醋适量。【用法】上药同研为细末,备用。用时取 10g,米醋调为糊状,敷贴于脐孔上,外用纱布覆盖,胶布固定。每晚敷药 1 次,清晨除去,至病愈为止。【说明】本方适用于伤食型发热。症见发热以夜幕尤甚,不思饮食,手心发热,夜卧不安,嗳腐吞酸,胸腹胀满,便秘或泻下酸臭,面呈青色,苔白厚,脉沉滑,指纹紫滞。

方 5

【组成】人参 9g,黄芪、白术各 10g,升麻、柴胡、甘草各 6g,白酒适量调敷。【用法】上药共为细末,备用。用时取适量,调敷贴于患儿肚脐上,外以纱布覆盖,胶布固定。每天换药 1 次,连敷至病愈为止。【说明】本方适用于气虚型发热。症见发热自汗,气短神疲,倦怠无力,面色㿠白,舌质淡,脉细无力,指纹淡红。

方 6

【组成】生地黄、百合、麦冬各 10g,青蒿 30g,地骨皮、胡黄连、知母、牡丹皮各 9g。【用法】上药共为细末,用温水调成糊状,装瓶备用。用时取适量敷贴于患儿肚脐上,外以纱布覆盖,胶布固定。每天换药 1 次,至病愈方可停药。【说明】本方适用于阴虚型发热。症见发热以午后与夜间明显,五心烦热,盗汗咽干,舌红少苔,口唇干燥,脉细数。

方 7

【组成】葱白、鲜薄荷叶各 3g。【用法】上药共捣烂如泥,外敷脐部,常法固定。每天换药 1 次,连用 3 天。【说明】本方适用于小儿外感发热,怕风头痛,咽喉不利。

方 8

【组成】生石膏 12g,金银花、板蓝根各 9g,鲜西瓜皮 15g。【用法】上药共捣如泥,拌匀,填于脐部。每天换药 2 次或 3 次。【说明】本方适用于小儿外感发热。

癫　痫

癫痫,是儿科较常见的一种疾病。其发病典型特征是突然昏倒,意识丧失,两眼发直,四肢颤动,或抽搐,片刻即醒,醒后如常人。平素可无异常状态,但时发时止。发作时,因多数吐白痰或喉中发生异常如羊叫声,故民间俗称羊痫风。

引起本病的原因,中医学认为与先天的胎惊和后天的惊、风、痰、热、食等因素有关。

方 1

【组成】陈胆南星 20g,水牛角、羚羊角(代)各 15g,生龙齿 10g,白芥子 7g,朱砂 1.5g。【用法】将诸药混合研成细末,过筛后,取米汤适量调药末,制成药丸如梧桐子大,金箔为衣。用时取药丸 1 个研碎,填入患儿脐窝中央,外以纱布盖上,再加胶布固定。每天换药 1 次。同时用药丸 1 个擦胸、背部至皮肤微红、微热为度。

【说明】本方适用于阳痫。症见突然昏倒,不省人事,两目直视,口吐白沫,四肢抽搐,或发出猪羊叫声,舌质红,苔黄腻,脉弦数。

方 2

【组成】白颈蚯蚓(焙干)1 条,白矾 3g,胆南星 10g,白附子、半夏各 9g,白胡椒、川乌各 5g,芭蕉根汁 1 小杯。【用法】将诸药共为细末,以芭蕉根汁调和拌成稠糊状,备用。用时取药糊适量,涂满患儿脐孔穴,覆以纱布,胶布固定。每天换药 1 次或 2 次,涂药至控制发作为止。【说明】本方适用于阴痫。症见发痫时面色黧晦萎黄,手足清冷,双眼半开半闭而神志昏愦,或颤动,抽搐时发,口吐涎沫,舌淡,苔白厚腻,脉沉细或沉迟。

方 3

【组成】苯妥英钠 0.3g,朱砂、硼砂各 0.5g。【用法】将上药混合研为细末,分 5 包备用。用时每次取上药末 1 包,填敷患儿神阙穴,外加胶布固定。每天换药 1 次,连续用药至控制发作。【说明】主治小儿癫痫。苯妥英钠是一种抗癫痫西药。

方 4

【组成】丹参粉、硼砂各 1g,苯妥英钠 0.25g。【用法】上药研细粉,加冰片少许,分 10 次使用,用时醋调,敷脐部,胶布固定。每周换药 1 次。【说明】本方主治小儿癫痫。

急 惊 风

急惊风是以抽搐和意识不清为特征,因其发病暴急,故名急惊风。

急惊风多因感受风邪,从表入里,化热、化火,火盛生痰,热极生风,引动肝风,或逆传心包,或湿热积滞,郁积肠胃,壅塞不消,气机失于调达,或小儿神经系统发育不够完善,神气怯弱,元气未充,或素蕴风痰,偶发惊恐,或不慎跌仆,突受刺激,伤及心神所致。

(一)热极生风

方 1

【组成】薄荷、牛黄、羚羊角(代)、黄连、白芍各 3g,青蒿 6g,石菖蒲 20g。【用法】将药物研细末,调拌凡士林或麻油,外敷肚脐、囟门。【说明】本方适用于热极生风所致的惊风。症见病急而凶,高热,神昏,惊厥,苔黄,舌红绛。本方若加地龙 20g,全蝎 12g,效果更好。

方 2

【组成】栀子 20g,明雄黄 5g,冰片 1g,白颈蚯蚓 1 条,鸡蛋清 1个,麝香(另研)0.4g。【用法】先将前 3 味药研细末,与蚯蚓共捣至极融,再用鸡蛋清调匀如糊状,备用。用时取麝香 0.2g,放入肚脐窝内,再取药糊贴在麝香上面,然后以药糊加敷贴百会、关元穴,盖以纱布,胶布固定,待 24 小时后,用温开水洗去即愈。如不愈再按此方贴敷 1 次。【说明】本方适用于热极生风(急惊风)。症见高热昏迷,两目上翻,牙关紧闭,四肢抽搐,胡言乱语,甚则颈项强直,角弓反张,面唇红赤,口渴,便秘,尿红赤短少,指纹青紫。

方 3

【组成】栀子 6g,明雄黄 3g,冰片 0.6g。【用法】上药研细末,调拌鸡蛋清,外敷贴神阙穴。【说明】主治小儿急惊风。

方 4

【组成】栀子 7g,明雄黄 1.5g,冰片 0.3g,鸡蛋清 1 个,麝香0.1g。【用法】上药共研末,用蛋清调为糊状,敷于脐部,外用纱布覆盖,胶布固定。每天换药 1 次。【说明】本方适用于小儿温病,热入心包所致高热、昏迷、惊痫抽搐。

方 5

【组成】全蝎 5 个,蜈蚣 1 条,蝉蜕头 7 个。【用法】上药共研末放脐内,外盖刚煮熟的鸡蛋 1 个。【说明】本方适用于小儿高热,惊痫抽搐。

(二)外邪风动

方

【组成】细叶柳树枝尖(约 2 寸长,去粗皮)7～11 根,葱白(连根须)15 茎,米酒糟 50g,生姜 3g。【用法】将诸药混合捣至融烂,用砂锅炒热,布包备用。先将炒热的药包分成 2 份,用 1 份敷贴于肚脐上,另一份贴在小儿头顶上,敷 20～30 分钟,再炒热再敷。如此敷至病愈即止。【说明】本方适用于外感惊风。症见发热,头痛咽干,神昏惊厥,苔薄黄,舌质红,脉浮数。

(三)跌仆风动

方 1

【组成】三仙丹:梅片 0.03g,全蝎 3 个,僵蚕 6g,麝香 1.5g。【用法】上药除麝香另研末外,其余诸药混合研为细末,过筛,贮瓶备用。用时先取麝香末填入患儿脐窝中央,再将药末撒布肚脐上,外以纱布覆盖,胶布固定。24 小时后除去药物,并洗净肚脐皮肤。【说明】本方适用于跌仆惊风。症见发热不高,四肢不温,不能安眠,或昏迷不醒,醒则时时啼哭,或手足抽搐,舌苔一般如常,脉细数。

方 2

【组成】老蚯蚓 1 条,麝香 0.1g。【用法】将老蚯蚓当中切断,跳动的一段治急惊风,不跳动的一段治慢惊风。把蚯蚓捣烂如膏状,加入麝香共捣烂如厚膏备用。用时将药膏敷贴于患者脐孔上,外盖以纱布,胶布固定。每天换药 1 次,贴 2 次或 3 次奏效。【说明】本方主治急、慢惊风。

(四)痰湿上犯

方 1

【组成】天竺黄 10g,雄黄、朱砂各 1g,天南星 10g,丁香 3g。【用法】诸药共研为细末,过筛后装入瓶中,贮存备用。临用时取药末适量,以患儿唾液调如糊状,将药糊涂患儿脐窝中,外加胶布固定之。每天换药 1 次或 2 次,直至抽搐停止方可停药。【说明】本方主治痰湿型惊风。症见反复惊厥,腹痛,腹胀,大便溏泻,苔白腻,脉滑。

方 2

【组成】活蚯蚓 1 条,吴茱萸 7g,白芥子 3g,米醋适量。【用法】先将吴茱萸、白芥子混合研为细末,与蚯蚓共捣烂,再加米醋调如膏状,备用。用时取药膏适量贴于患儿脐心及足心(涌泉)穴上,外盖以纱布,胶布固定。每天换药 1 次或 2 次。【说明】本方主治痰湿型惊风。症见四肢抽搐,牙关紧闭,高热神昏,大小便失禁。

慢　惊　风

慢惊风发病缓慢,或病程较长,是以虚证、寒证为多,但热证亦非全无。

慢惊风多因大吐大泻伤及脾阳胃阴或过用攻下峻剂而中气受伤,土虚木贼,引起虚风,或脾肾两虚,或肝肾阴虚,筋脉失养,虚风内动所致。

方 1

【组成】生地黄、麦冬各 15g,鳖甲、牡蛎各 10g,鸡蛋清适量。【用法】前 4 味共为细末,再用蛋清调成糊状,敷于脐孔,覆盖纱布,胶布固定。每天换药 1 次。【说明】本方适用于慢惊风。症见形体憔悴,精神萎顿,低热瘛疭,大便干,舌光红绛少津,脉细数。

方 2

【组成】党参、黄芪、白术、甘草、酒白芍、陈皮、半夏、天麻、川乌、全蝎、胆南星、丁香各 6g,朱砂 1.5g,生姜 3g,大枣 5 枚。【用法】将上药共研细末,调黄酒适量炒热,旋取药末装入厚毛巾袋中扎紧,即成 1 个药熨袋,备用。用时嘱患儿仰卧床上,取药熨袋趁热置于患儿脐上反复熨之,药冷后再炒热,再熨。每天熨 1 次或 2 次。一般熨脐 2~3 天即病愈。【说明】本方适用于脾胃虚弱型慢惊风。症见时时抽搐,或目睛上视,昏睡露睛,面色㿠白,不思乳食,大便清稀,舌苔白,质淡,脉细弱。

方 3

【组成】炙黄芪、党参、炮附子各 32g,白术 64g,煨肉豆蔻、酒炒白芍、炙甘草各 15g,丁香 10g,炮姜炭 6g。【用法】麻油熬、黄丹收,掺肉桂末贴脐上,再以黄米煎汤调伏龙肝敷膏外。【说明】本方适用于脾肾阳虚型慢惊风。症见精神淡漠,面色㿠白,额汗不温,四肢厥冷,昏睡露睛,溲清便溏,手足蠕动,舌质淡,苔薄白,脉沉细或微弱。

方 4

【组成】生地黄、麦冬各 15g,鳖甲、牡蛎各 10g,鸡蛋清适量。【用法】先将前 4 味共为细末,再用鸡蛋清调成糊状,备用。用时取药膏敷贴于肚脐穴上,覆盖纱布,用胶布固定。每天换药 1 次,连续敷贴 7～10 天可愈。【说明】本方适用于肝肾阴虚型慢惊风。症见形体憔悴,精神萎顿,虚烦低热,手足心热,震颤瘛疭,易出汗,大便干,舌光红绛少津,脉细数。

方 5

【组成】胡椒、生栀子各 7 粒,葱白 7 茎,老白颈蚯蚓 1 条,鸡蛋清、面粉各适量。【用法】先将胡椒、生栀子混合碾碎为细末,再与后 4 味药共捣融如膏状,备用。用时取药膏敷贴于肚脐穴上,覆盖纱布,用胶布固定。每天换药 1 次,连敷贴 2～3 天可愈。【说明】本方适用于小儿大病后,抽搐昏迷,四肢厥逆,两目上视,甚则角弓反张,指纹淡,脉沉细。

方 6

【组成】白颈蚯蚓 1 条,杏仁、桃仁、胡椒、糯米、栀子各 7 粒,鸡蛋清适量,麝香(另研)0.4g。【用法】诸药混合共捣至融烂如厚膏状备用。先取麝香末 0.2g 纳入患者脐窝内,再将药膏敷于脐孔上,盖以纱布,胶布固定。每天换药 1 次,贴至病愈。【说明】本方主治小儿急、慢惊风。

方 7

【组成】全蝎 5 个,蜈蚣 1 条,僵蚕 5 条,蝉蜕头 7 个。【用法】上药研末放脐中,外盖煎熟鸡蛋 1 个。【说明】主治小儿慢惊风。

方 8

【组成】丁香、葱白、艾蓬头各 7 个。【用法】上药打匀捣烂,敷在脐孔,用布包裹。【说明】主治小儿慢惊风。

小 儿 水 肿

小儿水肿是以面目、四肢,甚则腹背水肿为主症的一种疾病,亦称水气、风水等。

本病多因风邪袭于肌表,留于肤腠,致肺气不宣,通调失职,风遏水阻,致水溢肌肤;或因寒湿困脾,脾失运化,水湿泛滥,泛滥肌肤而成水肿。至于水肿消退后,患儿出现虚劳、腰酸等症,可根据证候辨证施治。

方 1

【组成】麻黄、白术、车前子、金银花各 10g,大田螺 1 个,大蒜瓣 5 枚。【用法】先将麻黄、白术、金银花、车前子共研为细末,然后与大蒜、田螺加适量温开水共捣烂如泥,软硬适度,做成小药饼备用。用时取药饼贴于患儿脐孔上,纱布覆盖,胶布固定。每天换药 1 次。如患儿感觉脐部皮肤有不适感,即取下药饼,次日再贴敷。【说明】本方适用于小儿水肿阳水证。症见恶寒发热,咳嗽,眼睑浮肿,继则全身水肿,或见咽红,咽痛,尿少,舌质淡或淡红,苔薄白或黄,脉浮紧或浮数。

方 2

【组成】巴豆霜 12g,硫黄 3g,轻粉 6g。【用法】将诸药混合研为细末,过筛后,贮瓶备用。用时取药末 10g 填入患儿脐孔穴中,外以纱布覆盖,胶布固定。填药后 3～5 个小时可把药末去掉,并嘱患儿吃温粥 1 小碗。久病 2 天换药 1 次,直至水肿消退后方可停药。【说明】本方适用于寒湿型阴水证。症见肢体浮肿或下半身肿甚,倦怠无力,胃纳欠佳,尿短少,舌质淡,苔白腻,脉濡缓。

方 3

【组成】地龙、猪苓(去皮)、朱砂各 50g。【用法】上药共为细末,搐葱涎调成膏,敷脐中,约 3cm 大小,绢帛束之,以尿多为度。每天 2 次。【说明】本方适用于水肿,尿短少。

方 4

【组成】鲜马蹄金适量。【用法】上药捣敷脐上。每天 1 次,7天为 1 个疗程。【说明】主治小儿全身水肿(肾炎)。

方 5

【组成】鲜黑皮茄子适量,食盐少许。【用法】上药捣烂,敷肚脐上。【说明】主治小儿水肿。

方 6

【组成】鲜狗舌草 2～3 株。【用法】上药捣烂,敷脐部,以酒杯盖其上。每天 4～6 小时。【说明】主治肾炎水肿。

小 儿 遗 尿

遗尿俗称尿床,是指 3 周岁以上小儿睡中尿自遗,醒后方觉的一种疾病。

遗尿多因下元虚寒,膀胱不能约束,或因禀赋不足,肾气不充,肾气不固,或因肺气虚弱,肃降无权,则肾水终不能摄所致。治疗时若因不良习惯所致,则应耐心指导之。

方 1

【组成】生姜 30g,炮附子 6g,补骨脂 12g。【用法】生姜捣泥,附子、补骨脂共研细末,合为膏状,填入脐中,用无菌纱布覆盖固定。【说明】本方适用于下元虚寒型遗尿。症见睡中遗尿,醒后方觉,经常如是,甚至一夜可达 1 次或 2 次或更多。兼见面色㿠白,形神疲乏,智力迟钝,腰腿无力,小便清长。虚寒甚者,肢冷畏寒,蜷卧而睡,脉沉迟无力。

方 2

【组成】补骨脂 30g。【用法】上药捣烂为细末,取 0.3g 放入患儿脐眼内,纱布覆盖,绷带包扎。2 天换药 1 次。【说明】本方适用于下元虚寒型遗尿。

方 3

【组成】生硫黄 3g,葱白 1 节。【用法】将 2 味药合捣如膏,睡前将药膏外敷脐上,用绷带固定,或伤湿止痛膏固定,晨起取下。每晚 1 次,连用 3~5 次。【说明】主治下元虚寒型遗尿。

方 4

【组成】五倍子、五味子、菟丝子各 12g。【用法】上药研细末,调拌温开水,外敷贴肚脐、命门穴。【说明】主治小儿肾虚型遗尿。

方 5

【组成】黑胡椒粉适量。【用法】每晚临睡前将适量胡椒粉放在肚脐内,以填满肚脐窝为度,然后用伤湿止痛膏贴盖,并将其周围压紧,以免活动时将药粉漏掉。24 小时去掉或更换,7 次为 1 个疗程。【说明】主治小儿遗尿。

方 6

【组成】丁香 3 粒。【用法】将丁香研为细末,用米饭适量捣做饼,贴患儿肚脐,外用胶布固定。【说明】主治小儿遗尿。

方 7

【组成】麻黄 3g,益智、肉桂各 1.5g。【用法】上药研末备用,每次 3g,醋调敷脐,36 小时后取下,间隔 6~12 小时再用。连用 3 次后,每隔 1 周用 1 次,连续 2 次巩固疗效。【说明】本方适用于小儿遗尿。

方 8

【组成】麻黄、益智、桑螵蛸各 2 份,肉桂、丁香、石菖蒲各 1份。【用法】上药共为细末,过 80 目筛,贮瓶备用,每用 3g,用陈醋调成饼状,敷神阙穴,外用胶布固定,敷 36 小时后取下,隔 12 小时后再敷。连续 3 次,以后改为每周 1 次,以巩固疗效。2 周为 1 个疗程。配合耳穴压法：①第一组,肾、皮质下、胃、枕、神门;②第二组,膀胱、缘中、脾、尿道、耳中。每穴按压 50 下,每天 4 次。以上 2 组穴位交替进行,每周耳压 1 次,2 次为 1 个疗程。【说明】本方适用于小儿遗尿。

小 儿 癃 闭

癃闭是以排尿困难,甚则尿闭塞不通为主症的疾病。其中又以排尿不畅,点滴而短少,病势较缓者为癃;尿闭塞,点滴不通,病势急暴者为闭。一般多合称为癃闭。

本病多因热壅于肺,肺气不能肃降,津液输布失常,水道通调不利,不能下输膀胱,或下焦湿热阻滞膀胱,使膀胱气化发生障碍,津液不布而小便不利,或脾肾不足,无阳则阴无以生,以致膀胱气化无权,尿闭塞不通所致。

方 1

【组成】栀子 3 枚,盐少许,独头蒜 1 个。【用法】上药捣烂,摊纸上贴脐。【说明】本方适用于肺热气壅型癃闭。症见排尿不畅或点滴不通,咽干,咳嗽,舌苔薄黄,脉数。

方 2

【组成】甘遂末 10g。【用法】用水调成糊状,温水洗净肚脐,将药敷上,上盖一层塑料薄膜,再盖无菌纱布,然后用绷带固定。【说明】本方适用于下焦湿热型癃闭。症见排尿点滴不通或数量极少而短赤灼热,或尿涓滴艰涩,小腹胀满,口苦口黏,大便不畅,舌质红,苔黄腻,脉沉数。

方 3

【组成】附子、肉桂各 10g,猪苓、泽泻、车前子各 12g,麝香(另研)0.3g。【用法】上药共研细末,每次取 10g,加葱白适量,共捣烂如泥。用时先将麝香 0.15g 填脐孔上,然后盖以药泥,纱布覆盖,胶布固定。每天换药 1 次或 2 次。【说明】本方适用于肾阳虚衰型癃闭。症见尿不通或点滴不爽,排出无力,腰膝酸软,面色㿠白,手足清冷,畏寒蜷卧,口舌俱淡,舌苔淡白,脉沉而迟。

方 4

【组成】大田螺 3 枚,食盐 6g,麝香 1g。【用法】将上药共捣烂制成饼,敷于肚脐上,上盖一层塑料薄膜,再覆盖无菌纱布,然后用绷带固定。【说明】本方适用于一切癃闭患儿和一般腹水患者。若配合探吐之法以达开肺气、举中气、通下焦而治癃闭,则效果更佳。

方 5

【组成】巴豆(连油)、黄连各 15g。【用法】上药做饼子。先滴葱、盐汁在脐内,贴饼于上,灸 14 壮,取利为度。【说明】主治二便不通。

方 6

【组成】鲜莴苣适量。【用法】上药捣泥,做饼贴脐中。【说明】主治尿不下。

方 7

【组成】猪牙皂 2g,丁香 1g,葱白 2 根。【用法】前 2 味药研末,捣葱白如泥与药末混合再捣至极融,加热后敷脐中。【说明】本方适用于新生儿小便不通。

方 8

【组成】四季葱 500g。【用法】切碎炒热,纱布包,轮流熨脐部及下腹,1 次或 2 次小便即通。【说明】本方适用于新生儿小便不通。

小 儿 呕 吐

小儿呕吐是指乳食从口中吐出为主症的一种儿科常见病证。与小儿呕吐相似的还有小儿溢乳,是偶尔小儿吮乳过多,胃满而溢,不应视为病象。

小儿呕吐多因暴饮暴食,过食不洁等物,造成脾胃受伤,遂致乳食不化,宿食成积,阻滞中焦,气机不通,胃气上逆,或外邪犯胃,入于中焦脾胃,脾胃不和,或久病中焦气虚,或寒凉克伐太过,胃寒不纳等所致。现代医学小儿消化不良等,均可参考本节论治。

方 1

【组成】生大黄、芒硝各 6g,枳实 5g,丁香 3g,伏龙肝 10g。【用法】先将前 4 味药研为末,伏龙肝煎汤,备用。用时取药末适量,然后用伏龙肝汤调成糊状,敷贴于脐孔上,外以纱布覆盖,胶布固定。每天换药 1 次或 2 次,病愈为止。【说明】本方适用于食滞型呕吐。症见嗳腐吞酸,呕吐乳食,脘腹胀满,夜寐不安,大便酸臭,舌苔白厚,脉滑。

方 2

【组成】炒吴茱萸 3g,生姜、葱白各少许。【用法】上药共捣成糊状敷脐中,外用胶布固定。【说明】本方适用于外感寒邪型呕吐。症见呕吐,恶寒发热,头身不适,苔白,脉浮等。

方 3

【组成】鲜葱白 20 茎,鸡蛋 2 枚。【用法】把鲜葱白洗净,切碎略捣出汁,放入碗内与鸡蛋(除壳)相搅拌(切勿放盐)。热锅里放菜籽油少许,将上 2 味药倒锅内煎成 7cm² 大饼 1 块,用纱布包裹趁热贴神阙穴(肚脐)。【说明】本方适用于外感寒邪呕吐。

方 4

【组成】吴茱萸 10g,干姜 9g,丁香 6g,生姜、葱白各适量。【用法】前 3 味药共研为细末。用时取适量与生姜、葱白共捣为糊状,敷贴于肚脐上,外以纱布覆盖,胶布固定。每天换药 2 次,病愈为止。【说明】本方适用于胃寒型呕吐。症见朝食暮吐,伴见面色苍白,唇舌淡白,食少不化,腹痛便溏。

小 儿 泄 泻

泄泻是以大便稀薄,便次增多或如水样为其主症。

引起泄泻的原因甚多,多因感受外邪,损伤肠胃,或湿热,或寒湿致泻;或伤于饮食,脾不健运,胃不能消磨,从而混杂而下,并走于大肠,或因脾气不健,运化无能而致泄泻。

（一）风寒邪袭

方 1

【组成】苍术、藁本（比例 2：1）。【用法】上药研末，用时唾液调之，纳脐中，胶布覆盖。一昼夜换药 1 次。【说明】本方主治风寒型泄泻。症见泄泻清稀多沫，臭味不大，肠鸣腹痛，或见恶寒发热，鼻塞流清涕，轻咳，口不渴，指纹红，舌苔薄白，脉浮。

方 2

【组成】葱白 6 根，食盐少许，酒糟 1 小杯。【用法】混合炒热，布包敷脐。【说明】本方适用于新生儿肠鸣腹泻。用此法应注意温度适宜，防止烫伤，冷则再炒再敷。

方 3

【组成】鲜生姜 1 片（如铜钱厚）。【用法】上药置患儿脐部，上用胶布封贴固定。每 24 小时换药 1 次。【说明】此方主治单纯性小儿消化不良及因寒引起的小儿水泻。

（二）食滞胃肠

方 1

【组成】芒硝 60～120g，苍术粉 5g。【用法】将芒硝罨于脐部，以布帛扎紧，6～12 小时取下。再以唾液调苍术粉纳脐中，1～2 天换药 1 次。【说明】本方适用于伤食型泄泻。症见腹痛胀满，大便黏滞，泻下腐臭如败卵，痛则欲泻，泻下痛减，口臭纳呆，常伴呕吐，指纹暗红而伏，舌苔黄腻或垢腻，脉滑。

方 2

【组成】牵牛子 7 粒。【用法】上药捣碎，用温开水调成糊状，临睡前用纱布覆盖，胶布固定。【说明】主治小儿伤食型泄泻。

方 3

【组成】芒硝 250g。【用法】上药敷于患儿脐上，用纱布固定。每天 2 次，3 天为 1 个疗程。【说明】主治小儿伤食型泄泻。夹有寒湿者，加丁桂散（丁香、肉桂各等份为散）；夹有湿热者，加三黄粉

(黄连、黄芩、黄柏各等份为散)5g。

方4

【组成】胡椒粉、白芷粉各适量。【用法】放入脐内(以满为度),然后用胶布(或小膏药)贴在脐上。操作者以手掌按压脐部3~5分钟。2天或3天换药1次。【说明】本方适用于寒泻或伤食泻,或久泻不止。

(三)湿热下注

方1

【组成】黄连、黄柏、黄芩各等量。【用法】上药为末,用大蒜液适量调成糊状(取大蒜瓣数枚捣碎,入少量开水浸泡1小时后即为大蒜液),涂于患儿脐上,用厚蜡纸覆盖,再以胶布固定。每天1次或2次,连用3天为1个疗程。【说明】本方适用于湿热型泄泻(热重于湿型)。症见泻利如注,粪色深黄臭味异常,便次多,常伴有发热,烦躁口渴,尿短赤,舌质红,苔黄而干,脉滑数。

方2

【组成】黄连10g,黄柏15g,砂仁、罂粟壳各6g,焦山楂20g,五倍子5g。【用法】将上药研末,混匀装瓶备用,使用时取药末适量,以陈醋调成糊状,填满脐窝,使用胶布固定,24小时后去掉。一般贴2次即愈。【说明】主治小儿湿热型泄泻(热重于湿)。

方3

【组成】白头翁、川黄连、秦皮、木香、煨肉豆蔻、炒白芍、补骨脂、公丁香、茵陈各等份。【用法】上药共研细末,3g为1包,每包用鲜葱、生姜2大片,捣烂加蜜少许,调成香饼,敷脐8小时换1次。连续使用3次为1个疗程。【说明】本方适用于湿热型(湿重于热)泄泻。症见不发热或微热,便泻黄水,状如蛋花汤水样便,小便不利,伴胸闷,呕恶,口渴不多饮,舌苔多见白腻或淡黄,脉濡数。

方4

【组成】苍术、黄芩(比例为2∶1)。【用法】上药共为细末。用时取药末适量,用藿香正气水调成糊状敷肚脐,纱布覆盖,胶布固定。每天换药 1 次。【说明】主治湿热型泄泻(湿重于热型)。

方 5

【组成】枯矾、黄丹各等份。【用法】将枯矾研细,与黄丹混合研匀为散。用时取 6g,用鲜姜、葱白适量捣如泥,调药成膏,敷于脐部,外用纸护住,加布带固定,以干为度,以愈为止。【说明】主治小儿水泻不止。

方 6

【组成】云南白药粉 2g。【用法】用 70%乙醇将云南白药调成糊状,贴敷于肚脐上,用纱布覆盖,胶布固定。24 小时换药 1 次。【说明】主治婴幼儿腹泻。

方 7

【组成】硼砂(醋煮炒干)、猪苓、生地龙各 9g。【用法】上药研为末,葱汁调和,敷脐中约 1 寸厚,缚之,待尿多为度。每天 2 次。【说明】主治泄泻无度,诸药不效者。

(四)寒湿内盛

方 1

【组成】肉豆蔻 90g,木通 200g,泽泻、猪苓、苍术、高良姜、川厚朴、肉桂各 100g。【用法】上药以香油 2500ml,炸枯去渣,黄丹收膏,贴脐。【说明】本方适用于寒湿型泄泻。症见泄下粪便如清水样,腹部隐痛,喜温喜按,得热则减,纳谷不香,尿清长,舌质淡,苔白腻,脉沉。

方 2

【组成】吴茱萸 6g,桂楠(即肉桂中的桂板)、广木香各 5g,公丁香、地榆各 4g。以上系 1 次量。【用法】上药共为细末,过筛备用。用时取药末放置在肚脐上,盖上海绵块,再以纱布包扎,48 小时后去掉。【说明】主治小儿寒湿型泄泻。

方 3

【组成】白胡椒 2 份,肉桂、丁香各 1 份,藿香 1.5 份。【用法】研成细末,混匀装瓶密封备用。每次 1～3g,敷贴肚脐孔。用时先将开水置温,调药成块状,薄布包好,脐部放纱布 1 块,再放药,后用胶布固定。次日(即 24 小时)换药。否则药效不力或皮肤溃疡。每天 1 次。【说明】主治寒湿型泄泻。

方 4

【组成】车前子 3g,丁香 1g,肉桂 2g。【用法】上药各研细末和匀,备用。用时取 2g,置于脐中,然后以加热的纸膏药覆盖贴上。每隔 2 天换 1 次。【说明】本方适用于寒湿型泄泻。

方 5

【组成】丁香、肉桂、麝香各适量。【用法】上药共为细末,置于普通膏药上贴脐孔穴。【说明】主治寒湿型泄泻。

方 6

【组成】吴茱萸 30g,丁香 6g,胡椒 30 粒。【用法】上药共研成粉,备用。每次用药粉 1.5g,调适量凡士林,敷脐部。每天换药 1次。【说明】本方适用于寒湿型泄泻。

方 7

【组成】干姜、艾叶、小茴香各 20g,川椒 15g。【用法】上药共为细末,鲜姜 30g 捣烂拌上药末,装入纱布袋内敷脐,上以热水袋温之,保持温度。昼夜连敷,5 天为 1 个疗程。【说明】本方主治寒湿型泄泻。无矢气者,加荜茇 9g;尿少者,加大葱白茎 7 根;大便有黄黏液,呕吐痰涎者,加大蒜 5 瓣。

方 8

【组成】当归、白芷、乌药、小茴香、八角茴香、木香、乳香、香附、肉桂、沉香、母丁香、没药、麝香(成药:暖脐膏)。【用法】将膏药温热化开,贴于脐上。【说明】本方主治寒凝气滞引起的少腹冷痛,脘腹痞满,两胁膨胀,或大便溏泻。

方 9

【组成】当归、八角茴香、小茴香、白芷各 200g,肉桂、乳香、没药、沉香、母丁香各 100g。【用法】上药共为细末。香油 7500ml 加黄丹 3200g 收膏。膏药基质每斤兑研成细料粉末 25g。用时微火化开贴脐上。【说明】本方主治脐腹冷痛、泄泻久痢等症。应用本方时要忌食生冷。

方 10

【组成】丁香、木香各 5～10g,肉桂 4～6g。【用法】上药共研细末,置纱布袋内,用绷带缚小儿脐部一夜。【说明】本方主治小儿寒性泄泻。症见泄下粪便如蛋花样,腹部膨胀。

方 11

【组成】吴茱萸、丁香各等量。【用法】将上药研末混合,取12～25g,用黄酒和药调和成糊状,装入容器内在火上稍加温,烊化后敷儿脐部,用纱布覆盖,胶布固定。每天更换 1 次,连用 2 次或 3 次即可。【说明】主治小儿虚寒型泄泻。

方 12

【组成】胡椒末(黑白均匀)适量。【用法】填肚脐中,外贴暖脐膏药或伤湿止痛膏,或用防治皮肤过敏的肤疾宁贴膏。固定 24 小时后换药。【说明】本方适用于小儿寒湿型泄泻。如兼受风寒,用藿香正气水将胡椒末调糊涂脐;如脾胃虚寒或久泻不愈者,加丁香、肉桂末或五倍子末。

(五)脾胃阳虚

方 1

【组成】党参、白术各 10g,干姜 5g,炙甘草 3g。【用法】将上药共为细末,用时取上药 2g,米醋调匀,敷贴于肚脐中,纱布覆盖,胶布固定。每天换药 1 次。【说明】本方适用于脾胃虚寒型泄泻。症见久泻不愈,或时泻时止,大便稀溏,面色萎黄,平素畏寒,神疲倦怠,舌质淡,苔薄白,脉细无力。

方 2

【组成】苍术、干姜、丁香、川椒(比例为 4∶3∶2∶1)。【用法】上药共为细末,贮瓶备用。用时取药末适量,加藿香正气水调敷肚脐,纱布覆盖,胶布固定。每天换药 1 次。【说明】主治脾胃虚寒型泄泻。

方3

【组成】白术、白芷各 5g,丁香 3g,生姜 10g。【用法】将上药共捣如稠糊状,敷肚脐孔上 1 昼夜。【说明】本方适用于脾胃虚寒型泄泻。

方4

【组成】炒白术、炒山药、硫黄各等量。【用法】上药共研细末,棕色瓶密装。用时取 5~6g 药粉加寸长葱白 3~5 节,适量的鲜路过菊,共捣如泥状为饼,贴于患儿脐上,塑料薄膜与纱布覆盖,绷带缠腰缚紧固定。每天 1 换。【说明】主治小儿脾阳虚型泄泻。

方5

【组成】小茴香、肉桂、丁香、五倍子、苍术、木香各等份。【用法】上药共研细末,少量温水调和敷脐。每天 1 次。【说明】主治脾阳虚型泄泻。

方6

【组成】伤湿止痛膏 1 片,胡椒 10g。【用法】取胡椒 10g,置锅内,微火炒 5 分钟,取出放凉,研为细末。患儿仰卧床上,用胡椒粉 3g 敷于患儿脐眼及周围皮肤上,直径 3~5cm,再用伤湿止痛膏封严。每天更换 1 次,一般 1~3 次可愈。【说明】本方适用于 1—7 岁儿童的虚寒型单纯性腹泻。

方7

【组成】罂粟壳 5g。【用法】将上药水煎后,去渣,浸入纱布,敷在肚脐上,塑料布覆盖,胶布固定。每天 1 次。【说明】主治小儿食入即泻,完谷不化,久泻不愈。

(六)肾虚不固

方1

【组成】五倍子 15g,枯矾 10g,黄蜡 30g。【用法】先将五倍子、枯矾研细末,越细越好。将黄蜡置小锅内加温熔化,再入五倍子、枯矾末,枯矾末边放边搅,搅匀后待凉备用。用时先用温水将脐眼洗净,取药膏约 1g,放 4cm×4cm 的胶布上,文火化开,贴于脐眼上,并热敷 2 次,以利药物吸收。每天 1 贴。【说明】本方作用敛肠止泻。主治小儿腹泻。

方 2

【组成】羌活、白胡椒、肉桂、丁香、青皮、肉豆蔻、木香各 2g,去核大枣 4 枚,生姜、小葱各 10g。【用法】将前 7 味药研成细末,和后 3 味共捣如泥,再掺入适量炼蜜,做成钱币大小之药饼,用塑料袋封包备用。使用时,药饼贴在脐上,以绷带围腰一周固定脐上。每 6～8 小时换药饼 1 个,已经用过的药饼可再掺入适量炼蜜,保持一定湿度再次使用。一般 1 个药饼可反复使用 3 次。【说明】本方适用于实寒、虚寒性急、慢性肠炎及慢性痢疾。

小 儿 痢 疾

痢疾是以大便次数增多,夹杂黏液脓血,腹痛,里急后重为主症的疾病,古称肠澼,亦名滞下。

本病包括西医的细菌性痢疾、阿米巴痢疾等。

本病多因湿热蕴滞肠胃,损伤肠膜血络,气血化为脓血下痢;或因寒湿郁滞肠胃,气机受阻,气血滞凝;或见热毒瘀塞,上攻胃口,胃气上逆;或胃气虚败,不能纳谷而成痢疾、噤口痢。

方 1

【组成】黄连、滑石、车前子(比例为 1∶5∶5)。【用法】上药混合碾成粉过筛而成,以 1～2g 填脐中,敷上 3cm×3cm 左右胶布。每天换 1 次,重者每天 2 次。【说明】本方适用于湿热型痢疾(湿偏重)。症见痢下白多赤少,口渴而不多饮,心烦欲呕,胸膈痞闷,腹胀纳呆,身体困倦,肛门下坠,滞下不爽,舌苔黄腻,脉象濡数。

方 2

【组成】槐花、黄连、雄黄各 6g,黄柏 8g,枳壳、白头翁各 15g。【用法】上药研为末,用黑砂粉调 3g,贴脐上,候半日后,大便下清水时即去之。【说明】本方适用于湿热型痢疾(热偏重)。症见下痢赤多白少,口渴,烦躁不安,里急下迫,肛门灼热,尿短赤,舌红苔黄而腻,脉洪数。

方3

【组成】硼砂 23g,肉桂、枯矾各 3g。【用法】上药为末,以凉水调摊脐上,缚之。当觉大热,以水润之。可用 3 次或 4 次。【说明】本方适用于虚寒型下痢。症见痢下多白,清稀而腥,或纯下白冻,次数较多,腹痛肠鸣,胸闷不渴,饮食缺乏,尿清不黄,肛门后坠,舌苔白腻,脉沉缓。

方4

【组成】硫黄 15g,蓖麻仁 7 个。【用法】上药研为末,以凉水调摊脐上,以衣隔热烫熨之。【说明】主治虚寒型下痢。

方5

【组成】王瓜藤(经霜晒干,烧存性)适量。【用法】上药研为末,香油调纳脐中。【说明】主治痢疾。

方6

【组成】大蒜适量。【用法】将大蒜捣如泥,贴脐中。【说明】主治痢疾。

方7

【组成】水蛭 1 个,水蛭肠肚适量,麝香 1.5g。【用法】水蛭并肠肚捣碎,瓦烘热,入麝香、水蛭做饼,贴脐上,气通即能进食。【说明】本方适用于毒痢噤口。症见口噤不食,壮热烦躁,痢下脓血赤白,呕吐频作,口渴欲饮,水入即吐,饮食不下,唇舌红赤,脉洪大而数。

方8

【组成】黄瓜根适量。【用法】将黄瓜根捣烂,摊贴肚脐上。【说明】主治噤口痢。

方9

【组成】田螺肉适量,麝香少许。【用法】田螺肉捣碎,入麝香少许,敷脐内。【说明】主治噤口痢。

方 10

【组成】木鳖仁 6 个。【用法】上药研泥,分做 2 份。白面烧饼 1 个,切作两半。只用半个,纳药在内,趁热覆盖在患儿脐上,凉时再换半个热饼,其痢即止。【说明】主治痢疾噤口。

方 11

【组成】独蒜头 2 个或 3 个,硫黄 9g,母丁香 3g,麝香 0.3g。【用法】将后 3 味药共研为细末,加蒜共捣烂如泥,做成如梧桐子大药丸,以飞过朱砂为衣。取药丸填入患儿脐中,以手按紧,再以胶布贴紧固定。每天换药 1 次,至病愈方可停药。【说明】本方适用于小儿水泻,也治红、白痢。

疳积(积滞)

疳积是指小儿由于内伤乳食,停聚中焦,积而不化,气滞不利所形成的一种肠胃疾病。其证候以不思乳食,腹部胀满,食而不化,嗳腐呕吐,大便酸臭或便秘而积滞,日久形体日渐羸瘦而形成疳积。

本病多因乳食不节或喂养不当,乳食无度,或进食难以消化的食物,伤害脾胃,运化失职,升降失调,乳食停滞,积而不消,乃成积滞。食久成积,积久成疳。或脾气虚弱,病后体虚,脾气虚损,令乳食停蓄,每多形成虚中夹实的积滞或疳积。除此外,虫积、湿热等均可形成疳积。

(一)脾胃虚弱

方 1

【组成】黄芪、茯苓、白术、炙甘草、制厚朴、槟榔、山楂、麦芽、神曲、陈皮、益智、木香、砂仁、山药、莪术、使君子、川楝肉、胡黄连、芜荑各 15g。【用法】上药用麻油熬,黄丹收膏,加朱砂 3g 搅匀即可。【说明】本方适用于脾虚型积滞(疳积)。症见面色萎黄,困倦无力,不思乳食,食则饱胀,腹满喜按,形体消瘦,或呕逆不化,大便溏薄或夹有乳食残渣,唇舌淡白,苔白厚腻,脉细弱或细滑,指纹多见淡红。本方对虚中有积证者有效。

方 2

【组成】苍术 25g,荞麦面粉 60g,米醋适量。【用法】先将苍术研为细末,过筛后与荞麦面粉拌匀,掺入米醋适量炒热,捏成圆形如 5 分硬币大药饼,贮存备用。用时取药饼 1 个敷在患者肚脐窝上,盖以纱布,胶布固定。2～3 天换药 1 次。【说明】本方适用于脾虚型积滞(疳积)。

方 3

【组成】芜荑、阿魏、槟榔各等量,葱白 7 茎,生酒糟适量。【用法】诸药混合捣融如膏状,贮备候用。临用时取药膏分做 2 份。摊于 2 块包布中间,分别贴在患儿脐中穴、脾俞穴,以胶布固定。3 天换药 1 次,一般 2 次或 3 次即可减轻症状,贴愈为止。【说明】本方适用于小儿疳积初起,脘腹胀满,神疲纳呆,呕吐食物,大便干结等。

方 4

【组成】木香、陈皮、莱菔子各 12g,三棱、莪术、槟榔各 10g,姜黄 3g。【用法】将药物研成细末,调凡士林或麻油外敷肚脐,胶布固定。【说明】主治小儿疳积。

方 5

【组成】艾叶 60g,胡椒 3g。【用法】上药研末后,加酒 12ml,外敷肚脐,胶布固定。【说明】主治小儿疳积。

方 6

【组成】五倍子(焙黄)9g。【用法】上药以醋捣黏如膏,摊布上贴囟门或抹于脐腹。【说明】主治小儿疳积,瘦弱,抓耳搓眼,搓鼻子。

方 7

【组成】吴茱萸、香附各 12g,甘草、侧柏叶各 30g。【用法】上药研细末,调拌鸡蛋清,外敷贴肚脐。【说明】主治小儿疳积。

方 8

【组成】蟾蜍(放新瓦上焙干,去内脏)1 个,胡黄连 10g,鳖甲(醋炒)21g,麝香(研末)9g。【用法】将诸药研末,用时先取麝香末纳入患儿脐孔中央,再取上药末 30g 撒布于脐中麝香上,外以纱布覆盖,胶布固定。3 天换药 1 次,至病愈方可停药。【说明】本方主治大肚痞积,疳积,面黄肌瘦,肚胀筋露,腹中痞块。

(二)食积胃肠

方 1

【组成】延胡索粉 3g,胡椒粉 0.5g。【用法】把上药直接放入脐中,外敷消毒塑料布或油纸,或消毒纱布,用胶布固定。每天换 1 次。【说明】本方适用于伤食型积滞。症见患儿不欲吮乳,呕吐乳片,口中有乳酸味,腹胀不舒,大便酸臭,舌苔白腻,脉弦滑,指纹紫滞。

方 2

【组成】芒硝 100g。【用法】将芒硝炒热,用纸包后放入布袋内,敷于脐上。【说明】主治食积。

方 3

【组成】栀子 12g,桃仁、杏仁各 8g,芒硝、大黄各 6g。【用法】上药研细末,调拌面粉、鸡蛋清,外敷贴脐部。【说明】本方适用于食滞化热型疳积。除伤食证候外,舌苔黄腻,脉滑数。

方 4

【组成】生栀子 9g。【用法】将栀子研成细末,加面粉、鸡蛋清调成 3 个饼,分别敷在脐部、两足心。【说明】生栀子有清热,泻三焦火,凉血,清胃脘功效,故治小儿食积化热型疳积。

方 5

【组成】皮硝 9g,大枣(去核)7 枚,连须葱白 7 根,苦杏仁、生栀子各 7 枚,酒糟 30g,白麦面粉 10g。【用法】将诸药混合共捣至融烂如膏状,预备待用。用时将药膏分为 2 份,分别摊于 2 块 2cm×3cm 青布中间,把 1 块贴敷在患儿脐窝上,另一块贴敷在命门穴上,外以胶布固定。3天换药1次。【说明】本方适用于疳积。症见形体消瘦,气血不荣,头发干枯成束,精神萎靡,腹部胀大,青筋暴露,或腹凹如舟,饮食异常。还可用于虫积、伤食积。

方6

【组成】阿魏(炒)、没药(去油)、乳香(去油)、桂心各6g,丁香2g。【用法】诸药混合共为细末,过筛后,贮瓶备用。用时取上药末15~30g,填入患儿脐窝中,外以本药再调膏加敷贴在药末上,盖以纱布,用胶布固定。2天换药1次。敷至病愈停药。【说明】本方适用于小儿疳积体质壮实者。

方7

【组成】山楂、玄明粉、鸡内金、莱菔子各10g,肉桂、厚朴各6g。【用法】上药共研末,每次3g,温开水调糊敷脐,外用纱布覆盖,胶布固定。每天换药1次。【说明】本方适用于小儿食积、腹胀便秘。

方8

【组成】桃仁、生栀子各6g,杏仁、山楂、生大黄各5g,皮硝4g,香葱根、面粉各适量,大枣7枚,鸭蛋1枚。【用法】将桃仁、杏仁、栀子、大黄、皮硝、山楂研末,葱根和大枣(去核)捣烂,并与鸭蛋清拌匀制成饼状。敷神阙穴24小时后取下。配合针刺四缝穴,取一无菌的7号注射针头,在患儿双手四缝穴处作常规消毒,用针刺入并挤出黄白色液体。【说明】本方适用于小儿疳积。

(三)湿热虫积

方1

【组成】甜酒曲1个,芒硝、栀子各6g,杏仁10g,使君子肉7粒。【用法】上药共研细末,晚上用浓茶调敷脐部,布带包住,次晨除去。连敷3晚。【说明】本方适用于虫积型疳积。症见面色萎黄,形体消瘦,食欲异常,爱食泥土、生米杂物,肚腹胀大,时时腹痛,大便时而下蛔,巩膜有蓝斑,唇口起白点,脉象弦细。

方 2

【组成】使君子 20g。【用法】研细末,调拌浓茶,外敷贴脐部。【说明】主治小儿疳积(虫积)。

方 3

【组成】白杨树皮、葱白各 31g。【用法】上药共捣如泥敷脐。【说明】适用于湿热虫积。

方 4

【组成】红花、栀子、飞罗面各 15g,阿魏 10g,葱白 6 寸,蜂蜜 45g,麝香 0.6g。【用法】先将红花、阿魏、栀子共研为细粉,与飞罗面混合。另将葱白切碎捣烂加入蜂蜜与前药共调成膏,装入瓷罐封固,不使透气,备用。上药分为 2 份摊于黑布上,再将麝香研细末分调于 2 贴膏药上,先用 1 贴贴敷脐部,外以长布缠裹固定,勿使脱落。3 天后换另一贴。过 3 天再将前膏药加少许,换贴如前法。前后共贴 12 天即可去膏药。用药 5～6 天,患儿即渐思饮食,腹部由硬渐软,哭泣减少,精神安定而渐活泼。去药后注意饮食调理即可康复。【说明】主治小儿疳积。

方 5

【组成】大蒜 2 瓣,车前子 9g。【用法】先将车前子炒一下,然后同大蒜捣烂敷脐 4 小时。【说明】本方适用于小儿疳积。

腹　　胀

腹胀是以腹部胀满、叩之有声为特征的一种疾病。

小儿腹胀多因乳食停中焦,胃气不降,脾气不升,气停中焦,食气相杂,或因湿阻气滞,气机不行等所致。

方 1

【组成】玄明粉 10～20g,小茴香 1～3g。【用法】上药研末同拌,将上药置于双层纱布袋内,袋的两边缝上绷带,捆在新生儿的肚脐上 1 夜,袋内的玄明粉受热后融化吸收,其小儿大便通,腹胀减或消退。2 天后如腹胀未消,可重复使用。【说明】本方适用于食滞型腹胀。症见腹部胀满,不思饮食、吮乳,呕吐酸腐,大便带不消化食物,舌苔白腻,脉滑。

方2

【组成】木香 6g,陈皮、鸡内金各 3g。【用法】上药共研细末,置纱布袋内,用绷带捆新生儿脐上 1 夜。一般 1 次或 2 次即可痊愈。【说明】主治新生儿腹胀(食滞型)。

方3

【组成】川厚朴、槟榔、黄芩、薏苡仁、葛根、柴胡、番泻叶、焦山楂、焦麦芽、焦神曲各适量。【用法】上药共为细末,用凡士林膏调和,取莲子大一团放在 4.5cm×4.5cm 见方的胶布上,贴至肚脐周围,固定。每天 1 次,每 8～10 个小时取下,将肚脐洗净擦干。【说明】本方适用于湿阻型腹胀。症见脘痞,不思饮食、吮乳,舌苔白腻,脉滑。

方4

【组成】麝香 0.15g,芒硝如黄豆大。【用法】将上药共研极细末,放入小儿脐眼,上盖纱布,用绷带包扎裹缠。一般敷 10 个小时即可。如需再敷,应隔 10 多个小时后再用。【说明】本方适用于婴幼儿、新生儿腹部胀气和大便不通等实证。对小便不通也有效。

方5

【组成】厚朴、枳壳各等量。【用法】上药共为细粉,每次 0.2g,酒调敷入脐窝,胶布固定。【说明】主治小儿腹胀。

方6

【组成】鲜橘叶 100g,小茴香、麸皮各 30g,食盐 50g。【用法】将橘叶、小茴香捣粗末后加入麸皮、食盐炒热,装入纱布袋,外敷脐部 3～4 个小时。【说明】主治小儿中毒性肠麻痹(肠炎、痢疾、肺炎)所致之腹胀。

方7

【组成】冰片 0.2g。【用法】上药研末,敷于脐孔内,胶布覆盖,再用松节油热敷或以艾灸 15～30 分钟。每天换药 1 次。【说明】

本方适用于各种重度感染引起的腹胀。用药后均 6～12 小时缓解，一般 1 次或 2 次即可，无不良反应。

便　　秘

便秘是指大便秘结不通、排便时间延长的一种病证，亦称便闭、秘结、大便不通。本病可单独出现，也可继发于其他疾病的过程中。

本病多因喂养不当，乳食不节，或过食肥甘、生冷等，伤害肠胃，停滞中焦，久而成积，肠道干涩，传导失常，或肠胃积热，或热病之后余热留恋，燥热内结肠道，传导失职，或因血虚，肠道干涸所致。

方 1

【组成】大黄 10g。【用法】大黄烘干，研成粉末备用。用适量的酒调成稠状，涂于脐部，用纱布覆盖固定，再用热水袋热敷 10 分钟。每天 1 次。【说明】主治小儿食积便秘。症见大便闭结，脘腹胀痛，不思乳食，手足心热，尿黄少，舌苔黄腻，脉沉实，指纹紫滞。

方 2

【组成】当归、白芍、白术、薏苡仁、桔梗、陈皮、大腹皮、延胡索粉各 6g，茯苓、莱菔子各 9g。【用法】上药共研粗末，加麸皮少许，共炒黄后喷醋，趁热敷脐。【说明】主治先天性巨结肠之腑实证。对高热便秘、内热便秘均有较好疗效。

方 3

【组成】大黄、芒硝、枳实、厚朴各 10g。【用法】上药共为细末，用适量的醋调成糊状，备用。用时取 10g，敷贴于脐孔上，外以纱布覆盖，胶布固定。每天换药 1 次或 2 次。【说明】本方适用于燥热便秘。症见大便干结，排出困难，甚至便秘不通，腹部不适，或兼呕吐，或兼口臭唇疮，面赤身热，尿短黄，舌苔黄燥，脉滑实，指纹紫滞。

方4

【组成】当归、生地黄各 12g,何首乌、火麻仁、肉苁蓉、郁李仁各 10g。【用法】上药共为细末,用蜂蜜适量调成糊状,敷贴于脐上,纱布覆盖,胶布固定。每天 1 次。【说明】本方适用于血虚便秘。症见面唇爪甲㿠白或无华,心悸目眩,大便干燥,努挣难下,舌质淡嫩,舌苔薄白,脉细弱,指纹色淡。

厌　　食

厌食又名恶食,是指小儿食欲缺乏,甚至不思乳食,日久精神疲惫,抗病力弱,为其他疾病的发生和发展提供了有利条件。

本病多因乳食不节、痰湿滋生、脾胃虚弱等所致。

方1

【组成】炒神曲、炒麦芽、焦山楂各 10g,炒莱菔子 6g,炒鸡内金 5g。【用法】上药共研细末,加淀粉 1～3g,用白开水调成糊状,临睡前敷于患儿脐上,再用绷带固定,次晨取下。每天 1 次,5 次为 1 个疗程。不愈者,间隔 1 周,再行第 2 个疗程。【说明】本方主治小儿厌食。兼有乳食停滞者,加陈皮 6g,酒大黄 5g;兼有脾虚湿困中焦,加白扁豆、薏苡仁各 10g;兼有先天不足,加人参 3g(或党参 6g),干姜、炙甘草各 6g;兼有脾胃虚弱,加党参、山药各 10g,白术 6g;兼有呕吐恶心,加半夏、藿香、枳壳各 6g;兼有大便稀溏,加苍术 10g,诃子 6g。

方2

【组成】水红花子 30g,槟榔、莱菔子、鸡内金、莪术、三棱、生大黄、枳实、广木香各 10g,香油 500ml,黄丹 180g。【用法】上药除黄丹外,其余诸药放入香油中泡 1 天,然后将香油和药物共投入锅中加热,待药炸枯,过滤去渣。取黄丹徐徐加入,边下边搅,再熬药油,至滴水成珠时退火,冷却收膏,备用。用时取药膏适量,摊于2cm×3cm 塑料布中央,敷贴在患儿脐孔上,再加胶布固定。每天换药 1 次,贴至病愈为度。【说明】本方适用于体质较好,积滞明显,脘腹胀满,青筋暴露,纳呆神疲,呕吐食物残渣,大便干结或溏泄秽臭等症。

方 3

【组成】大黄粉。【用法】将大黄粉与适量白酒调和成糊状,敷脐,外覆纱布以热水袋熨之。每次 10～20 分钟,每天 1 次或 2 次。【说明】本方适用于小儿乳食积滞,大便秘结。

腹 痛

腹痛是儿科常见病,涉及范围广,内科、外科疾病均可出现腹痛。此处所指是无外科急腹症指征的一类功能性腹痛。

腹痛多由感受寒邪,搏结肠间,或过食生冷,使中阳受遏,或乳食不节,损伤脾胃,乳食壅滞肠中所致。虫积亦可致腹痛(治疗见"疳积")。

方 1

【组成】葱白 60g,食盐适量。【用法】上药共捣,炒热后,外敷贴或敷烫肚脐部。【说明】本方适用于寒实型腹痛。症见突然绞痛,阵阵发作,屈腰啼叫,手足欠温,甚则唇色青暗,腹部柔软,肠鸣辘辘,痛处喜暖,近温则舒,或有呕吐、腹泻,但次数不多,尿清长,舌苔薄白,脉弦。

方 2

【组成】胡椒 6g。【用法】上药研细末,调拌面粉,外敷贴肚脐。【说明】主治小儿寒性腹痛。

方 3

【组成】香附 20g,莱菔子 12g,陈皮 6g,大黄、芒硝各 9g,冰片 3g。【用法】上药共研为细末,调凡士林,外敷贴肚脐。【说明】本方适用于伤食型腹痛。症见腹部胀满疼痛,按之痛甚,不思乳食,嗳气有腐臭,口气喷人,矢气恶臭,或有呕吐,腹痛欲泻,泻后痛减,舌苔白腻,脉弦滑。

方 4

【组成】伏龙肝 30g。【用法】装杯内,盖脐上。如硬部缩小,再换小杯,如上法疗之。【说明】主治小儿腹痛。

方 5

【组成】白芥子适量。【用法】先用本人头发 30 根,烧灰,酒送服。再以水调白芥子末,封在脐内,大汗如雨,即安。【说明】主治小儿急腹疼痛。

方 6

【组成】小茴香、老姜、艾叶各 9g,葱头 1 个。【用法】上药共捣烂,炒热,敷脐或布包熨脐。【说明】本方适用于小儿虚寒腹痛。

方 7

【组成】公丁香 30 个,肉桂 1g,白胡椒 40 粒,白豆蔻 30 粒。【用法】上药共研细末,每次 1.5g 填脐中,外贴万应膏,3 天后除去。【说明】本方适用于小儿腹冷肚痛之症。

方 8

【组成】牵牛子 60g,大黄、槟榔各 30g,党参、朱砂各 15g。【用法】上药共研细末,每次取适量,用醋调敷脐,纱布覆盖,胶布固定。每天换药 1 次,3 天为 1 个疗程。【说明】本方适用于小儿腹胀痛。

蛔 虫 病

方 1

【组成】白杨树皮 30～60g。【用法】将白杨树皮捣成绒,敷脐。【说明】本方适用于蛔虫腹痛。

方 2

【组成】雄黄适量,鸡蛋 1 枚。【用法】雄黄研末,蛋清调敷脐部。【说明】本方适用于虫积腹痛。

方 3

【组成】花椒 16g,贯众、川楝根皮各 31g。【用法】上药加水煎成浓膏,敷脐。【说明】适用于湿热虫积。

<h1 style="text-align:center">口　疮</h1>

口疮是指口腔内唇、龈、舌、颊、上腭等处黏膜上出现淡黄色或白色小溃疡面,单个或多个不等,呈椭圆形,周围红晕,表面局部灼痛,反复发作,重者影响进食和吞咽,类似阿弗他口炎等口腔疾病。

口疮多因脾胃素蕴积热,热盛化火,循经上行,熏蒸口舌,口腔不洁,腐蚀肌膜,或虚火上炎,上灼口膜所致。

方 1

【组成】大黄、硝石、白矾各等量,米醋、面粉少量。【用法】上药共为细末,加入米醋,面粉少量,调和制成膏备用。用时取膏药 2 小团,分别敷于患儿脐孔上和两足心,盖以纱布扎牢,或加胶布固定。每天 1 次,敷 3 次或 4 次即可见效。【说明】本方适用于脾胃积热型口疮。症见口疮生于唇、舌或颊内、齿龈等处,为黄白或灰白色的溃烂点,大小不等,有的连接成片,边缘鲜红,有疼痛感,口臭流涎,口渴,溲赤,大便干结,烦躁不安,舌红苔黄,脉数。

方 2

【组成】细辛 3g。【用法】将细辛研面,置肚脐内,以填平脐眼为度,盖以纱布,胶布固定。【说明】本方有引火归元之效,适用于虚火上炎型口疮。症见口腔溃疡点数目较少,表面黄白色,周围颜色淡红,口干,舌光红,脉细数。

方 3

【组成】生半夏 6g,黄连、栀子各 3g。【用法】上药共研细末,陈醋调敷脐(睡前敷用)。【说明】本方适用于鹅口疮。

方 4

【组成】细辛、大黄各等量。【用法】上药共研细末填脐。【说明】本方适用于小儿鹅口疮。

方 5

【组成】细辛、吴茱萸各 3g,丁香、肉桂各 2g。【用法】共研细末,麻油调糊敷脐,上置艾炷灸之。每天 1 次,每次 7 壮。【说明】本方适用于小儿口疮。

方 6

【组成】黄柏、生石膏、细辛各适量。【用法】上药共研末,水调敷脐。每天换药 1 次。【说明】本方适用于胃热口疮。

方 7

【组成】朱砂 3g,冰片 1g,滑石 10g。【用法】上药共研为末,敷脐。【说明】本方适用于湿热口疮。

方 8

【组成】黄连、桂心等量。【用法】上药共研为散,掺膏上贴脐。【说明】本方适用于虚火上炎口疮。

小 儿 疝 气

方 1

【组成】小茴香、川楝子、橘核、荔枝核、黄皮核、吴茱萸各等量,米醋、面粉适量。【用法】除米醋和面粉外,其余药物混合研为细末,贮瓶备用。临用时取药末适量调以米醋,拌匀如膏状,取药适量,摊于 2cm×3cm 纱布中央,贴敷于患儿脐孔上,外以胶布贴紧固定。每天换药 1 次,贴至病愈方可停药。【说明】主治小儿疝气,腹股沟处出现肿块,睾丸偏坠、胀痛,哭闹时明显增大。

方 2

【组成】桃树寄生 500g,面粉适量。【用法】将桃树寄生切碎,加水煮 2 次,取 2 次煎液熬煮,浓缩至滴水成珠,加面粉适量调如泥膏,备用。临用时取药膏适量敷在患儿肚脐上及肿坠的睾丸处。每天换药 1 次或 2 次,连敷至病愈方可停药。【说明】主治小儿疝气。

方 3

【组成】黄皮果树寄生、灯笼草、荔枝核各 10g,米醋适量。【用法】取黄皮果树寄生、灯笼草晒干或烘干,与荔枝核共捣碎研为细末,以米醋调制成团,备用。用时取上制备的药团敷贴于患者脐孔中央,盖以纱布,胶布固定。每天换药 1 次,敷至病愈为止。【说明】主治小儿疝气、睾丸偏坠。在敷药期间,再用黄皮寄生、灯笼草各等量水煎内服,其效更捷。

方 4

【组成】万应膏药 500g,白胡椒 12g,肉桂 24g。【用法】将后 2 味药研细末,调入膏药摊布上,敷脐。每 3 天 1 次。【说明】本方主治小儿疝气。

小　儿　脱　肛

小儿脱肛是指直肠黏膜或直肠和部分乙状结肠脱出于肛门之外的病证。1—3 岁小儿多见。气虚者,肛门直肠脱出不收、肿痛不甚、兼有面色㿠白或萎黄、形体消瘦、精神萎靡、舌淡苔薄、脉细纹淡。实热者,肛门直肠或部分乙状结肠脱出、红肿刺痛瘙痒、兼有口干苔黄、大便干结、小便短赤、脉实纹紫。

方 1

【组成】鳖头(焙干)1 个,枳壳 10g,升麻、五倍子各 5g,米醋适量。【用法】将诸药混合研为细末,过筛后以米醋调拌和匀,制成药糊状,备用。用时取药糊适量,涂满患儿肚脐窝内,外盖以纱布,胶布贴紧固定。2 天换药 1 次,10 天为 1 个疗程。【说明】本方主治小儿脱肛。

方 2

【组成】蓖麻子(净仁)14 粒,升麻 14g。【用法】蓖麻子捣烂如泥,升麻研末,混合调膏分 2 份,分别贴于脐中、百会穴,常法固定。每天 1 次。【说明】本方适用于小儿脱肛,久不缩回。

小 儿 麻 痹 后 遗 症

小儿麻痹后遗症,是由脊髓灰质炎引起的急性传染病所致的后遗症。后期病变神经细胞坏死致使肌肉萎缩而松弛,骨关节变形。

属于中医学"痿证"范畴。气热伤津者,突见双足痿软无力、或四肢全瘫、或恶寒发热或低热、心烦口渴、咳嗽无痰、咽干溲赤、便干、或吞咽困难、发呛、呼吸困难、或汗出肢冷、舌红苔黄、脉浮、滑数或细数。湿热浸淫者,两下肢痿软、足跗微肿麻木、喜冷恶热、面黄身热不扬、胸脘痞满、溲涩热痛、苔黄腻、脉濡或濡数。脾胃虚弱者,症见下肢逐渐痿软无力、肌肉消瘦甚至萎缩、纳呆便溏、肢体各种畸形。

方

【组成】川芎、防风、黄芩、赤芍、红花各 12g,当归 20g,冰片 3g,乳香、羌活、独活各 10g。【用法】将药物研细末,调凡士林或将药物熬炼成膏剂。先行针灸、推拿、拔罐、刺血,然后外敷贴背心、胸心、肚脐、命门、八髎、委中穴,配合温灸。【说明】主治小儿麻痹症。上肢麻痹,加桂枝 8g,丝瓜络 20g,香附 12g;下肢麻痹,加牛膝 20g,鸡血藤 30g,青木香 6g。上肢麻痹,再配肩髎、百合、曲池、劳宫;下肢麻痹,配涌泉、期门、血海、承山。

小 儿 马 牙

方 1

【组成】芙蓉叶 150g。【用法】上药捣烂,包住鸡蛋 1 枚(先煮熟备用),再煎为饼,贴脐。【说明】本方适用于小儿马牙。

方 2

【组成】黄芩 10g。【用法】将黄芩研末,每次 0.5g,蛋清调敷脐部。每 12 小时换 1 次。【说明】本方适用于小儿马牙。

方 3

【组成】木芙蓉根皮或花叶适量,鸡蛋 2 枚。【用法】木芙蓉捣烂,鸡蛋和匀煎热,候冷敷脐及心口部。【说明】本方适用于血热阴伤,小儿马牙。

流　　涎

方 1

【组成】栀子 2g。【用法】将栀子炒焦研末，敷脐。每天换药 1 次。【说明】本方适用于心脾积热，口角流涎，小便短赤。

方 2

【组成】胆南星 10g，吴茱萸 20g。【用法】上药共研细末，每次取药粉 1g，蜜调敷脐。每天换药 1 次。【说明】本方适用于小儿流涎、大便溏、小便清长者。

痄　　腮

方

【组成】苍术、高良姜、枯矾各等量。【用法】上药研末与葱白 1 根共捣成膏，贴脐，常规法固定，煎绿豆汤频饮取汗。【说明】本方适用于痄腮初起，表证未除之症。

第6章 男科疾病

阳 痿

阳痿是指男子青壮年时期，由于虚损、惊恐或湿热等原因，致使宗筋失养而弛纵，引起阴茎痿弱不起，临房举而不坚的病证。

正常男子由于极度疲劳、饮酒过度等原因，可以偶然出现勃起困难，不算病态。对刚作性交便出现阳痿的男子，暂不诊断为原发性，因为往后他可能成功。

方 1

【组成】陈艾叶、蛇床子各 31g，木鳖子（带壳生用）2 个。【用法】以上 3 药研为细末和匀。将药末用棉布包裹，放在脐上，以纸圈围住，用熨斗热熨于其上。【说明】本方功效为暖脐止痛，主治命门火衰型下元虚冷的阳痿。本方还可治疗下元虚寒所致的泄泻。

方 2

【组成】五味子、炙黄芪各 6g，硫黄 3g，炮穿山甲 2 片。【用法】上药共为细末。用大附子 1 个（重约 45g）挖空，将上药末装入，再将附子放入 250ml 白酒中，微火煮附子至酒干，取出附子捣烂成膏。最后取麝香 0.3g，放入脐中，再用上药膏敷上面，包扎固定，3 天取下。10 天敷药 1 次，一般 3～5 次可愈。【说明】本方适用于命门火衰型阳痿。若因湿热致痿者不宜。治疗期间忌房事。

方 3

【组成】小茴香、炮姜各 5g。【用法】2 味药共研末，加食盐少许，用人乳或蜂蜜调糊状，敷于脐，外加胶布固定。5～7 天换 1

次,3～5 次即愈。【说明】主治命门火衰型阳痿。

方 4

【组成】五灵脂、白芷、青盐各 6g,麝香 0.3g。【用法】以上各药研为细末,以荞麦粉调和成面圈置于脐上,将药末填实于脐中。以艾条于脐上灸之,以脐中感觉温暖即停止,过几天再灸。但不可多灸,以免生热。【说明】本方主治男子阳痿、遗精、脐腹寒冷;女子瘀血腹痛、宫寒。

方 5

【组成】巴戟肉、淫羊藿、胡芦巴、金樱子各 10g,柴胡 6g,阳起石 12g。【用法】上药共研细末,制成药带,缚于脐腹。【说明】本方适用于阳痿。

方 6

【组成】葱白 10 根。【用法】葱白分 2 份,加热,敷脐部。每天早、晚各 1 次。【说明】本方适用于阳痿。

方 7

【组成】木鳖子 5 个,桂枝、狗骨各 9g,干姜、花椒各 3g。【用法】上药共研细末,蜂蜜调和敷于脐部,常法固定。【说明】本方适用于肾阳虚寒之阳痿、腰背酸冷。

方 8

【组成】露蜂房、白芷各 10g。【用法】上药烘干发脆,共研细末,醋调敷脐(临睡前),常法固定。1～2 天 1 次,连续 3～5 次。【说明】本方主治阴虚阳痿。

遗　　精

不因性生活而精液遗泄的病证,称为遗精。有梦而遗者为梦遗;无梦而遗或清醒时精液自流者为滑精。未婚成年男子或婚后分居者偶有遗精,为精满自溢,属正常生理现象。

本病多由情志失调引起,或房劳过度、早婚、手淫、饮食失节、湿热下注,而导致肾气不能固摄,形成遗精。

现代医学之神经衰弱、前列腺炎、精囊炎等疾病所引起的遗精,可参考本篇辨证施治。

(一)湿热下扰

方 1

【组成】紫花地丁 60g。【用法】将紫花地丁捣烂如膏状,贴敷于肚脐上,盖以纱布,胶布固定。每天换药 1 次,病愈方可停药。【说明】本方适用于湿热内蕴型遗精。症见遗精频作,或尿时少量精液外流,尿热赤浑浊,口苦或渴,心烦少寐,口舌生疮,或见脘腹痞闷,苔黄腻,脉濡数。紫花地丁有清热作用,外用敷脐可清下焦湿热,故可用之。紫花地丁以用鲜品为好,干品可加适量淡盐水,有同样疗效。

方 2

【组成】川楝龙牡散:川楝子、龙骨、牡蛎各等份。【用法】将上 3 味药共研细末,掺入炙疮膏中,敷贴脐下 1.3 寸。每天贴 1 次,10 次为 1 个疗程。【说明】本方适用于湿热遗精。炙疮膏由川芎、当归、赤芍、白芷各 2 份,细辛、发团各 30g,麻油熬,铝粉收而成膏。

(二)阴虚火旺

方 1

【组成】生地黄、白芍、川芎、当归、麦冬、黄柏、知母、黄连、栀子、炮姜、山茱萸、煅灶蛎各 30g,麻油、黄丹各适量。【用法】以上诸药除黄丹外,将其余药物浸入麻油中半天,移入锅中,用文火煎熬,煎至枯黄色后,过滤去渣。再熬油至滴水成珠时离火,徐徐加入黄丹,并用力搅拌收膏。倒入冷水中浸泡 3～5 天去火毒。每天换水 1 次。然后取出药置阴凉处贮存。用时将膏药置水浴上溶化,摊涂于布上,每贴重 20～30g,贴于患者的肚脐上。每 2～3 天更换 1 次,5 次为 1 个疗程。【说明】本方有滋阴清火之功,适用于阴虚火动之遗精。症见遗精频作,头昏目眩,精神不振,体倦乏力,腰膝酸软,手足心热,舌质红,脉细数。

方 2

【组成】甘遂、甘草、猪脊筋各适量。【用法】将以上诸药共捣烂如膏状,敷于患者脐孔上,外用纱布覆盖,胶布固定。每 3～5 天换药 1 次,病愈停药。【说明】本方适用于阴虚火动之遗精。

方 3

【组成】食盐适量。【用法】食盐研细末,填脐中,常法固定。【说明】本方适用于虚火扰室,遗精梦遗。

(三)肾虚不固

方 1

【组成】菟丝子、茯苓、韭菜子、龙骨各 30g。【用法】将以上诸药混合共研成细末,贮瓶备用。用时取药末 12g,以温开水调如糊状,敷于患者肚脐上,盖以纱布,胶布固定。每天换药 1 次,10 次为 1 个疗程。【说明】本方有益肾固精之功,适用于肾虚不固型遗精。症见遗精频作,甚者滑精,腰膝酸软,头昏目眩,面色㿠白,舌质淡,脉沉弱。

方 2

【组成】母丁香、硫黄、胡椒、菟丝子各 15g,麝香 2g,大蒜适量,朱砂少许。【用法】将前 4 味药混合研成细末,加入麝香再研匀,贮瓶密封备用。用时取药末适量,加入大蒜共捣烂为丸,如蚕豆大,以朱砂为衣,于晚睡前纳入患者脐孔中,外用胶布封固。每晚换药 1 次,10 次为 1 个疗程。【说明】本方适用于肾虚不固型遗精。

方 3

【组成】五倍子 50g。【用法】将五倍子研为极细粉末,装入瓶中备用。用时取药末 9g,用唾液调成糊状,涂于患者脐孔内,盖以纱布,胶布固定。每 2 天换药 1 次,5 次为 1 个疗程。【说明】本方适用于遗精。五倍子味酸性平,入肺、胃、大肠经,有敛阴降火之功,用之外敷,能平降肾脏虚火,益肾固精。

(四)气虚血弱

方

【组成】党参、黄芪、当归各 15g,甘草、苍术、五味子、远志、白芷、红花、紫梢花、肉桂、附子各 10g。【用法】麻油 1000ml 熬,黄丹收,加鹿角胶 32g,乳香、丁香各 6g,麝香 3g,芙蓉膏 6g,搅匀,贴脐。【说明】本方适用于气血两虚所致的遗精。

(五)肾阳不足

方 1

【组成】硫黄 6g,母丁香 5g,胡椒 3g,杏仁 10g,麝香 1g,枣肉少许。【用法】上药共研细粉,与枣肉适量共捣制丸,如小花生米大,取药丸 1 粒放脐中,外贴暖脐膏。【说明】本方适用于肾阳不足、命门火衰所致遗精、精冷不育。

方 2

【组成】葱子、韭菜子、肉桂、附子、丝瓜子各 10g,龙骨 4g,麝香 0.3g。【用法】上药烘干,共研细末,过筛装瓶贮备。用时取药粉适量,开水调成膏,纱布包裹,敷于脐中,外用胶布固定。每天 1 次,一般 5～10 次可见效。【说明】本方适用于肾气不固之遗精。

早　　泄

早泄指性交时男方过早射精,为影响正常性生活的病证。其中包括男方阴茎尚未与女方外阴接触,就发生射精;或者阴茎刚刚接触女方外阴,尚不及插入阴道;或者阴茎虽插入阴道,而即刻便发生射精。

方 1

【组成】金樱子 10g,生牡蛎 15g,芡实 20g,莲子肉 10g,益智仁 10g,白蒺藜 10g。【用法】上药共研细末,做成药带,缚于腰间及肚脐部。【说明】固涩止泄。本方适用于早泄。

方 2

【组成】五倍子 30g,明矾 30g,金樱子 30g,川楝子 15g。【用法】每剂加水 800ml,煎取药液 300ml,待温后溻洗肚脐。每次 10 分钟,每日 2 次,每剂药可连用 2 日。治疗 12 日若无效则停止治疗,药浴期间停服其他药物。【说明】收敛固涩,行气利水。适用于早泄。

方 3

【组成】五倍子、枯矾各 10 克。【用法】每日 1 剂,加水约 300ml,煎半小时,凉至微温后溻洗肚脐,并用纱布湿敷,每日 2～3 次,每次 20～30 分钟。如下次用药仍需将药液加温。【说明】收敛燥湿。主治早泄。

阳　　缩

阳缩即指男子阴茎、阴囊或女子阴户向腹里内缩,伴少腹拘急疼痛的病证,又称阴缩、阴上缩、肾缩、卵缩、囊缩、茎缩等。

本病多因肾阳不足,寒邪入中,宗筋拘急挛缩,或肝经虚寒,直犯厥阴所致。

方 1

【组成】胡椒 8 粒,生姜 1 块。【用法】将胡椒研为细末,过筛后与生姜混合捣烂,制成糊状备用。用时取药糊适量,敷贴于患者脐窝上,外以纱布盖上,再用胶布固定。每天换药 1 次,连贴至病愈为止。【说明】主治肾阳虚损型阳缩。

方 2

【组成】公丁香 10g,莴苣 1 棵,白胡椒 5 粒。【用法】先取公丁香、白胡椒共研为末。次将莴苣捣如泥,把药末与莴苣泥混合调和如膏,备用。用时取药膏贴于患儿脐孔上,外以纱布覆盖,胶布固定。每天换药 1 次或 2 次。【说明】本方主治小儿受惊睾丸上缩不下。

方 3

【组成】莴苣子 15～20g,樟脑 9g,麝香 0.3g。【用法】将前 2 味药混合研成细末,再把麝香另研末,备用。用时先取麝香末

0.3g 填入患儿脐窝穴中央,次将药末撒布入脐内的麝香上面,外盖纱布,胶布固定。每天换药 1 次,连续贴药至病愈。【说明】主治小儿受惊,阴茎和睾丸往腹里收缩。

方 4

【组成】鲜葱适量。【用法】将葱捣烂用酒炒热,敷于脐部与少腹,复以热熨之。【说明】本方适用于元气欲脱之阳缩。

方 5

【组成】雄鸡 1 只,雄黄末 1g,酒少许。【用法】将活雄鸡从腹部剖开,入雄黄末 1g,好酒 1 口,敷于脐部(鸡头向胸部),半小时后除去,可获缓解。【说明】本方适用于热陷厥阴之阳缩。若同时配合针药,则效果更佳。

方 6

【组成】玉兰叶、食盐各少许。【用法】上药捣烂敷贴脐上。【说明】本方适用于阳缩。

方 7

【组成】黑附子 12g,山茱萸、胡椒、干姜各 10g。【用法】上药共研细末,开水调敷脐部,外加热敷,内服桂附理中丸。【说明】本方适用于阳缩症。

方 8

【组成】白芥子、肉桂各 15g,麻黄、绿豆粉、百草霜各 30g。【用法】水调敷脐上,覆被令汗出。【说明】本方适用于房事后阳缩腹痛。

阳 强 症

阳强症是指阴茎异常勃起,虽经数小时、数日甚至数月而不衰,多由于心肝火旺或阴虚火亢,相火妄动所致。患者阴茎勃起不倒,坠胀疼痛,不能近衣,有碍行走。肝旺实热型,则兼见烦躁易怒,精神紧张,夜寐不安,口苦咽干,尿浊疼痛,苔黄、脉弦数;肾虚火旺型,则兼见形体消瘦,头晕耳鸣,腰膝酸软,小便色黄,精液时泄,舌红少苔,脉细数。

方 1

【组成】黄连、知母、栀子、青皮、白芷各 10g,川楝子 20g,丁香 6g。【用法】上药共研细粉,取适量水调敷脐,常法固定。【说明】本方适用于阳强。

方 2

【组成】芒硝、冰片各等量。【用法】上药研粉,装瓶备用,水调面粉成面团围于脐周,面团内放药粉 5g,渐滴冷水令药溶。【说明】本方适用于阳强。

方 3

【组成】麝香 0.3g。【用法】上药研为末敷脐,外以胶布固定。【说明】本方适用于瘀阻窍闭之不射精。

方 4

【组成】黄连、知母、栀子、青皮、白芷各 10g,川楝子 20g,丁香 6g。【用法】将上药研成细末,井水调和成糊状,取适量填入脐中,盖以纱布,胶布固定。每天 1 次。【说明】本方适用于各型阳强。

方 5

【组成】水蛭(阴干)9 条,麝香 3g,苏合香 3g。【用法】3 药研为细末,和蜜少许为饼。阳兴时以饼贴肚脐心,每日 1 次。【说明】活血缩阳。本方主治阳强不倒。

方 6

【组成】元明粉 10g。【用法】上药纱布包扎,每晚睡前,外敷脐心,每日 1 次。【说明】本方用于相火妄动所致的强中症。

方 7

【组成】麝香 0.3g。【用法】敷肚脐心,每日 1 次。【说明】通关窍。本方主治强中、不射精症等。

夹 阴 伤 寒

伤寒有广义、狭义之分。广义伤寒是指诸般热病而言;狭义伤寒是指伤于寒邪而发病者。夹阴伤寒又称夹色伤寒,是指在房事中受寒所致的病证。主要表现为身寒肢冷、口吐寒气、腹痛茎痿、苔白、脉细等症。

方1

【组成】葱白1撮。【用法】团成饼状、火烘令热,放脐中,热熨之,饼坏即换。内服四逆汤。【说明】本方适用于夹阴伤寒。

方2

【组成】白芥子20g,干姜9g。【用法】上药共研末,水调成饼,外包一纱布敷脐,撒一层盐,热熨令汗出。【说明】本方适用于夹阴伤寒。

方3

【组成】葱白连须7棵,胡椒30粒,枯矾0.5g。【用法】上药共捣成膏敷脐,常规法固定。【说明】用葱白宣通发散,祛寒振阳;胡椒温经散寒;枯矾敛摄阳气。三药配合,共奏祛寒通阳之功,故善治性交时中寒所致的肢厥、腹痛之症。

性交后腹痛

性交后腹痛是专指房事后所产生的腹部及阴茎睾丸牵引疼痛的一种病证,多因房事中受寒或情志不畅复遇冷感寒所致。症见少腹拘急疼痛,怕寒肢冷,苔白润脉弦紧,为寒凝肝经;腹痛下牵引睾丸阴茎,上见胁肋腹痛,急躁易怒,舌红脉弦者,多为肝郁气滞。治时前者以温经散寒为主,后者以疏肝解郁为法。

方1

【组成】黄丹2.1g,白矾2.4g,胡椒7粒,火硝0.3g,醋为丸。【用法】命患者盘坐,将团好的药丸放在脐上,男性以左手,女性以右手扶之。【说明】主治性交后腹痛。

方2

【组成】白芥子、肉桂各15g,麻黄、绿豆粉、百草霜各30g。【用法】共研末水调和成饼,敷脐上覆被汗出为度。【说明】主治性交后腹痛。

方 3

【组成】生姜、葱白各适量。【用法】共捣烂炒熟，摊脐上，艾灸之。【说明】本方适用于性交后中寒腹痛。

方 4

【组成】胡椒、枯矾、黄丹各 3g，丁香 0.5g。【用法】上药同研细粉，填脐部，外贴麝香膏。【说明】本方适用于性交后伤寒腹痛。

方 5

【组成】肉桂、丁香、附子、吴茱萸、胡椒各等量，麝香少许。【用法】上药共研为散，掺散阴膏上，贴背心、脐上。再用吴茱萸、葱白、麦麸、食盐，炒热熨脐并缚。再用白芥子、黄丹，醋调面糊敷脐上、脐下。如热不可当，去药以青布蘸凉水润热处，或用母鸡剖胸脯喷烧酒贴脐下。【说明】本方有温肾暖脾、散寒止痛之功，适用于房劳受寒、下元虚冷、脐腹绞痛。

色　厥

房事晕厥俗称色厥，是指在性交过程中或性欲高潮时突然出现的面色苍白、冷汗神昏、四肢厥冷等症，多由精泄气脱所致，以中青年男子为多见。其病因为肾精暴脱，气随精脱，或欲火上炎、血随火逆或情郁气乱。如伴见面白肢厥，息微，脉细无力或脉虚大散乱，为精泄气脱；如伴见气憋唇青，胸腹胀满，脉沉弦或结代，为情郁气乱。分别以益气固脱、滋阴降火、疏肝理气为治。

方 1

【组成】食盐适量，生姜、葱白各 15g。【用法】将食盐炒热熨脐。生姜、葱白打碎，冲热酒灌之，再以药渣熨脐。【说明】本方主治性生活无节制，恣情纵欲，精气脱泄神昏不知人，肢冷，脉微等症。

方 2

【组成】胡椒、细辛各 1g，干姜 2g。【用法】上药共研末。将药末放碗内,用白酒调为糊状,填脐中,外用纱布包扎,再用暖水袋熨之,至出汗则愈。【说明】方中胡椒、干姜、细辛均为辛温之品,有散寒回阳之功。三药合用,则效力更佳,故可治男女交合后晕厥、面白唇青、手足发冷、肚冷阴缩之症。

方 3

【组成】附子、干姜、白术各等量,苏合香丸 1 丸。【用法】上药 3 味煎汤并炒熨之,将苏合香丸纳脐孔中,以麝香虎骨膏盖之。【说明】用附子辛热除寒回阳为主,佐干姜以温中散寒,白术健中,苏合香辟秽开窍理气止痛,故善治房事后腹痛肢冷而厥者。

方 4

【组成】人参、生姜、白术各 9g,茯苓、甘草各 5g,陈皮、半夏各 3g,附子、肉桂、吴茱萸、五味子各 6g,麝香 0.3g。【用法】将前 11 味药研末,煎汤抹心腹及四肢,并炒熨之。麝香纳脐中,盖上麝香膏,并贴肚脐处。【说明】此方为治三阴寒厥之效法。综观全方,具有回阳生脉之功、急救止痛之效。

方 5

【组成】生姜 120g,大葱 240g,胡椒 15g,硫黄 30g。【用法】将前 3 味药炒热,用硫黄装入袋内,热熨脐部及脐下 1 寸处,并用烧酒壶热熨。【说明】综合应用具有补火助阳、散寒止痛之功,故可治男子房事后面青唇白、少腹剧痛、病势危急之症。

精 瘀 症

方

【组成】麝香 0.3g。【用法】上药研为末,敷脐心,纱布覆盖,胶布固定。【说明】本方主治阴茎能正常勃起性交,但不能射精,或不能在阴道里射精。

前 列 腺 炎

前列腺炎是前列腺体组织的非特异性感染引起的炎症性疾

病,是男性泌尿系统的常见病,临床分为急性和慢性两大类。慢性前列腺炎属中医学"精浊""淋证"等范畴,是成年男性常见的生殖系统疑难杂症之一。本病大多是虚实皆有,寒热错杂,病机为本虚标实。急性发作时多由湿热蕴结,流注下焦所致,以标实为主;慢性迁延为下焦湿热蕴积不去,日久瘀阻脉络,损伤肾气,以本虚或虚实夹杂为主。也正是由于气虚不能行血,更致脉络阻滞而为瘀,因此本病缠绵难愈。

具体的临床表现如下。

(1)全身症状:寒战、发热、乏力、肌肉关节疼痛,以及败血症症状。

(2)局部症状:会阴部或直肠内有沉重感或剧痛,久坐或排便时加重,且向腰骶部、下腹部、阴茎、大腿等处放射。

(3)尿部症状:尿频、尿急、尿道灼热疼痛、小便滴沥,终末时尿道流出白色浑浊分泌物,也就是白浊,因此又称尿浊病。

(4)还可能有直肠症状,如直肠胀满、排便时疼痛不适、从尿道挤出白色分泌物等。

(5)取前列腺液镜检可以见到大量白细胞或脓细胞,送培养可见有大量细菌生长。

方 1

【组成】野菊花、苦参、马齿苋、败酱草各 30g,延胡索 15g,当归、槟榔各 30g。【用法】加水煎成 1500～2000ml,擦洗肚脐及患处,每晚 1 次。亦可局部按摩,每周 1 次,4 次为 1 个疗程。【说明】清热解毒,活血。本方用于治疗急性前列腺炎。

方 2

【组成】野菊花栓 1 个。【用法】放入肚脐及肛门固定,每日 1 次,每次 0.5 小时。【说明】清热解毒。本方用于治疗急性前列腺炎。

方 3

【组成】紫草 30g,红花、穿山甲各 10g,乳香、没药各 5g。【用法】上药共研细末,过 120 目筛,加适量凡士林调成糊状。贴敷于肚脐,或均匀涂于前列腺附近。每日或隔日换药 1 次,10 次为 1 个疗程。疗程可间断重复。【说明】活血化瘀。本方用于瘀血型慢性前列腺炎。

方 4

【组成】麝香粉 0.15g,白胡椒 7 粒。【用法】将白胡椒研为细末,装瓶密封备用。患者取仰卧位,用前将肚脐洗净,将麝香粉倒入肚脐内,再将胡椒粉盖于上面,外覆盖圆白纸后,用胶布固定。每隔 7～10 天换药 1 次,10 次为 1 个疗程,疗程间休息 5～7 天。【说明】主治慢性前列腺炎。

前列腺增生症

前列腺增生症又称前列腺肥大,是老年男性的一种常见病,大多数发生于 50－70 岁。临床表现为排尿费力,尿流变细,排尿次数增多,尤其在晚间更为明显,甚至可出现完全性的尿潴留性尿失禁。属中医学"淋病""癃闭"等范畴。

方 1

【组成】落得打、红花、生半夏、骨碎补各 9g,甘草 6g,葱须 15g。【用法】上药加水 2 碗煎,加醋 50ml,再煎滚,擦洗肚脐及患处,每日 3～4 次。【说明】活血散结。本方用于前列腺增生症。

方 2

【组成】芒硝 30g。【用法】上药以开水冲化,热敷肚脐及患部,每日 2～3 次,每次 30 分钟。【说明】消肿散结。本方用于前列腺增生症。

不　育

不育是指女方健康,婚后同居 3 年以上,未用避孕措施而不育者,多由于精液异常或性功能障碍所致。如脾肾阳虚,不能温煦,则精液清稀冰冷,或凝敛不散,活力下降,表现为精液异常;如肾气衰惫,则精关不固,遗精早泄,或有欲无力,痿软不用;相火独炽,精液暗耗或气郁湿滞,精络受阻,则射精不能,表现为性功能障碍,患者常兼见腰膝酸软、头晕耳鸣、神疲乏力、心烦少寐、面色㿠白、多汗、舌淡苔薄、脉细弱。

方 1

【组成】杜仲、小茴香、川楝子、牛膝、续断、甘草、八角茴香、天麻子、紫梢花、补骨脂、肉苁蓉、熟地黄、锁阳、龙骨、海马、沉香、乳香、母丁香、没药、木香、鹿茸各适量。【用法】如法制成膏药。温热化开,男子贴肾俞穴,妇女贴于脐部。每 3～5 天换药 1 次。【说明】主治下元虚弱,梦遗滑精,疝气偏坠,腰酸腿软,不育等。

方 2

【组成】五灵脂、白芷、盐各 6g,麝香 0.3g,荞麦面、艾炷各适量。【用法】将上药压粉填脐内,周围以荞麦面水调成条状圈于脐周,以艾灸至腹内微温为度。【说明】本方适用于血瘀寒凝、阳气不振所致的不育。

方 3

【组成】熟地黄、枸杞子、山药、楮实子、菟丝子各 15g,淫羊藿 12g,泽泻、山茱萸、牡丹皮、茯苓、透骨草各 10g,丁香 9g。【用法】上药加水 2000ml 煎煮,煎至约 1000ml 时去渣,将毛巾浸泡于药液中,温度适宜后取出毛巾,绞去毛巾上的药液(以毛巾不自然滴水为度),将其敷于脐穴。毛巾凉后再浸泡再敷,共 3 次。然后以同样方法热敷命门、肾俞,共 3 次。每天 1 剂。【说明】本方适用于阴阳两虚之精子缺乏症所致的不育。

方 4

【组成】王不留行 9g。【用法】将王不留行研末后加黄酒调湿敷脐,外用纱布和胶布盖贴。每天换药 1 次,20 天为 1 个疗程,一般 5～7 个疗程即可。【说明】本方适用于精子缺乏症引起的不育。

方 5

【组成】熟地黄、补骨脂、蛇床子、枸杞子、菟丝子、淫羊藿、肉苁蓉、牛膝、五味子、莲须、金樱子、煅牡蛎、鹿角胶、龟甲胶各 15g、大青盐 10g。【用法】用 1000ml 凉开水浸泡上述药物 30 分钟左右,然后文火煎煮成 300ml,取药汁,将 2 个洁净口罩浸泡于药汁中,使之湿透(干湿以不自然滴水为宜)。待浸温之口罩温度适中后分别敷在腹部神阙、关元穴及背部命门、肾俞穴位置,再将电极板置于两口罩上调节电流,使患者不感针刺样疼痛。每次治疗 20分钟,每天 1 次。【说明】本方适用于肝肾精亏型精子缺乏症所致的不育。

方 6

【组成】艾条。【用法】艾条点燃后悬灸肚脐。每次灸 20 分钟左右,每天灸 1 次,连灸 2 个月。【说明】本法具有温壮元阳、强身健体的作用,坚持不懈,必有效果。

睾 丸 炎

方 1

【组成】生大黄散:生大黄、大枣(去核)、鲜生姜(去皮)各 60g。【用法】将上药共捣烂如泥,敷贴于肚脐及肾囊,用纱布包扎固定。每天换药 1 次。【说明】本方适用于睾丸炎。

方 2

【组成】青黛糊:青黛、冰片各 1.5g,雄黄 5g,白矾 3g,花生油适量。【用法】将上药共研为细末,用花生油适量调为糊状即可。用时将药摊在纱布上,外敷于肚脐、睾丸部并固定。每天换药 1次。【说明】本方适用于睾丸炎。合并腮腺炎时,可给予清热解毒中药口服。

疝 气

疝气泛指睾丸、阴囊、少腹肿大疼痛而言。寒疝者,腹痛控睾,痛甚欲绝,睾丸坚硬,茎缩囊冷,手足欠温,舌淡,苔薄白,脉弦紧;湿热疝,睾丸胀痛,阴囊肿热,头痛肢酸,尿黄便秘,苔黄腻,脉弦数;狐疝者,少腹部与阴囊牵连胀痛,甚则控引睾丸,立则下坠,卧则入腹,久之阴囊偏大。

有外科手术指征者,不属此症治疗范畴。

方 1

【组成】小茴香适量。【用法】小茴香研细末与盐同炒热敷脐,常法固定。【说明】本方适用于疝气。

方 2

【组成】吴茱萸 30g,肉桂末 10g。【用法】吴茱萸炒熨小腹,肉桂末敷贴脐部。【说明】本方适用于寒疝。

方 3

【组成】大蒜 15g,花椒 12g,丁香、木香各 3g,肉桂 9g,附子、吴茱萸、小茴香、干姜、韭菜子、川楝子各 6g,麝香 2g。【用法】上药共研末,取少许贴肚脐。【说明】本方选用辛散温通之品,共奏温里祛寒、行气活血、散结止痛的作用,故善治肝经寒凝、瘀血阻滞所致的寒疝腹痛之症。

方 4

【组成】葱白、生姜、食盐各等量。【用法】炒热,布包,熨脐部(勿过热烫伤),每天 2 次。同时加服荔香散(荔枝核、木香、小茴香、升麻、乌药、白芍,水煎徐徐服之)。【说明】本方具有祛寒暖脏之功,加热温熨则温通力量增强,故善治婴幼儿寒疝疼痛之症。

方 5

【组成】小茴香、吴茱萸、川楝子、橘核、黄皮核、白胡椒、桂皮各 15g。【用法】将上药共研碎为细末,贮瓶密封备用。用时,每次取药末 10~15g,用米酒调匀,填纳脐孔中,外以纱布覆盖,胶布固定。每天换药 1 次,10 天为 1 个疗程。【说明】本方集中大队辛散温通之品,以达暖肝通经、散寒止痛之效,故善治肝经寒凝所致的少腹冷痛、痛引睾丸或睾丸肿痛、疝气疼痛。

方 6

【组成】桂皮、白胡椒各 30g,吴茱萸、花椒、艾叶、紫苏叶各

30g。【用法】先将桂皮、白胡椒共研末,贮存待用。继将诸药混合,加黄酒炒热,以布包裹扎牢即成熨药包1个备用。用时先取桂皮、胡椒末15g填入患者脐内,纱布盖之,胶布固定,再取熨药包置脐腹部反复熨20分钟。每天1次,10次为1个疗程。【说明】本方具有温里祛寒、散结止痛之功,故善治寒积气滞所致的疝气肿痛。

方7

【组成】白附子1个,川楝子30g,吴茱萸20g,广木香、小茴香、桂枝各15g。【用法】诸药混合粉碎为末,过筛。取药末15g,用黄酒调匀,放于神阙穴,上盖纱布,胶布固定。1～2天1换。【说明】本方有疏肝理气、祛寒止痛之功,故可治寒凝气滞、肝脉不利所致的疝痛。

方8

【组成】橘核仁3g,木瓜、小茴香、桃仁各6g。【用法】上药共研末,酒调为糊膏,敷脐部。每天换药1次。【说明】诸药相配,具有散寒疏肝、治疝止痛之功,适用于寒疝腹痛。

阴囊鞘膜积液

阴囊鞘膜积液包括睾丸鞘膜积液,是男子的一种以睾丸肿大、疼痛为主要症状的常见病。中医学称本病为“水疝”“偏坠”。

方1

【组成】金银花、蝉蜕各40g,紫苏叶15g,车前子10g。【用法】水煎2次,去渣,外用擦洗肚脐及患处,每次30分钟,每日2～3次,每2日1剂。【说明】清热祛风,渗湿。用于湿热下注之鞘膜积液。

方2

【组成】母丁香40g,党参20g,滑石10g。【用法】上药研末过筛,装瓶备用。用时取3g放入患儿肚脐中(神阙穴),然后盖上敷料,用胶布十字固定,每隔2日换药1次,20日为1个疗程,间隔

5～7日进行下1个疗程。【说明】温肾助阳,益气利水。适用于小儿睾丸鞘膜积液。

方3

【组成】牡蛎、紫苏叶各15g。【用法】上药研为细末,用热茶水调匀适量药末,再加用米醋调成黏糊状,加醋时发出"喳"之声,立即涂敷肚脐及患处,即调即涂,每日1～5次。复涂前可用温茶水洗净患处,候干再涂药,1周为1个疗程,同时内服加减橘核丸。【说明】理气散结。适用于小儿睾丸鞘膜积液。

方4

【组成】干丁香适量。【用法】用丁香粉2g,敷于神阙穴,十字胶布外固定,每2日换药1次。每晚睡前用20g车前草加水300ml,煎成约100ml药液,将小毛巾湿透后外敷积液患处。【说明】通经活络,利水渗湿。适用于鞘膜积液。

方5

【组成】炒桃仁、杏仁各30g,川楝子60g,蓖麻子120g,麝香1.5g。【用法】将前4味药共捣如膏泥,加入麝香拌匀,分5次摊布上,夜间入睡敷贴肚脐及患处,天明去掉。【说明】行气活瘀。用于气滞血瘀之睾丸鞘膜积液。

第7章　肿瘤疾病

肿瘤压迫肠管引起肠梗阻

【组成】肉桂、川椒目、莱菔子、吴茱萸、生大黄各 10g,冰片 3g。【用法】上药粉碎成细末,过筛后混匀,每次取 3g 药末置脐上,再用伤湿止痛膏外封固定,24 小时一换。【说明】腹腔或盆腔肿瘤压迫肠管引起肠梗阻临床常见,目前多采用持续胃肠减压,疗效并不满意,使用本方敷脐可以较好地解除或缓解肿瘤引起的肠梗阻。

肿瘤化疗引起腹泻

【组成】补骨脂、肉豆蔻、五倍子各等分,研末过筛备用。【用法】取药末 10g,敷贴脐部神阙穴,用胶布固定,24 小时一换,直至腹泻消失。【说明】化疗药如阿糖胞苷、硫鸟嘌呤、放线菌素 D、5-氟脲嘧啶、羟基脲、甲氨蝶呤、拓扑替康、丙脒腙和亚硝脲类药均可引起腹泻、腹痛,尤以 5-氟脲嘧啶、拓扑替康引起的腹泻最为常见。5-氟脲嘧啶普通剂量每周 1 次极少产生腹泻,但大剂量或连续给药可导致黏膜炎甚至血性腹泻。这种不良反应的出现往往在用 3～5 天后才较明显,而且用药时间或药物接触时间越长,反应越重。其原因为药物抑制胃肠道黏膜上皮细胞分裂繁殖,导致黏膜受损,出现腹泻、腹痛。中药敷脐治疗腹泻有较好的疗效。

癌性腹水

【组成】川椒目、桂枝、黄芪、龙葵各 10g,细辛 3g。【用法】共研细末,加白醋适量调成膏状,敷于神阙穴,外用艾条灸脐部药物,每次 2 小时以上,每日 1 次,药物去除后外涂红化油防烫伤。疗效较为满意。一般当日起效。【说明】癌性腹水的成因不外肿瘤直接侵犯腹膜、继发感染、肿瘤阻碍血液及淋巴回流、门脉高压、低蛋白血症等。

癌性疼痛

【组成】蜈蚣 2 条,白屈菜、徐长卿、川乌、元胡各 15g,麝香3g。【用法】以上诸药粉碎后研末,过筛,黄酒调匀成膏,敷于脐部,外用艾条灸脐部药物,每次 2 小时以上,灸后用伤湿止痛膏封闭固定药物,24 小时一换,7 天为一疗程。【说明】癌性疼痛是肿瘤常见并发症,常见有胸痛、肝区疼、腹疼、头疼、腰疼和骨转移引起的骨性疼痛等。目前治疗疼痛方法较多,配合中药敷脐可明显加强治疗疼痛效果。

肿瘤引起便秘

【组成】生大黄、芒硝、枳实、炙甘草各等分。【用法】上药粉碎研末,每次取 3g 药末用食醋调匀成膏状,敷于脐部,外覆塑料纸胶布固定 6 小时,每日 1 次。【说明】肿瘤病人由于化疗导致自主神经功能紊乱,或用 5-HZ 止吐,或用利尿剂,或由于胃肠蠕动及排空功能差,同时由于进食量减少,内脏神经功能紊乱,均易诱发便秘的出现。目前西医主要给予促进胃肠动力药及灌肠来治疗,长期使用效果不佳。运用中医脐疗,可有较明显的疗效。

肿瘤化疗引起的呕吐、胃胀

【组成】法半夏粉、苏梗粉各 10g,姜汁 5ml。【用法】上药调成糊状,取少量敷脐,外覆塑料纸胶布固定,每日换药 1 次。【说明】恶心呕吐是化疗最常见的早期毒性反应,严重呕吐可致脱水、电解质失调、衰弱及体重减轻,可能导致患者拒绝接受有效治疗。顺氯氨铂及氮芥可引起剧烈恶心呕吐。现代医学治疗呕吐效果较好，但患者应用止吐药后胃部胀满不适。应用脐疗不但有明显的止吐作用，还有很好的消除胃部胀满作用。

肿瘤化疗后白细胞下降

【组成】干姜、肉桂、附片各 10g，血竭、当归各 5g，冰片 2g。【用法】上药粉碎成细末，过筛后混匀备用。每次取 3g 药末置脐上，再用伤湿止痛膏外封固定，24 小时一换，连用 12 天。【说明】许多化疗药物可引起白细胞数减少，白细胞数减少患者可有乏力、头晕、低热、食欲下降，易造成呼吸系统和泌尿系统感染及出现顽固性口腔溃疡。

腹盆腔肿瘤

【组成】川乌、草乌各 60g，山慈姑 90g，麝香 1g，壁虎 60g，马钱子 10g，炒薏米 90g。【用法】除麝香外，其余各药均浓煎 2 次，去渣浓缩成稠膏，待药物冷却后，放麝香即可备用。每次取少量置脐上，再用伤湿止痛膏外封固定，每日换药 1 次。【说明】本方治疗腹腔恶性肿瘤，可使肿瘤缩小甚至消失。

彩　图

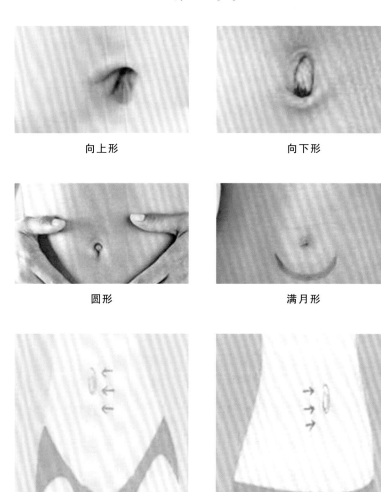

向上形

向下形

圆形

满月形

肚脐偏左

肚脐偏右

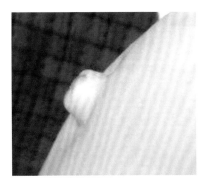 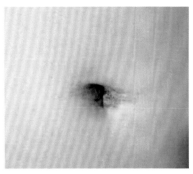

肚脐凸出 肚脐凹陷

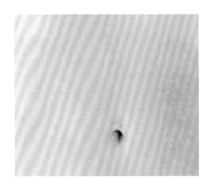

肚脐浅小